D1870528

Gunther Geserick/Klaus Vendura/Ingo Wirth

Zeitzeuge Tod

Gunther Geserick/Klaus Vendura/Ingo Wirth

ZEIT
ZEUGE
TOD

Spektakuläre Fälle der Berliner Gerichtsmedizin

Militzke Verlag

Die Autoren danken allen, die zum Gelingen des Buches beigetragen haben. Besonders sollen genannt werden: Herr Peter Jacobs, Frau Dr. Bärbel Schönefeld, Frau Kerstin Banck und Herr Christoph Weber.

Die Quellentexte wurden, um die Authentizität zu wahren, in der zur jeweiligen Zeit üblichen Rechtschreibung und Zeichensetzung belassen.

Die Deutsche Bibliothek - CIP-Einheitsaufnahme

Geserick, Gunther:
Zeitzeuge Tod : spektakuläre Fälle der Berliner Gerichtsmedizin /
Gunther Geserick ; Klaus Vendura ; Ingo Wirth - Leipzig : Militzke, 2001
ISBN 3-86189-231-6

2. Auflage
© Militzke Verlag, Leipzig 2001
Alle Rechte vorbehalten

Lektorat: Siegfried Kätzel
Umschlaggestaltung, Satz und Layout: Ralf Thielicke
Druck und Bindung: Sachsendruck GmbH

ISBN 3-86189-231-6

Inhalt

Tote reden doch. Endstation Leichenschauhaus

In Deutschland wurden im Jahr 2000 mehr als 3 500 Straftaten gegen das menschliche Leben statistisch erfasst. Und die Hemmschwelle für die Gewaltanwendung sinkt. Dazu kommt ein Vielfaches an Unfalltoten, an Selbstmördern und an Fällen, wo die genaueren Umstände im Dunkeln bleiben – manchmal für immer.

Zur Profession der Gerichtsmediziner gehört es, bei der Aufklärung nichtnatürlicher Todesfälle zu helfen. Wie ein Mensch sein Leben verloren hat, will die Mitwelt in jedem einzelnen Fall genau wissen. Keine Information ist wichtiger für die Hinterbliebenen, für die Behörden, für die Akten, als die Gewissheit, auf welche Weise einer, der Stunden zuvor noch quicklebendig war, auf überraschende Weise zu Tode kam.

Tote reden nicht. Allenfalls im Film oder im Roman. Manchmal auch auf der Theaterbühne. Shakespeares Hamlet erfährt die schreckliche Geschichte vom Tod seines Vaters, dem man schlafend Gift ins Ohr träufelte, von der Erscheinung des Vaters als Geist. Wäre je ein Toter auf diese Weise wiedergekehrt, brauchte man nicht die Forensische Medizin. Sie untersucht das, was für die juristische Bewertung notwendig ist. Stichwunden, Schusskanäle, Würgemale, Schlagspuren, Knochenbrüche, Mageninhalte, Zellveränderungen, molekulare Strukturen und anderes lassen Rückschlüsse auf das Geschehene zu. Sie sind unverzichtbar für das Puzzlebild, das der Kriminalist, der Richter oder eben auch die Angehörigen des Verstorbenen brauchen, um Gewissheit zu erlangen.

Die drei Autoren dieses Buches bringen es zusammen auf ein dreiviertel Jahrhundert Berufsjahre in der Gerichtsmedizin. Für uns gilt der Satz: Tote reden doch. Ein Gegenstand unserer Berufsarbeit ist das Material, das zuvor einen lebenden Menschen gebildet hat. In unserer Berufssprache heißt das Obduktionsgut. Was für den Laien grässlich klingt, ist für uns Alltag: Wir haben es beinahe jeden Tag mit Leichen zu tun. Am Sektionstisch, am Mikroskop, am Gaschromatographen, im Blutgruppenlabor, am PCR-Automaten und am DNS-Sequenzer. Obduktion ist das Fachwort für Leichenöffnung. Ob plötzlicher unklarer Tod oder Mord, Unfall oder Selbsttötung – in tausenden von Fällen bringt die Arbeit des Obduzenten endgültige Sicherheit über die wahre Todesursache. Oder wenigstens die Bestätigung dafür, was Augenzeugen gesehen, Selbstmörder angekündigt oder Kriminalisten am Tatort schon ermittelt haben. Gelegentlich ist es auch umgekehrt: Erst das Gutachten des gerichtsmedizinischen Instituts verweist auf die richtige Spur. Und nicht selten ist es der Obduzent, der dem Kriminalisten überhaupt erst zu der Erkenntnis verhelfen kann, um welche gewesene Person es sich bei dem Leichnam handelt.

In Berlin sind die Institute für Rechtsmedizin der Humboldt-Universität, der Freien Universität und das Landesinstitut für gerichtliche und soziale Medizin für die Beurteilung einer mit Fragezeichen belasteten Leiche zuständig. Ob Rechtsmedizin, Gerichtsmedizin oder Forensische Medizin – die Begriffe beinhalten dasselbe. Dieses Buch basiert auf den Aufzeichnungen in den Archivbüchern des Instituts für Rechtsmedizin der Humboldt-Universität in der Hannoverschen Straße, das bis Anfang der 90er Jahre den Namen Institut für Gerichtliche Medizin trug. Beginnend mit einem der berühmtesten Mordfälle der Kaiserzeit in Berlin an einem kleinen Mädchen aus der Ackerstraße, zeitlich endend mit den Taten eines Serienmörders, der sein Unwesen nach der Wiedervereinigung der Stadt vom Westteil in den Ostteil verlegte. Ein Kompendium von Schicksalen, anfangs mit Tinte und Feder in penibler Schrift, heute in Computerausdrucken geführt, ein medizinisch sachliches Verzeichnis von Endstationen menschlichen Lebens, das die Nachwelt dennoch in Atem halten kann. Ausgewählte Beispiele von vielen tausend Tragödien, jede mit einer anderen Facette von Zeit-, Sozial- und Kriminalgeschichte des 20. Jahrhunderts in der deutschen Hauptstadt ausgestattet.

Das Institut für Rechtsmedizin der Charité in der Hannoverschen Straße war früher besser bekannt als Berliner Leichenschauhaus – eine schauerlich-zutreffende Bezeichnung. Das Gebäude stammt noch aus dem 19. Jahrhundert. Zuvor benutzte man unzulängliche Provisorien. Der Berliner Gerichtsarzt Carl Liman (1818 – 1891), tatkräftiger Mitgestalter des Neubaus, hat über die vorherigen Verhältnisse einen Bericht hinterlassen:

»In einem schmutzigen, finsteren und nicht ventilirten Keller waren bekannte und unbekannte Leichen gemeinsam ausgestellt, die

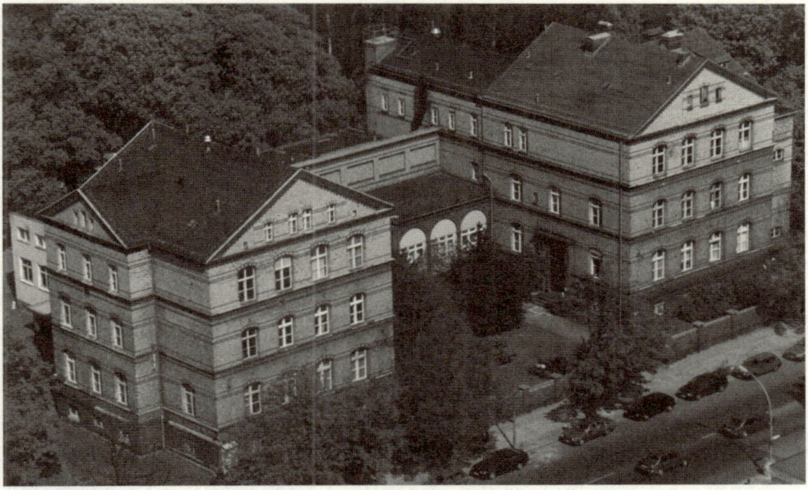

Institut für Rechtsmedizin der Charité (Humboldt-Universität) 1995

Kleidungsstücke derselben hingen auf Leinen umher. Wer recognosciren wollte, musste in diesen schmutzigen Keller hinein, sich unter den Leichen das von ihm beanspruchte Object heraussuchen.« Selbst beinahe überfordert, fügt Liman hinzu: »Wie oft habe ich es erlebt, dass eine Trauerversammlung um den Sarg stand, ein Prediger an dieselbe eine Ansprache hielt unter Ausströmen pestialischen Gestankes aus dem Keller.«

Der neue zweiflüglige Gebäudekomplex wurde 1884 bis 1886 mit einem Kostenaufwand von 360 550 Reichsmark auf dem Gelände des ehemaligen Charité-Friedhofs errichtet. Die schlichte Besichtigung des Leichnams blieb das wichtigste Verfahren zur Wiedererkennung eines Toten, aber es herrschten bessere Bedingungen. Der Neubau erhielt eine für damalige Verhältnisse hochmoderne Kühlanlage. Im Mitteltrakt wurden sieben Ausstellungsräume und ein Korridor für das Publikum eingerichtet. Nun konnten die Leichen, auf spezielle Wagen geschnallt und leicht hochgekippt, hinter Glas vorgezeigt werden. Die Schauhalle war täglich von 10 bis 19 Uhr geöffnet, im Winter nur bis 17 Uhr. Sie fand ein lebhaftes öffentliches Interesse. Neugier und Sensationslust trieben die Berliner in Scharen auf diesen Horrortrip.

»Hinter den Schaufenstern der Publikumshalle liegen auf schrägen Brettern mit ihren Kleidern bedeckt die Namenlosen. Wasserleichen, violett und furchtbar aufgeschwemmt, mit Zetteln, ›am Schleusenufer geborgen‹, ›am Kottbusser Ufer geborgen‹, ›im Nordhafen aus dem Wasser gezogen‹, ›aufgefischt beim Bahnhof Jungfernheide, Charlottenburg ...‹. Und die Erhängten aus dem Tiergarten«, notierte der Reporter Egon Erwin Kisch im Jahr 1925 im Berliner Leichenschauhaus. Nicht ohne Grausen wandte sich der Gast den Besuchern zu: »Kutscher steigen ab, ihr Gefährt auf der Straße stehen lassend, Schulkinder versuchen einzudringen, aus den Geschäften und Häusern holt der Nachbar den Nachbarn zur unentgeltlichen Schaustellung; Habitués und Passanten treiben sich in der Halle umher, die in ihrer langgestreckten Form, mit dem Glasdach und der metallenen Geländerstange wie der Raubtierpavillon des Zoologischen Gartens aussieht; die Lebenden apostrophieren die Toten in den gläsernen Käfigen mit berlinisch-zynischen Bemerkungen: ›Mensch, du hast dir janz dufte ausjebadet!‹ – ›Nu werde ick sechs Wochen lang keen Wasser trinken könn'! – (...) oder: ›Die lacht ja – also scheint's drüben janz schön zu sein.‹«

Dem Chronisten Kisch schien jedoch, dass durch solche Art Leichenschau kaum ein Toter wirklich identifiziert wurde. »Nach drei Wochen dieses Verkehres der unbekannten Toten mit den Lebenden«, so weiter in seinem Bericht, »holt man die Leichen aus ihren

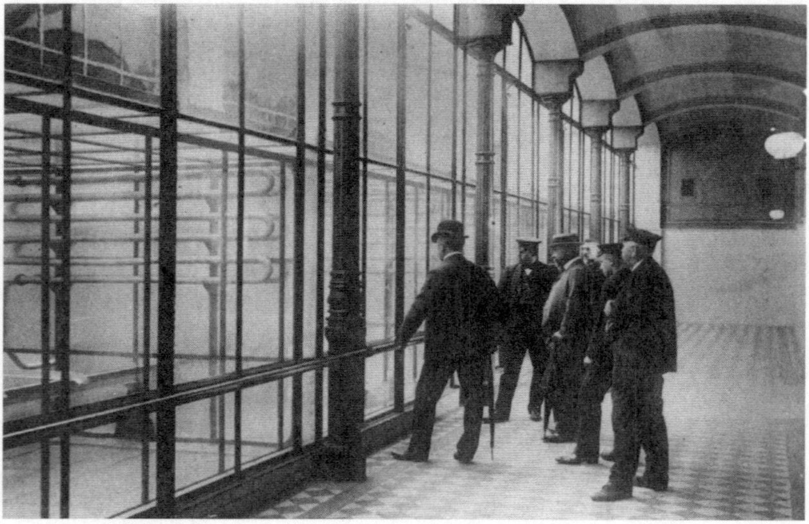

Schautrakt des Berliner Leichenschauhauses um 1910

Glashäusern, wo ein Ventilatoren- und Röhrensystem sie mit eisiger, ammoniakkomprimierter Luft frisch erhalten hat, sperrt sie in einen magistratlich beigestellten Sarg, genannt ›Nasenquetscher‹, und begräbt sie. Aber nicht, bevor man sorgfältig Photographie, Personenbeschreibung, Todesart, Monogramme der Wäsche, Proben von Hemd-, Hosen-, Rock-, Mantel- und Hutstoff, Knöpfe und Tascheninhalt in die umfangreichen Regale des Kommissariats zur Sicherstellung von Leichen eingereiht hat.«

Seit 1930 gibt es solche Spektakel in Berlin nicht mehr. Auf die Ausstellung von Leichen konnte man verzichten, denn es entwickelten sich immer zuverlässigere Methoden der Identifizierung, so der Vergleich von Fingerabdrücken, Zahnstatus und Röntgenaufnahmen, die Bestimmung der Blutgruppen und später auch die DNS-Analyse. Das ursprünglich polizeieigene Leichenschauhaus mit der darin untergebrachten Unterrichtsanstalt für Staatsarzneikunde wurde umfunktioniert zum Institut für Gerichtliche Medizin der damaligen Friedrich-Wilhelms-Universität Berlin. Leichenbesichtigungen fanden seitdem nicht mehr für jedermann statt, sondern nur noch – nach den Regeln der Strafprozessordnung – mit Leuten, von denen mit einigem Grund anzunehmen ist, dass sie bei der Identifizierung helfen können. Und das gilt bis heute.

Die Arbeit des Obduzenten beginnt lange bevor der Leichenwagen mit den verhangenen Fenstern und dem in einen Plastiksack eingehüllten Leichnam an der Rückfront des gelben Ziegelbaus in der Hannoverschen Straße vorfährt. Rund um die Uhr haben zwei Rechtsmediziner und ein Sektionsassistent Bereitschaftsdienst. Sobald ein relevanter Todesfall gemeldet wird, eilt ein Gerichtsarzt zum Tatort, wo er in Anwesenheit der Mordkommission und eines Staatsanwalts den Toten im Zusammenhang mit den örtlichen Gegebenheiten in Augenschein nimmt. Ob eine Leichenöffnung infrage kommt, entscheidet jedoch nicht er, sondern der Staatsanwalt oder der Richter. Die Strafprozessordnung schreibt für gerichtliche Obduktionen vor, dass sie von zwei Ärzten ausgeführt werden (§ 87 StPO), sie regelt weiterhin den Umfang der Leichenöffnung (§ 89 StPO: »Die Leichenöffnung muß sich, soweit der Zustand der Leiche dies gestattet, stets auf die Öffnung der Kopf-, Brust- und Bauchhöhle erstrecken.«) und die toxikologische Untersuchung bei Vergiftungsverdacht (§ 91 StPO).

Zum Aufnahmeverfahren gehören die Eintragung ins Archivbuch und die Übersichtsfotografie. Es ist Eile geboten, denn der Zustand der Leiche verändert sich schnell, die Chancen für die Ermittlung des Zeitpunkts, an dem der Tod eintrat, verschlechtern sich dramatisch. Im vollständig gefliesten Sektionssaal herrscht Sauberkeit wie in einem Operationsraum. Manchmal wird an den vier Tischen gleichzeitig gearbeitet. Dem Obduzenten stehen speziell ausgebildete Sektionsassistenten zur Seite. Die Schnitte müssen in einer dem jeweiligen Fall entsprechenden Reihenfolge vorgenommen werden. Entnommene Organe werden gewogen, auf einem separaten Organsektionstisch untersucht und kommen vor der Bestattung in den Körper zurück. Auf der Suche nach Giften entnimmt man der Leiche Organproben, zum Beispiel aus Leber und Nieren, sowie Körperflüssigkeiten, zum Beispiel Blut, Hirnflüssigkeit und Urin – falls davon noch etwas übrig ist. Mögliches Beweismaterial, wie Gewebeproben, wird präpariert und für Spezialuntersuchungen aufbewahrt.

Die heutigen technischen Ausrüstungen – Mikroskopie, Fotografie, chemische und genetische Analysegeräte – bieten ungleich größere Erfolgschancen als die, mit denen unsere Kollegen vor hundert Jahren rechnen konnten. Geblieben sind Handwerkszeuge wie Messer und Knochenmeißel. Obduktion bleibt Schwerarbeit. Eine Leichenöffnung dauert in der Regel zwei bis drei Stunden. Ein Fall mit vielen Stichwunden beansprucht bisweilen acht Stunden und mehr am Sektionstisch, denn auch die geringste Spur darf nicht übersehen werden, bevor die Leiche zur Beerdigung freigegeben wird. Was der Obduzent übersieht, macht dem Kriminalisten die Arbeit um so schwerer und kann das Gericht in die Irre führen.

Das Institut für Rechtsmedizin der Humboldt-Universität hat stets auf seinen Ruf geachtet. Nie in seiner mehr als 150-jährigen Geschichte sind schwerwiegende Fehlleistungen bekannt geworden. Unter allen politischen Systemen wurde korrekt gearbeitet. Auch für die letzten 50 Jahre ist nicht ein einziges Mal nachweisbar, dass sich Gerichtsmediziner in der Hannoverschen Straße zu einem Gefälligkeitsgutachten hätten anstiften lassen. Etliche Befunde zu brisanten Fällen wurden zu DDR-Zeiten vom Ministerium für Staatssicherheit unter Verschluss genommen, weil man in der Normannenstraße womöglich unserer Festigkeit in der ärztlichen Schweigepflicht nicht vollends traute. Die fehlenden Akten sind inzwischen alle in den

Archiven des Ministeriums für Staatssicherheit oder der Staatsanwaltschaft aufgefunden worden und gaben nicht den geringsten Anlass zur Kritik. Mit Akribie hat die Zentrale Ermittlungsstelle für Regierungs- und Vereinigungskriminalität (ZERV) sämtliche Berichte über Mauertote untersucht. Uns haben diese Nachforschungen nicht irritiert, sondern von jedem Verdacht befreit. Wir sind froh darüber, bescheinigen sie uns doch die Korrektheit unserer Arbeit.

Das 20. Jahrhundert war auch für unser Institut ein sehr bewegtes. Durch das öffentliche Interesse der letzten Jahre fühlten wir uns angeregt, in unseren Archivbüchern nachzusehen, wie sich Berliner und deutsche Geschichte auf unserem speziellen Arbeitsgebiet widerspiegelt, die politische Geschichte ebenso wie die Kriminalgeschichte. Aus tausenden von Fällen haben wir einige ausgewählt, die uns fachlich oder historisch erzählenswert erscheinen. Wir fassen das ganze Jahrhundert ins Auge und nehmen in Kauf, dass die Dokumentenlage manchmal nur dürftig ist, aus Gründen, die wir nicht immer nachvollziehen können. Anderweitige Recherchen zu den Zeitumständen und Tathergängen füllen in solchen Fällen den Erzählstoff mehr oder weniger problemlos auf.

Dieses Buch ist nichts für Leser mit schwachen Nerven, aber auch nichts für Voyeure. Wir verdecken und wir manipulieren nicht die Grässlichkeiten. Ebenso wenig kokettieren wir mit Sensationsmache. Wir geben auch keine persönlichen Geheimnisse preis, die dem Schutz der Privatsphäre unterliegen. Wo rein private Aufträge vorlagen – und seien die Fälle auch so spektakulär wie der Tod des mutmaßlichen RAF-Terroristen Wolfgang Grams im Jahr 1993 in Bad Kleinen –, darüber decken wir den Mantel des ärztlichen Schweigens.

So haben wir uns denn auch überall dort, wo es den Toten unter die Haut geht, wo ihr Inneres dem Sezierblick freigegeben wird, eines kühlen medizinischen Berichtstones befleißigt. Mag es dem verwöhnten Krimileser bisweilen etwas zu protokollarisch zugehen – wir nähmen solche Kritik als Kompliment.

Berlin, im Juli 2001
Gunther Geserick, Klaus Vendura, Ingo Wirth

Blut und Gene. Der Fall Lucie Berlin

Das Blut eines knapp neunjährigen Mädchens aus Berlin mit dem Namen Lucie Berlin ist am Beginn des 20. Jahrhunderts zu einer Kriminallegende geworden. Bei den Ermittlungen kam für das Gebiet der Reichshauptstadt zum ersten Mal das neuartige Uhlenhuth-Verfahren zum Nachweis von Menschenblut zur Anwendung. Die Gerichtsmedizin konnte so ihre gewachsene Leistungsfähigkeit eindrucksvoll darstellen. Unter dem Datum 11. Juni 1904 ist der Fall in den Akten des Berliner Leichenschauhauses verzeichnet mit dem Vermerk »Ermordet«.

Der Ort des Geschehens war die Mietskaserne in der Ackerstraße 130, im Berliner Nordosten gelegen, keine sonderlich vornehme Gegend. Das Haus wurde von 50 Familien bewohnt, darunter nach damaligen Presseberichten »zahlreiche Dirnen und sonstiges Gesindel«. Ein zeitgenössischer Journalist beschrieb diese Arbeitergegend als Ansammlung von »mächtigen Fabrikanlagen, Kirchen, Traktätchenläden, Kleinkinderbewahranstalten, Sargmagazinen, Friedhöfen«. Er erlebte eine »pittoreske Romantik des Elends« und fügte ironisch an: »Man sieht, die Gesellschaft tut etwas für die Menschen.«

In diesem Milieu lebte die Familie des Zigarrenmachers Friedrich Berlin. Die Tochter Lucie, das jüngste der drei Kinder, ein blondes Mädchen mit blauen Augen, war Schülerin der fünften Klasse in der 67. Gemeindeschule in der Ackerstraße. Sie galt als aufgeweckt und war wegen ihres freundlichen und hilfsbereiten Wesens in der Nachbarschaft allgemein beliebt, Fremden gegenüber jedoch eher misstrauisch. Sie soll relativ groß und gut entwickelt gewesen sein. Ihr Vater gab später bei der Polizei an, dass sie den Eindruck eines elfjährigen Mädchens gemacht habe.

Lucie war am 9. Juni 1904 gegen elf Uhr aus der Schule nach Hause gekommen. Gegen Mittag wollte sie die im Treppenhaus gele-

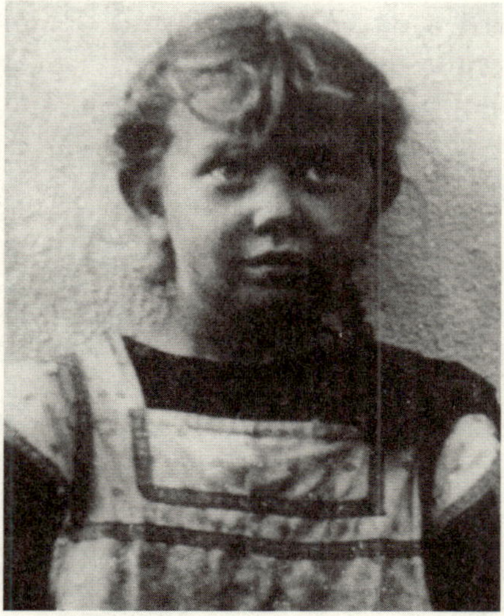

Lucie Berlin, ermordet 1904

gene Toilette aufsuchen, kam aber nicht zurück. Zuerst nahm die Familie an, das Mädchen sei in den Hof gegangen oder auf die Straße gelaufen, wo Musikanten spielten. Mutter und Bruder suchten sie überall im Haus und auf den Hinterhöfen – vergeblich. Am Abend gab der Vater beim Polizeirevier eine Vermisstenanzeige auf.

Zwei Tage lang fand sich keine Spur von dem Mädchen. Bis am 11. Juni ein Binnenschiffer auf der Spree bei Säuberungsarbeiten am Ruder seines Schleppkahns ein verschnürtes Paket entdeckte. Das Paket barg den Rumpf eines Mädchens, dem Kopf und Gliedmaßen abgetrennt worden waren. Die Fundstelle: Schiffbauerdamm 26, nahe der Marschallbrücke.

Sofort begannen die Ermittlungen. Die Kriminalisten standen vor einer großen Bewährungsprobe. Eben erst, im Jahr 1902, war im Berliner Polizeipräsidium am Alexanderplatz eine Mordkommission geschaffen worden. Der Fall Lucie Berlin wurde zur Chefsache erklärt. An der Marschallbrücke versammelte sich die behördliche Obrigkeit mit dem Polizeipräsidenten Dr. Georg von Borries an der Spitze. Jeder Zweifel war ausgeschlossen: Schon am Fundort konnte der Gerichtsarzt Dr. Arthur Schulz »ohne weiteres feststellen, daß an dem Kinde vor seiner Ermordung ein Sittlichkeitsverbrechen verübt worden ist«, wie die Abendausgabe des Berliner Tageblatts noch am selben Tag mitteilte. Der Vater Friedrich Berlin bekam die Kleidungsstücke gezeigt und brach erschüttert zusammen.

»Die Leiche kam nach dem Schauhause«, berichtete Berlins größte Tageszeitung weiter. Gemeint war das gerichtsmedizinische Institut. Dort wurde unter Leitung von Professor Dr. Fritz Strassmann gemeinsam mit dem Gerichtsarzt Dr. Hugo Mittenzweig und Dr. Schulz die Obduktion ausgeführt. Eine eindeutige Todesursache konnte dabei nicht festgestellt werden, da die Leiche zerstückelt war. Möglicherweise, so nahmen die Obduzenten an, sei das Kind erstickt worden. Man stellte fest, dass die Gliedmaßen erst nach dem Tod abgetrennt worden seien, was zu einer sogenannten *defensiven Leichenzerstückelung* passen würde.

Die defensive Leichenzerstückelung dient der Tatverschleierung. Die Leiche wird zerlegt, um die Teile besser verstecken, transportieren oder beseitigen zu können. Bei mehreren, an unterschiedlichen Stellen aufgefundenen Leichenteilen muss immer die Zusammengehörigkeit geprüft werden. Zur damaligen Zeit war dies praktisch nur durch Zusammenfügen und Prüfung der Durchtrennungsstellen möglich. Heute helfen Röntgenuntersuchungen oder genetische Analysen (Blutgruppen, DNS-Merkmale). Letztere sind vor allem bei Katastrophenfällen mit mehreren verstümmelten Opfern unverzichtbar geworden.

Bei kriminellen Leichenzerstückelungen jeder Art geben oft die verwendeten Verpackungsmaterialien wichtige kriminalistische Hinweise.

Der Körper des toten Mädchens Lucie Berlin wies grobe Genitalverletzungen auf. Im Institutsprotokoll wird ein Schnitt am Unterleib beschrieben, der »von unten nach oben geht; es ist möglich, daß er dem unglücklichen Kinde schon bei Lebzeiten beigebracht wurde«. Die Abtrennung von Kopf und Rumpf mit einem schneidenden Werkzeug wies Charakteristika unfachmännischen Vorgehens auf. Beim Vergleich mit einem früheren noch ungeklärten Fall stellten die Gerichtsmediziner fest, dass der »Mörder nicht so kunstgerecht zu Werke gegangen« sei.

Zur *Bestimmung der Todeszeit* konnte aufgrund der nicht exakt zu bemessenden Liegezeit im Wasser lediglich der Zustand des Mageninhalts herangezogen werden. Die unvollständige Verdauung ließ auf eine kurze Zeitspanne von etwa einer Stunde zwischen der letzten Mahlzeit und dem Eintritt des Todes schließen.

Die Bestimmung des Todeszeitpunkts ist von größter Bedeutung für die kriminalistischen Ermittlungen, gleichzeitig gehört sie aber zu den schwierigsten gerichtsärztlichen Aufgaben. Sie stützt sich auf die supravitalen Reaktionen (Prüfung der Erregbarkeit von Muskulatur, Nerven, Schweißdrüsen, welche in der frühen postmortalen Phase supravital, also über das

Ableben hinaus, möglich ist), auf die Ausprägung der Zeichen des Todes (Totenstarre, Totenflecke und Leichenkälte) sowie auf den Zustand des Magen- und Darminhalts.

Da sowohl die supravitalen Reaktionen als auch die Zeichen des Todes in ihrer Ausprägung stark temperaturabhängig sind, entstehen durch die stärkere Wärmeableitung im Wasser schwerer zu rekonstruierende Verhältnisse bei Wasserleichen. Außerdem bietet ein Rumpf andere Auskühlungsverhältnisse als ein intakter Körper.

Der zeitliche Bezug zur letzten Nahrungsaufnahme wird durch den Andauungszustand der vorgefundenen Speisereste und die Transportstrecke aus dem Magen in den Dünndarm hergestellt. Weiterhin können die Nahrungsreste Hinweise auf die Art der letzten Mahlzeit (z. B. Frühstück oder Mittagessen) oder durch auffällige Bestandteile wie Pilze und exotische Früchte auf Lebensgewohnheiten oder gastronomische Besonderheiten geben.

Zuerst ein falscher Verdacht

Mit einer für damalige Verhältnisse erstaunlichen Detailtreue berichtete die Tagespresse über die Untersuchungsbefunde und den Stand der Ermittlungen. Der polizeilichen Beschreibung zufolge war das Mädchen mit einem rotbraunen Wollkleid, schwarzer Schürze mit Achselbändern, weißen Strümpfen, rotbraunen Hosen und Knopfstiefeln bekleidet. An den Litfaßsäulen Berlins prangten rote Fahndungsplakate, die 1 000 Mark Belohnung für diejenigen versprachen, welche »Mitteilungen über den Verbleib des anscheinend einem Sittlichkeitsverbrechen zum Opfer gefallenen Mädchens in der Zeit vom 9. bis zum 11. des Monats machen können«.

Treppauf und treppab liefen die ermittelnden Polizisten, wobei sie sich besonders auf Lucies Wohngebiet konzentrierten. Sie befragten alle Hausbewohner, beobachteten jedes Haus in der Umgebung und vernahmen auch so manche »Sittendirne« und manchen Zuhälter – eine zeitraubende Methode mit vielen Tücken und Trugschlüssen. Vor allem die Aussagen von Kindern erwiesen sich oft als haltlos. Viele wollten das Mädchen noch gesehen haben, als es mit Sicherheit schon tot war. Wie immer in solchen Fällen beflügelte Berliner Gassenfolklore die Fantasie. Man dichtete der anrüchigen Gegend gleich noch mehr Mordlust an. Mit Versen wie:

»In der Ackerstraße zehn
Ist ein großer Mord geschehn.
Hat ‘ne Mutter da ihr Kind
Mit ‘ne Jabel umjebringt.
Als sie so bei Tische saßen,
Bockwurst mit Kartoffel fraßen,
Zankten sie sich wie die Raben,
Wer das größte Stück soll haben.
Und es sprach der kleine Paul:
Mutter hat det jrößte Maul!
Und die Mutter, wie jemein,
Sperrt den Paul in'n Keller ein.
Und der Paul fängt an zu toben,
Er will wieder mit nach oben.
Und der Mutter, welch ein Graus,
Streckt der Paul die Zunge raus.
Und die Mutter nahm die Jabel,
Piekt den Paule in sein' Nabel.
Und die Wand, die frisch tap'ziert,
War mit Paul sein Blut beschmiert.
Man stellt sie vor'n Tribunal,
Und des Mords ihr anbefahl.
Und man setzt sie auf ‘nen Stuhl,
Wo der Kopf herunterfuhl.
Die Moral von der Geschichte:
Zankt mit euren Kindern nichte.
Sonst ergeht es euch, oh Graul,
Wie der Mutter von dem Paul.«

So war es kein Wunder, dass die Schaulust und die Neugier bald das Entsetzen übertrafen. Jeden Tag versammelten sich Menschen vor dem Haus Ackerstraße 130. Mehrfach, so heißt es in einem zeitgenössischen Bericht, »mußte die Polizei wegen der großen Ansammlungen einschreiten und das Haus vor der Menge absperren«.

Die Mordkommission geriet indessen unter enormen Erfolgsdruck. Ihre Protokolle füllten sich mit einer Vielzahl belastender Aussagen über schräge Typen aus der Nachbarschaft. Zuerst wurde der Zuhälter Otto Lenz verhaftet, genannt der schöne Otto. Er konnte ein hieb- und stichfestes Alibi vorweisen und musste bald freigelassen werden. Dann verdichteten sich die Hinweise auf einen Hausbewohner, der seinerseits Lenz belastet hatte. Dieser, der 35-jährige Theodor Berger, war gerade aus dem Gefängnis entlassen worden. Er wohnte bei der 32-jährigen Prostituierten Johanna Liebetruth ein. Angeblich als ihr Verlobter, in Wahrheit als ihr Lude. Seit ihrem 15. Lebensjahr schickte er die Braut anschaffen.

Der entscheidende Hinweis kam dann von einer anderen Prostituierten, die am frühen Morgen des 11. Juni am Reichstagsufer einen Mann mit einem großen braunen Paket beobachtet hatte. Dieser führte einen schwarzen Hund mit sich, wie die Liebetruth einen besaß. Die Frau konnte Berger identifizieren. Nun wurde das Lotterpärchen intensiv vernommen.

Auch die Gespielin Bergers stand auf Kriegsfuß mit dem Gesetz. Am Morgen nach dem Mordtag war sie aus dem Frauengefängnis Barnimstraße zurückgekehrt, wo man sie wegen einer Beleidigungssache drei Tage lang inhaftiert hatte. In ihrer Wohnung bemächtigte sich ihrer das Gefühl, dass ihr Freund »mit ‘ner Schnecke jepennt« haben musste. So jedenfalls äußerte sie sich gegenüber der Kriminalpolizei. Berger habe es sogar zugegeben. Und dann machte sie noch eine eifersüchtige Aussage, die später zum Schlüssel für die Aufklärung des Falles werden sollte. Berger habe, da er kein Geld zur Verfügung hatte, »die Schnecke« für ihre Liebesdienste mit einem Reisekorb entschädigt. Einem aus Weidenzweigen geflochtenen Reisekorb aus dem Besitz der Betrogenen.

Während Berger in Haft genommen wurde, machte sich die Mordkommission auf die Suche nach diesem corpus delicti. An allen Berliner Litfaßsäulen erschienen Fahndungsplakate, die den etwa 60 Zentimeter langen und 50 Zentimeter hohen Weidenkorb mit Deckel beschrieben. Kriminalisten und Gerichtsmediziner durchsuchten die Wohnung der Liebetruth gründlichst. Dabei wurden Blutspuren an den Zimmerwänden und an einem großen Reisekorb festgestellt.

Inzwischen waren weitere schreckliche Funde gemacht worden. Zuerst, am 15. Juni, der Kopf und die verschnürten Arme des Kindes. Die Leichenteile waren verpackt in Zeitungspapier der Berliner Morgenpost und schwammen im Charlottenburger Verbindungskanal nahe der Beusselbrücke, deutlich stromabwärts, bezogen auf den ersten Fundort in der Spree. Die Presse schrieb: »Der Gesichtsausdruck des kleinen Köpfchens ist ruhig, nicht schreckens- oder schmerzverzerrt«. In dieser Beschreibung drückt sich die noch heute herrschende Meinung von Laien aus, dass der Gesichtsausdruck eines Toten das Grauen des zuletzt Erlebten oder die Erlösung von den Qualen des Lebens widerspiegele. Dies ist aber nicht der Fall. Vielmehr verändert sich der Gesichtsausdruck eines Gestorbenen sofort bei Eintritt des Todes durch das Erschlaffen der mimischen Muskulatur. In den folgenden Stunden tritt die Totenstarre hinzu.

Schließlich wurden auch die abgetrennten Beine des zerstückelten Kindes im Wasser entdeckt: das rechte Bein, wieder in braunes Papier eingeschlagen, nahe der Sandkrugbrücke beim Hamburger Bahnhof im Spandauer Schifffahrtskanal, kurz darauf das linke Bein in Papier verpackt am Schiffbauerdamm nahe der Marschallbrücke, dem Fundort des ersten Pakets.

Nun hatten die Gerichtsmediziner ausreichend Untersuchungsmaterial. Im »Schauhause« fand am 16. Juni eine genaue Besichtigung und Untersuchung aller gefundenen Leichenteile statt. Daran nahmen neben Professor Strassmann und dem Gerichtschemiker Dr. Paul Jeserich der Staatsanwalt, der Untersuchungsrichter und die zuständigen Kriminalkommissare teil. Auch der Vater der Ermordeten und mehrere Zeugen, darunter die Beschuldigten Lenz und Berger, waren vorgeladen, sich diesen Vorgang anzusehen.

Draußen vor dem Haus in der Hannoverschen Straße versammelte sich inzwischen eine Volksmenge, die nach Rache rief. Als Lenz und Berger heraustraten, wurden sie »mit Verwünschungen empfangen, und man erhob gegen sie drohend die Stöcke«, berichteten die Tageszeitungen. An Berger sei eine »starke Veränderung der Gesichtsfarbe aufgefallen«.

Aber der Korb blieb verschwunden, und Berger wollte nicht auspacken. Erst am 26. Juni löste sich das Rätsel: Ein Bootsmann hatte das Beweisstück schon am 11. Juni, am dem Tag, als Berger mit dem schwarzen Hund am Reichstagsufer gesichtet worden war, aus der Spree gefischt und mit nach Hause genommen. Er konnte den Korb selbst gut gebrauchen. Nun aber musste er das Fundstück zur spurenkundlichen Untersuchung herausgeben. Professor Strassmann, sein Assistent Dr. Schulz und Dr. Jeserich konnten an dem Geflecht nicht nur Wollfasern identifizieren, die dem Unterrock des Mordopfers zuzuordnen waren, sondern mit Hilfe des Uhlenhuth-Verfahrens auch menschliches Blut nachweisen. Der damalige Zeitungsbericht, dass die aufgefundenen Blutteilchen »ohne Zweifel von dem ermordeten Kind herrühren«, ist allerdings übertrieben, da der Nachweis der Artspezifität »Mensch« keine individuelle Zuordnung zu einem bestimmten Menschen ermöglichte.

Belastend für Berger erwies sich auch, dass der aufgefundene Korb Papierreste enthielt, welche zu einer Zeitung aus der Liebetruth-Wohnung passten. Nun nahm man an, dass er das Mädchen in seine Wohnung gelockt, sich dort an ihm vergangen, es danach getötet, zerstückelt und die Leichenteile in dem kleinen Reisekorb verstaut hatte. Diesen hatte er in den größeren Korb gestellt und weggeschafft.

Doch das war nur eine Hypothese. Kriminalpolizei und Untersuchungsrichter stellten im Leichenschauhaus Versuche an, ob die Leichenteile in den fraglichen Korb hineinpassten. Das sei »sehr schwierig gewesen«, heißt es im Bericht, da »die Teile inzwischen starr geworden« seien. Auch diese Einzelheiten wurden in der Tagespresse ausgebreitet. »Bei Hineinlegung von Kopf, Rumpf und Armen ging der Deckel nicht ganz zu«, schrieb das Berliner Tageblatt. »Die Beine konnten nicht mithineingelegt, wohl aber konnte der Korb geschlossen werden, nachdem die übrigen Gliedmaßen ohne Rumpf hineingebracht waren.« Hierzu ist medizinisch anzumerken: Nach über zwei Wochen dürfte auch bei gekühlter Lagerung die Totenstarre bereits gelöst gewesen sein. Vielleicht hatte der Täter nicht alle Leichenteile in dem Korb verstaut oder Fäulnisgase hatten den Rumpf nachträglich aufgetrieben.

Für den 31. Juli 1904 war die Beerdigung des Mädchens aus der Ackerstraße angesetzt. »Vor dem Schauhause hatte sich schon um 2 Uhr eine nach Tausenden zählende Menge eingefunden. Um 3 1/2 Uhr setzte sich der offene Leichenwagen, dem eine Musikkapelle voranschritt, in Bewegung. Auf dem Friedhof warteten über tausend Personen. Nach Grabrede, Gebeten und Liedern wurde die Mutter ohnmächtig von Angehörigen hinausgeleitet. Die freiwillige Sanitätskolonne hatte fünfmal Gelegenheit, hilfreich einzugreifen«, berichtete das Berliner Tageblatt. Der Konvoi zog durch die Ackerstraße am Wohnhaus der Berlins vorbei und viele Kilometer durch die Innenstadt bis zum Elisabethfriedhof in der Prinzenallee. Berlin nahm erschüttert Abschied von dem toten Kind.

Erstickt oder verblutet

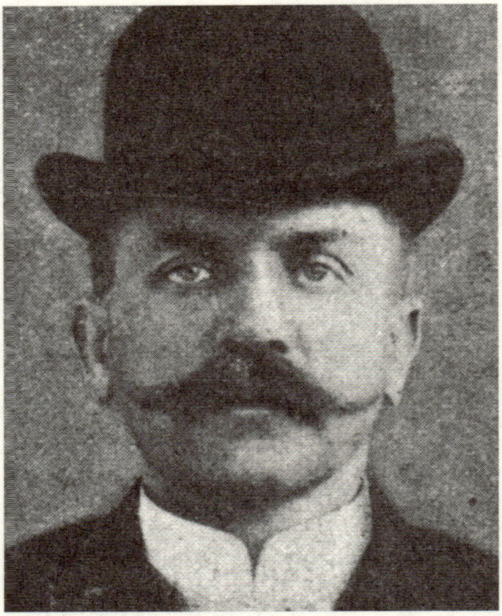

Theodor Berger, 1904 als Mörder Lucie Berlins verurteilt

Am 12. Dezember 1904 begann der Prozess gegen Berger vor dem Schwurgericht des Landgerichts II. Die Anklage lautete auf Mord und Notzucht. Der Zustrom zu der Verhandlung war so groß, dass die Situation einem Schauprozess glich. Die Tagespresse druckte ausgedehnte Passagen der Vernehmungen des Angeklagten wie der Zeugen wörtlich ab. Auch der Lokaltermin des Gerichts in der Ackerstraße geriet zu einem Volksauflauf. Dabei soll der Vater der ermordeten Lucie mit wutverzerrtem Gesicht gegen den Angeklagten losgegangen und nur mit Mühe zurückgehalten worden sein. Die Volksseele kochte und forderte den Kopf von Berger.

Fast hundert Zeugen waren aufgeboten. Die Presse schrieb: »Eine merkwürdige Gesellschaft: Kinder, ehrbare Frauen und Männer, Zuhälter und Dirnen mit ihrer schloddrigen Kleidung und ihren frechen, verwilderten Mienen.« Ihre Aussagen brachten keine Klarheit. Die entscheidenden Indizien kamen von den gerichtsmedizinischen Sachverständigen. Akribisch demonstrierte der Sachverständige Dr. Schulz vor Gericht unter einem Mikroskop die Übereinstimmung der Wollfasern und formulierte vorsichtig, es spräche »nichts gegen die Annahme, daß die Fasern, die am Korb gefunden wurden, aus dem Unterrock herrühren«.

Das ging allerdings nicht ab ohne Auseinandersetzungen mit den Gegengutachtern der Verteidigung. Diese bestritten die Übereinstimmung der Wollfasern ebenso wie die Schlüssigkeit des Blutnachweises und bezweifelten auch die Identität des Weidenkorbes. Zentraler Punkt der Verteidigungsstrategie war es, die Befähigung der beauftragten Gerichtsärzte zum Nachweis von Menschenblut in Zweifel zu ziehen und die generelle Eignung der neuartigen Methode für solche Untersuchungen zu bestreiten. Doch der berühmte Professor Dr. August Wassermann, der selbst als Sachverständiger auftrat, bescheinigte den Gerichtsmedizinern, dass sie die Methode den Vorschriften gemäß ausgeführt hätten. Es handele sich außerdem um eine für Menschenblut spezifische Reaktion. Auch Dr. Schulz konnte überzeugend darlegen, dass das Institut in der Hannoverschen Straße für derartige Untersuchungen erfahren genug und gut gerüstet sei. So gehörte der Prozess gegen Berger zu den ersten, in denen das serologische *Uhlenhuth-Verfahren* für die Aufklärung eines Mordfalles zu Rate gezogen wurde.

Bis zum Jahr 1900 war es nicht möglich, bei einer Blutspur nachzuweisen, ob diese von einem Menschen oder einem Tier stammte. Schon gar nicht konnte man bei Blut menschlicher Herkunft eine Gruppen- oder Individualzuordnung treffen. Viele Versuche zur forensisch wichtigen Unterscheidung von Menschen- und Tierblut blieben weitgehend erfolglos. Zwar entdeckte man grobe Unterscheidungsmöglichkeiten wie die Resistenz gegen Alkalien,

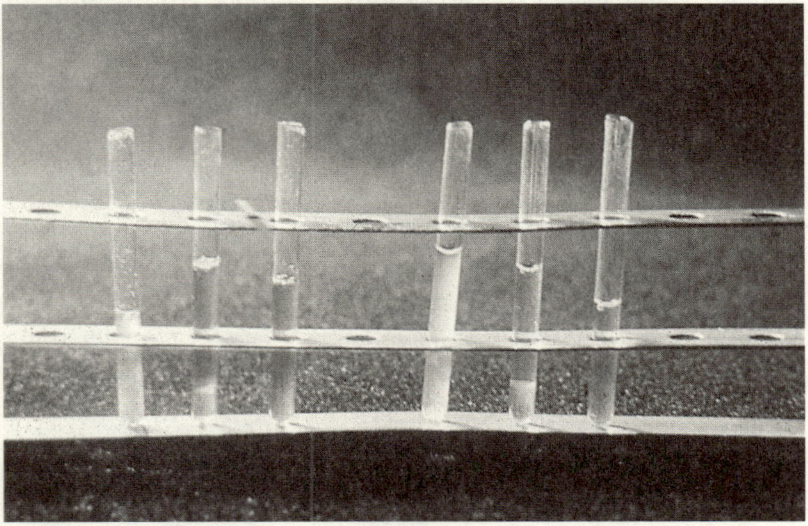

Uhlenhuth-Verfahren zum Nachweis von Menschenblut (Ausfällung im zweiten Röhrchen als Bodensatz und vollständig im dritten Röhrchen, von rechts nach links)

die Gestalt und Größe der weißen und roten Blutzellen sowie die Kristallformen des Blutfarbstoffs Hämoglobin, aber für eine sichere Zuordnung zu einer Spezies reichte das nicht.

Es war die große Zeit der Immunologie, als der Hygieniker Paul Uhlenhuth (1870 – 1957), ein Schüler von Robert Koch am Institut für Infektionskrankheiten, seine bahnbrechenden Arbeiten in Greifswald verfasste. Schon in seiner ersten Veröffentlichung im Jahr 1900 stellte Uhlenhuth fest, dass ein beim Kaninchen erzeugtes Antiserum gegen Hühnereiweiß mit diesem eine Trübungsreaktion (Präzipitation – lat. praecipitare: stürzen, ausfällen, niederschlagen) bis zu einer Verdünnung von 1:100 000 (!) ergab. Hierzu wurden den Kaninchen Eiweißlösungen vom Huhn (aus Blut oder anderem Gewebe) unter die Haut gespritzt. Nach wenigen Wochen hatten sich bei den Versuchstieren präzipitierende Antikörper gegen diese Eiweiße gebildet. Die erzeugten Antiseren wurden in kleinen Röhrchen mit der gelösten Zielsubstanz vermischt. Eine weiße Ausfällung zeigte einen gelungenen Nachweis an. Uhlenhuth erkannte, dass »alle chemischen Eiweißreaktionen mit der Feinheit dieser biologischen nicht konkurrieren können«. Zielstrebig griff er die »forensisch sehr wichtige Frage nach der Unterscheidung des Menschenblutes von anderen Blutarten« auf und konnte bald die entscheidende Lösung vorlegen, publiziert in der Deutschen Medizinischen Wochenschrift am 7. Februar 1901. In Blindversuchen hatte er unter 19 verschiedenen Blutarten das gesuchte Rinder- und Menschenblut herausfinden können.

Es gab zu dieser Zeit einen heftigen Wettstreit mit anderen Forschern, vor allem mit dem Serologen August Wassermann (1866 – 1925) in Berlin, der seinen Ruhm besonders der Entwicklung der ersten Nachweismethode für die Syphilis-Erkrankung (= Wassermannsche Reaktion) verdankte. In der forensischen Literatur ist aber Uhlenhuths Name für die Probe zur Artspezifität verewigt worden, wahrscheinlich weil er auf diesem Anwendungsgebiet der Aktivere war.

Auch die erste Blutspur (angetrocknetes Blut) konnte Uhlenhuth richtig analysieren, und bereits im April des Jahres 1901 berichtete er über weitere spurenkundliche Studien, zum Beispiel mit gefaultem Blut, Blutspuren im Schnee oder Urin menstruierender Frauen.

Aus dem Berliner Institut für Gerichtliche Medizin stammt eine Veröffentlichung von Ernst Ziemke (1867 – 1935) im Juni 1901, die zur damaligen Zeit die umfangreichste wissenschaftliche Arbeit zur forensischen Nutzung der Präzipitinmethode darstellte. Ziemke führte systematische Untersuchungen zum Einfluss der Lagerungszeit von Blutspuren durch. Die älteste von ihm untersuchte Blutspur mit positiver Reaktion war schon 15 Jahre alt. Er prüfte auch die Bedeutung des Spurenträgers, zum Beispiel Blutspuren auf Erde, Stoff, Holz, Glas. Ziemke erkannte, »dass diese Tatsachen, wenn sie sich (...) als gesetzmäßig auch weiterhin erweisen, von epochemachender Bedeutung für die gerichtliche Medizin sind«.

Zum Hergang der Mordtat äußerte sich Professor Strassmann in seinem Hauptgutachten. Die Verletzungen des Opfers erläuterte er anhand einer Reihe von fotografischen Aufnahmen. Als Todesursache hielt er neben Ersticken auch Verbluten für möglich. Als Erstickungszeichen wertete er die feinfleckigen Unterblutungen der Überzüge von Herz und Lungen, die noch heute Erstickungsblutungen heißen. Da Strangulations- oder Würgemale fehlten, zog Professor Strassmann in Erwägung, dass der Tod durch gewaltsames Verschließen von Mund und Nase herbeigeführt worden sei, ausgeführt zum Beispiel durch Zuhalten mit der Hand oder durch Verschluss mit Kissen oder Kleidungsstücken. Weitere Diskussionen gab es zu der Frage, inwieweit die Leichenzerstückelung zu einer Blutverschmutzung von Täter und Tatort hätte führen müssen. In der Wohnung war kein menschliches Blut nachgewiesen worden, auch nicht an einem aufgefundenen Messer. Die Spuren an den Zimmerwänden wurden als »Wanzenblut« deklariert. Die Gerichtsmediziner wiesen auf die Möglichkeit hin, dass das Blut mit Schüsseln aufgefangen worden sein könnte. Das Fehlen von Blutspuren an der Kleidung des Täters wäre erklärbar, wenn er die Zerteilung nackt vorgenommen und sich danach gewaschen habe.

Berger selbst wiederholte beharrlich seine Unschuldsbeteuerungen. Das Verfahren dauerte bis zum 23. Dezember 1904. Dabei blieb manche Frage offen. Trotzdem forderte der Staatsanwalt die Geschworenen auf, das Verbrechen zu sühnen. Wohl räumte er ein, dass nur ein Indizienbeweis geführt werden konnte, aber er gab sich überzeugt, dass kein anderer als Berger der Mörder sei: »Am hellen lichten Tage, inmitten zahlreicher Hausbewohner, kommt einer Mutter ihr Liebling, ihr Kind abhanden, und nach Tagen wird es verstümmelt vorgefunden als ein Opfer eines Verbrechens der scheußlichsten Wollust. Wer schützt unsere Kinder und uns vor dem Mordgesellen, der uns unser Liebstes freventlich raubt?«

Heute empfindet man Unbehagen beim Lesen eines solchen

Plädoyers, aus dem der Schrei des Volkes nach Blutrache dringt. Das steht in keinem Verhältnis zu der Ermahnung an die Geschworenen, sich unbefangen zu entscheiden. Immerhin bescheinigte der Ankläger den Sachverständigen Dr. Schulz und Dr. Jeserich, dass sie »glänzend aus der Kritik hervorgegangen« seien.

Die Verteidigung focht die Zeugenaussagen an, wies auf die Vielzahl existierender gleichartiger Weidenkörbe hin und wollte den Nachweis von Menschenblut nach dem Uhlenhuth-Verfahren weiterhin nicht anerkennen. Also müsse der Grundsatz gelten: Im Zweifel für den Angeklagten. Berger beteuerte in seinem letzten Wort: »Meine Herren Geschworenen, ich bin es nicht gewesen. Ich bin unschuldig an dieser Sache. Ich bin so unschuldig wie Christus, als ihn die Pharisäer anklagten, und Pilatus sagte: Es ist keine Schuld an diesem Manne. Ich rufe Gott zum Zeugen, daß ich unschuldig bin. Ich bitte um meine Freisprechung.«

Es half nichts. Wegen Totschlags wurde der Nachbar der Familie des Mädchens Lucie Berlin aus der Ackerstraße zu zwölf Jahren Haft und wegen Sittlichkeitsverbrechens zu weiteren sechs Jahren Haft verurteilt. Dies wurde zu einer Zuchthausstrafe von 15 Jahren zusammengefasst, die Berger, wie aus der Aktenlage ersichtlich, voll verbüßen musste.

Schuldig oder nicht – auch ein Gerichtsmediziner kann sich nach einem solchen Verfahren eigener Gewissensprüfung nicht entziehen, und wenn er als Sachverständiger noch so korrekt gearbeitet hat. Von ihm kommt das wissenschaftliche Material, die Bewertung aber muss der Richter treffen. Ob der im Fall Lucie Berlin richtig lag, lässt sich aus heutiger Sicht nicht mehr mit Bestimmtheit sagen.

Überdies macht die Rückschau in das damalige Milieu betroffen. Am 19. und 24. Dezember 1904 waren im Berliner Tageblatt erstaunlich sozialkritische Töne als Reaktion auf den Mordprozess zu lesen. So wurde unter dem Titel »Die Welt der Lucie Berlin« ein anschauliches Bild von den fürchterlichen Lebensbedingungen in den Proletariervierteln gezeichnet und politische Verantwortung angemahnt: »Wohl mag angesichts der Schlaglichter, die der Prozeß Berger auf die Niederungen unseres weltstädtischen Lebens wirft, an die großen und ernsten Aufgaben gemahnt werden, die uns allen, der gesamten Gesellschaft, den Behörden wie den Privaten gestellt werden.« Der Nachruf auf das Proletariermädchen aus der Ackerstraße forderte

»Verkürzung der Arbeitszeit, Sicherung vor unverschuldeter Arbeitslosigkeit, Fürsorge für Witwen und Waisen, Verbesserung des Wohnungswesens«, um zur Einschränkung der Prostitution zu kommen. Und: »Möge das elende Schicksal der kleinen Lucie Berlin mithelfen, die Notwendigkeit sozialer Reformen in den weitesten Kreisen erkennen zu lassen!«

Testfall Tessnow

Das Uhlenhuth-Verfahren, diese die Gerichtsmedizin revolutionierende Entdeckung, hatte sich schon im Jahr 1901 als brauchbarer Weg bei der Aufklärung eines Verbrechens auf der Insel Rügen erwiesen.

Dem Tischlergesellen Ludwig Tessnow aus Baabe wurde die Tötung von zwei Knaben sowie von Schafen und einer Katze vorgeworfen. Die beiden Jungen aus dem Ostseebad Göhren, fünf und sieben Jahre alt, waren am 2. Juli 1901 getötet und zerstückelt in einem nahegelegenen Wald aufgefunden worden. Beiden war der Schädel zertrümmert und der Rumpf grob eröffnet worden. Der Mörder hatte die inneren Organe entfernt und in großem Umkreis im Wald verstreut. Bei dem Tatverdächtigen, der schon 1898 des Mordes an zwei Mädchen verdächtigt worden war, stellte man mehrere blutverdächtige Verschmutzungen an der Kleidung fest. Tessnow sagte, dies seien die Spuren von Tischlerbeize.

Im August 1901 erhielt Dr. Uhlenhuth im nahen Greifswald den Auftrag zur Begutachtung der Kleidungsstücke von Tessnow. Ihm gelang an mehreren Stellen der Nachweis von Menschen- wie auch von Schafblut. Das war der entscheidende Beweis für die Überführung und Verurteilung Tessnows, der im Jahr 1904 hingerichtet wurde. In seinen Erinnerungen bezeichnete Uhlenhuth diesen sensationellen Mordprozess als den ersten, in dem sein Verfahren praktische Anwendung fand.

Solche Aufklärungserfolge beförderten die behördliche Einführung des Uhlenhuth-Verfahrens in kriminalpolizeiliche Ermittlungen ganz außerordentlich. Bereits im Jahr 1903 verfügten dies die Justizministerien von Österreich und Preußen und benannten zur Testdurchführung befugte Institutionen. Für Preußen wurden vier Institute bestimmt, darunter auch das gerichtsmedizinische Institut in Berlin, damals noch Praktische Unterrichtsanstalt für Staatsarzneikunde. Die Aufklärung des Mordfalls Lucie Berlin kann offenbar schon als erfolgreiches Ergebnis dieser ministeriellen Verfügung gewertet werden.

Mit Recht schrieb Uhlenhuth in seinen Erinnerungen, dass er »Neuland miterobern konnte, auf dem ich bis in mein hohes Alter immer wieder säen und reiche Früchte wissenschaftlicher Erkenntnis ernten durfte, die vor allem auch für die Justiz und die gerichtliche Medizin zur Erforschung der Wahrheit von entscheidender Bedeutung geworden sind«.

Einschränkend muss indessen an dieser Stelle angemerkt werden, dass die bei der Verurteilung von Berger und Tessnow praktizierte Beweisführung heutigen Ansprüchen nicht mehr genügen würde. Um die Jahrhundertmitte wurde das Uhlenhuthsche Verfahren durch Verlegung der Präzipitationsreaktion in ein Trägermedium (Agargel) und durch Beschleunigung mit Hilfe elektrischen Stroms (Elektrophorese) weiter verbessert, weil es dadurch empfindlicher und schneller abläuft. Das relativ einfache und billige Verfahren hat bis heute seine forensische Bedeutung behalten.

Die biologische Spur

Seit Jahrzehnten werden bei der Aufklärung von Gewaltverbrechen spurenkundliche Untersuchungen nicht nur zum Nachweis der Spurenart wie Blut, Speichel oder Samenflüssigkeit und der Artzugehörigkeit wie menschliches oder tierisches Blut durchgeführt. Überdies nimmt man eine individualisierende Zuordnung vor. Das heißt, die biologische Spur wird einer bestimmten Person, dem Täter oder dem Opfer, zugeordnet.

Das ist möglich aufgrund der genetischen Vielfalt der Lebewesen insgesamt. Als bahnbrechend erwies sich die Entdeckung der *menschlichen Blutgruppen* durch den Wiener Pathologen Karl Landsteiner (1868–1943), von ihm als Ausdruck der Individualität des Blutes gedeutet.

Landsteiner fand im Jahr 1901 als erste menschliche Blutgruppen die AB0-Eigenschaften der roten Blutkörperchen und wies schon in den ersten Veröf-

fentlichungen auf den möglichen forensischen Wert hin. In den folgenden Jahrzehnten wurden zahlreiche weitere Blutgruppen entdeckt, zum Beispiel das Rhesus-System, Eiweißgruppen, Enzymgruppen und die HLA-Gruppen (Transplantations-Antigene). Seit den sechziger Jahren des 20. Jahrhunderts gilt die von Landsteiner vermutete Individualität des Blutes als wissenschaftlich gesichert.

Länger dauerte es, bis die Gerichtsmedizin auch mit biologischen Spuren geringer Menge, schlechten Erhaltungszustands oder geringen Gehalts an genetischer Substanz, zum Beispiel in Haaren, Knochen oder Zähnen, umgehen lernte. Eine individuelle genetische Typisierung wurde erst durch die Molekulargenetik möglich.

Der wichtigste Begriff dieses Bereichs heißt heute: *genetischer Fingerabdruck.*

Die Einführung des sogenannten genetischen Fingerabdrucks in die Gerichtliche Medizin wurde gestützt auf die Entdeckung individualspezifischer Abschnitte (Sequenzen) in der menschlichen Erbsubstanz, dem komplexen Molekül der Desoxyribonukleinsäure (DNS, meist englisch abgekürzt als DNA). Das gelang im Jahr 1985. Der Engländer Alec Jeffreys bezeichnete diese genetischen Strukturen zuerst als Minisatelliten. Schnell erkannte man die kriminalistische Bedeutung und führte die für Laien missverständliche, aber öffentlichkeitswirksame Bezeichnung genetischer Fingerabdruck ein. Die Methode hat weder mit Fingern noch mit Abdruck etwas zu tun, sie ist lediglich in gleicher Weise individualisierend wie ein Fingerabdruck.

Erstmals konnte im Jahr 1987 in England mit Hilfe des genetischen Fingerabdrucks ein Verbrechen – zwei Sexualmorde an Schulmädchen – aufgeklärt werden. Von mehr als 5 000 Männern wurden Blutproben genommen. Einer hatte das passende DNA-Muster und gestand die Taten. Das war ein doppelter Triumph für das Verfahren. Denn durch die Beweislage konnte zugleich ein inhaftierter Unschuldiger entlastet werden.

In den folgenden Jahren gab es zahlreiche Probleme der *Nachweis- und Beurteilungssicherheit* zu klären. Das ist heute ausgeräumt.

Weitere Fortschritte wurden durch technische Entwicklungen mit enormer Steigerung der Nachweisempfindlichkeit erzielt. Hierzu trug eine Vervielfäl-

tigungsreaktion bei, die sogenannte Polymerase-Ketten-Reaktion (gebräuchliche Abkürzung aus dem Englischen: PCR). Damit sind minimale Mengen von DNA im Bereich von Nanogramm bis Pikogramm (entspricht 10^{-9} *bzw.* 10^{-12} *g) zu typisieren. Dazu reichen unter Umständen wenige Körperzellen. Eine Voraussetzung ist das Vorhandensein von Zellkernen (für die cDNA) oder Zellplasma (für die mtDNA). In der Praxis der Kriminalistik und Rechtsmedizin werden mittels PCR aktuell DNA-Systeme untersucht, die aus kleinen Bausteinen sich wiederholender tandemartiger Abschnitte bestehen. Sie heißen deshalb STR-(short tandem repeat)-Systeme.*

Mit einer Kombination solcher STR-Systeme gehen die modernen Gendateien auf Verbrecherjagd. Die erste europäische Gendatei wurde 1995 in England eingerichtet. Die seit 1998 beim Bundeskriminalamt in Wiesbaden bestehende Datenbank erfasste anfänglich pro Person fünf STR-Systeme und erbrachte damit einen Diskriminationssindex von mindestens 1:100 000. Das heißt: Die Übereinstimmungswahrscheinlichkeit des genetischen Typs von zwei zufällig ausgewählten, nicht verwandten Personen einer Population beträgt nur eins zu hunderttausend. Im Jahr 2001 wurde die Anzahl der Systeme auf acht gesteigert, wodurch sich der Diskriminationsindex enorm erhöht hat. Mit der Typisierung von zwölf STR-Systemen wird eine kombinatorische Vielfalt erreicht, die größer ist als die Weltbevölkerung. Damit ist jeder ermittelte Genotyp in der gesamten Weltbevölkerung als einmalig anzusehen (ausgenommen sind lediglich eineiige Zwillinge). Da im Falle einer Übereinstimmung von Spurenmuster und Vergleichsmuster der Blut- oder Speichelprobe eines Tatverdächtigen die Anzahl der im Suchtest eingesetzten STR-Systeme beliebig erhöht werden kann, ist die zweifelsfreie Zuordnung einer biologischen Spur zu einer verursachenden Person nunmehr praktische Realität.

In Deutschland hat der Bundesgerichtshof die generelle Zulässigkeit molekulargenetischer Untersuchungen von nichtkodierenden DNA-Abschnitten zu Beweiszwecken im Strafverfahren bestätigt. Diese Entscheidung ist durch spezielle Vorschriften der Strafprozessordnung präzisiert worden: 1997 durch das Strafverfahrensänderungsgesetz (§ 81e, f StPO) und 1998 durch das DNA-Identitätsfeststellungsgesetz (§ 81g StPO). Danach dürfen bei Beschuldigten und bereits Verurteilten molekulargenetische Analysen vorgenommen werden, wenn sie einer »Straftat von erheblicher Bedeutung«, zum Beispiel eines Sexualdelikts oder einer gefährlichen Körperverletzung, verdächtig sind. Da nichtcodierende Bereiche der DNA (Introns) untersucht werden, ist die Angst vor Persönlichkeits- oder Charakteranalysen (»gläserner Mensch«) unbegründet.

Ihre Leistungsfähigkeit haben die DNA-Analysen schon in vielen Kriminalfällen erwiesen. Erinnert sei an den Mordfall Christina Nytsch in Niedersachsen. Bei dieser bisher größten Aktion sind im Frühjahr 1998 von etwa 16 000 potentiellen Tätern 12 000 männliche Personen freiwillig zur Untersuchung erschienen. Der Täter wurde entdeckt, er fand sich unter den 2 500 Männern, deren Speichelproben – korrekt zu bezeichnen als Mundschleimhautabstriche – im Berliner Landeskriminalamt untersucht wurden. Ein anderes Beispiel: Nach dem Zugunglück in Eschede am 9. Juni 1998 erfolgte die Zuordnung von Leichenteilen der 101 Toten mit Hilfe von DNA-Analysen.

In den einzelnen Bundesländern sammelt das jeweilige Landeskriminalamt die Gendaten. In Berlin werden die dafür erforderlichen Laboranalysen vom Landeskriminalamt und den rechtsmedizinischen Universitätsinstituten der Humboldt-Universität und der Freien Universität durchgeführt. Die Landeskriminalämter melden die Gendaten an die zentrale Datenbank im Bundeskriminalamt. Die dort gespeicherten DNA-Merkmale haben inzwischen in hunderten von Fällen schon Treffer bei der Ermittlung von Tatverdächtigen erbracht.

Vom Institut für Gerichtliche Medizin der Humboldt-Universität wurde bereits 1989 der erste genetische Fingerabdruck zur Aufklärung eines Mordfalles eingesetzt. Damals fand man nach einer Messerstecherei am Tatort nicht nur das Opfer, sondern auch Blutspuren des geflüchteten Täters.

Schließlich soll noch erwähnt werden, dass mit Hilfe der DNA-Analyse auch die *Geschlechtszugehörigkeit* von Blutspuren oder Gewebeproben diagnostiziert werden kann.

Das System Amelogenin typisiert Genorte auf dem X- und auf dem Y-Chromosom und lässt damit eine Geschlechtszuordnung treffen: XX = weiblich, XY = männlich. Da nur männliche Personen in ihren Zellkernen Y-Chromosomen besitzen, lässt sich mittels Y-chromosomaler DNA-Systeme das Vorhandensein von männlichem genetischem Material beweisen. Y-Systeme bieten darüber hinaus große Möglichkeiten bei Sexualdelikten: Wenn das Opfer weiblich und der Täter (z. B. bei einer Vergewaltigung) männlich ist, so hinterlässt der Täter mit seinem Sperma männliches genetisches Material. Das Opfermaterial kann bei Analyse von Y-Systemen die gesuchten genetischen Merkmale des Täters nicht überlagern, was bei den üblichen Spurenanalysen leicht möglich ist. In der DNA-Abteilung unseres Instituts werden 13 verschiedene Y-Systeme bestimmt, so dass praktisch jeder männliche Täter auf dieser Welt erkannt werden kann – Herr Dr. Lutz Roewer bezeichnet das zu Recht als »männlichen genetischen Fingerabdruck«.

Dank der beschriebenen Erkenntnisfortschritte kann die Rechtsmedizin heute einen ungleich höheren Anteil an der Aufklärung von Gewaltverbrechen nehmen als vor 100 Jahren. Ein Verdacht, wie er beispielsweise in London gegen Ende des 19. Jahrhunderts aufkam, als dort ein nie ermittelter Prostituiertenmörder mit dem Schreckensnamen Jack the Ripper, der Bauchaufschlitzer, sein Unwesen trieb, würde sich heute nicht lange halten. Man meint, dass vielleicht ein Mitglied der Königsfamilie der Täter sein könnte. Heute ließe sich ein solch ungeheuerlicher Verdacht dank DNA-Analyse schnell bestätigen. Oder zweifelsfrei widerlegen.

Tödliche Serien. Der Fall Rung

Immer gleich zwei Ärzte haben Einsatzbereitschaft am Institut für Gerichtliche Medizin in der Hannoverschen Straße. Wenn die Mordkommission anruft, muss einer von ihnen los.

Am Abend des 16. Oktober 1990 war es Frau Dr. G. Besichtigungsort: Marienstraße 8, ein Abbruchhaus nicht weit vom Charité-Institut entfernt. Die Gegend nahe dem Bahnhof Friedrichstraße, wo abends vor allem Theaterbesucher unterwegs sind, die einen zum Berliner Ensemble und die anderen zum Deutschen Theater.

Erfahrene Gerichtsmediziner wie Frau Dr. G. wissen, welche Standardfragen sie zuerst zu erwarten haben: natürlicher oder nichtnatürlicher Tod, Anhaltspunkte für Einwirkungen von fremder Hand, Zeitpunkt des Todes und eventuell auch schon Hinweise auf den Hergang einer Tötungshandlung.

Frau Dr. G. greift nach der Einsatztasche mit den vorbereiteten Gerätschaften: Latex-Handschuhe, Pinzette und Leichenthermometer. Letzteres ist für die Bestimmung der Zeit des Todeseintritts wichtig, wenn dieser noch nicht allzu lange zurück liegt.

Die Marienstraße ist zu dieser Zeit Sanierungsgebiet. Aus dem Haus Nummer 8 sind fast alle Leute ausgezogen. Der Strom ist abgestellt, auch die Klingel funktioniert nicht. Die letzte Mieterin war Helga K. Die 58-Jährige hatte zehn Jahre zuvor mit dem Trinken angefangen und besaß nur noch wenige Kontakte. Am 12. September wurde sie zum letzten Mal von ihrer Schwester gesehen.

Als Frau Dr. G. in dem Haus ankommt, hat die Schwester die Wohnung im dritten Obergeschoss schon geöffnet. Leichengeruch verbreitet sich bis auf den Treppenabsatz. In der wassergefüllten Badewanne liegt eine Tote, teilbekleidet, mit fortgeschrittenen Fäulnisveränderungen am Körper und umgeben von ekelerregenden Begleiterscheinungen, die von den Gerichtsmedizinern vornehm mit Leichenfauna und Leichenflora beschrieben werden.

Keine leichte Arbeit für die Gerichtsmedizinerin. Sie macht sich an die äußere Besichtigung, nicht ohne sich vorher Kittel und Handschuhe angelegt zu haben. An der Identität der Wohnungsinhaberin besteht aufgrund charakteristischer körperlicher Merkmale kein Zweifel. Die äußere Untersuchung am Fundort erbringt »keine Verletzungen oder anderweitigen Hinweise auf äußere Gewalteinwirkung«, wie es im Protokoll der Gerichtsmedizinerin dann heißt.

In der aufgeräumten Wohnung findet die Polizei keine Hinweise für ein Durchwühlen oder auf gestohlene Dinge. Eine Kittelschürze und eine lange Hose liegen neben der Badewanne. Weil der Hang von Helga K. zum Alkohol bekannt war, kommt ein unfallbedingter Tod in Betracht. Sie könnte beim Wäscheaufhängen ausgerutscht und ertrunken sein.

Was nach solchen grausigen Entdeckungen folgt, ist streng reglementierte Routine. Mitarbeiter des Polizeilichen Leichenschauhauses bergen den Leichnam, legen ihn in eine verschließbare Mulde und überführen ihn in eine Kühlzelle dieses Hauses in der Invalidenstraße. Helga K. wird eine Woche später, am 23. Oktober, den Gerichtsmedizinern in der Hannoverschen Straße zur Obduktion übergeben, wofür, wie bereits erwähnt, zwei Obduzenten vorgeschrieben sind. Mit Frau Dr. G. seziert in diesem Fall der Direktor des Instituts, Prof. Dr. G.

Das Sektionsgutachten (Sekt.-Nr. 870/90) weist aus, wie weit trotz »stark fortgeschrittener äußerer und innerer Fäulnisveränderungen« durch eine Obduktion die körperliche Verfassung bei Eintritt des Todes rekonstruiert werden kann. Es vermerkt unter anderem: »Auffällige, von Fäulnis überlagerte akute Lungenblähung. Abbruch beider oberen Kehlkopfhörner. Keine Brüche von Schädel, Rumpfskelett oder Gliedmaßen. Keine nennenswerte alkoholische Beeinflussung der Betroffenen zum Zeitpunkt des Todeseintritts. Keine sonstigen Hinweise auf äußere Gewalteinwirkung. Keine Verletzungen an den äußeren und inneren Geschlechtsorganen. Keine todeswürdigen natürlichen krankhaften Organveränderungen.«

In dem Gutachten werden dann die verschiedenen Möglichkeiten eines Todes durch Ertrinken erwogen. Drei Versionen kämen zur Erklärung der Kehlkopffrakturen in Frage: Erstens ein Sturz in die Badewanne mit Aufschlag des Halses, zweitens ein vorausgegangener Erhängungsversuch, drittens eine Gewalteinwirkung durch fremde Hand in Form von Würgen oder Drosseln. »Zu denken wäre an eine Teilentkleidung und ein Verbringen in die mit Wasser gefüllte Badewanne«.

Wegen der hochgradigen *Leichenveränderungen* kann der häufig entscheidende Nachweis von äußeren Verletzungen – wie Stauungsblutungen und lokale Gewebeunterblutungen als vitale Zeichen der Halskompression, Abwehrverletzungen oder Gewaltspuren an den Geschlechtsorganen – oder von Sperma in den Genitalorganen nicht mehr geführt werden.

Die späten Leichenveränderungen wie Fäulnis, Verwesung und Tierfraß sind ein großes Handicap für den Gerichtsmediziner, da sie morphologische Befunde schon ab zwei bis drei Tagen – in starker Abhängigkeit von Temperatur und Feuchtigkeit – verändern und vernichten können. Insbesondere die Leichenfäulnis schafft durch bakterielle Zersetzung von Zell- und Organstrukturen, Gasproduktion mit übelriechenden Anteilen (z. B. Schwefelwasserstoff) sowie Auftreibung und Verfärbung des Körpers erschwerte Bedingungen für die äußere und innere Leichenuntersuchung. Damit werden auch die Möglichkeiten zur kriminalistisch bedeutsamen Bestimmung der Todeszeit zunehmend verschlechtert. Im Wasser geht die Leichenfäulnis etwas langsamer als an der Luft, aber schneller als im Erdgrab vor sich, sofern gleiche Temperaturen vorliegen. Dies hat der große Gerichtsmediziner Johann Ludwig Casper (1796 – 1864) als Regel formuliert. Er war von 1850 bis zu seinem Tod Direktor des heutigen Charité-Instituts. Sein »Practisches Handbuch der gerichtlichen Medicin« gehört zu den Klassikern der gerichtsmedizinischen Lehrbücher.

Zusätzliche postmortale Veränderungen werden häufig durch Tierfraß an später aufgefundenen Leichen gesetzt. In der Wohnung können dies Haustiere (wie Hund oder Katze) oder Schadtiere (wie Ratten oder Mäuse) verursachen, ansonsten vor allem aber Fliegen, deren Madenfraß im Extremfall zu einer Skelettierung führen kann. Die Metamorphose (Gestaltwandel im Generationsgang: Ei – Made – Puppe – Insekt) von Insekten wird in der Forensischen Entomologie (Insektenkunde) als zusätzliche Methode zur Ermittlung der Leichenliegezeit eingesetzt.

Im Fall der Toten in der Marienstaße reichte das alles nicht. Das Verfahren wurde als offenbar unfallbedingtes Ertrinken in der Badewanne von der zuständigen Staatsanwaltschaft eingestellt. Niemand ahnte, dass es sich um die Tat eines der gefährlichsten Serienmörder der deutschen Nachkriegsgeschichte handelte. Niemand wusste zu diesem Zeitpunkt, dass dieser Mann schon vier Morde auf seinem Schuldkonto hatte. Und dass es nur eine Frage der Zeit war, bis seine Mordlust von neuem erwachte.

»Lieber totmachen und weg«

Der erste Mord lag schon zwölf Jahre zurück. Thomas Rung, ein hochgewachsener, schlaksiger, aber wenig umgänglicher junger Mann, wohnte in der Neuköllner Silbersteinstraße, eine Etage über der Besitzerin Melanie S., einer noch recht vitalen 77-jährigen Frau, die auch an Prostituierte vermietete. Am Abend des 13. Oktober 1983 klingelte Mieter Rung in alkoholisiertem Zustand bei der alten Dame, die ihm arglos öffnete. Bei sich hatte er einen Beutel voller Kleidungsstücke, die er zuvor im Haus aus einer Bordellwohnung entwendet hatte. Er verlangte von der 77-Jährigen, dass sie sich als Hure kostümiere. Dann fiel er über sie her. Röchelnd ging sie unter seinem Würgegriff zu Boden und blieb leblos liegen. Rung entkleidete sie bis auf die Unterwäsche und zog ihr den Schlüpfer aus. Aus Gründen, an die er sich später nicht erinnern wollte, hielt er dann inne. Vielleicht war es die Hemmung beim ersten Mal, vielleicht störten ihn auch nur die geöffneten und einsehbaren Fenster. Hastig zog er der Toten den Schlüpfer wieder an, legte sie auf das Bett und deckte sie zu. Rasch durchsuchte er die Wohnung, erbeutete ein paar Sparbücher und Münzen und löschte das Licht. Die Sparbücher warf er später weg.

Noch hatte Rung nichts zu befürchten. Ein seltsamer Zufall schützte ihn vor polizeilichen Nachforschungen. Die alte Frau war am selben Tag schon einmal überfallen und ausgeraubt worden. Der Einbrecher, der 20-jährige Michael M., wurde gefasst. Bei den Vernehmungen räumte er ein, die Überfallene geschlagen und zu Boden gestoßen zu haben. Nun glaubte er sogar, dass die Frau bei seinem Verlassen der Wohnung tot war. So wurde M. wegen der Tötung, die nicht er, sondern Rung begangen hatte, zu acht Jahren Haft verurteilt. Nach dem wirklichen Mörder wurde nicht mehr gefahndet.

Einige Wochen später, Rung hatte in einer Eckkneipe gezecht, begegnete er nachts in der Silbersteinstraße der 22-jährigen Studentin Susanne M. In der Dunkelheit verfolgte Rung die junge Frau und nahm sie in den Würgegriff, damit sie nicht um Hilfe schreien konnte. So schleppte er sie auf einen nahegelegenen Spielplatz und warf sie auf den Boden. Wie beim ersten Versuch entkleidete er das Opfer und versuchte eine Vergewaltigung. Was wieder nicht gelang. Die junge Frau bettelte um ihr Leben, und er zwang sie, ihn mit der Hand zu befriedigen. Dann setzte er sich gnadenlos auf ihren Brustkorb und würgte sie, bis sie kein Lebenszeichen mehr von sich gab. Mehrmals trat er schließlich noch gegen ihren Kopf, um seiner Sache ganz sicher zu sein. Die Tote schleifte er in eine unübersichtliche Ecke, bedeckte Teile des Körpers mit Sand und ließ sie in der Kälte des Novembertages liegen. Mit den Ausweispapieren und Kleidungsstücken des Opfers verließ er den Tatort.

In den nächsten Tagen beherrschte die Bluttat die Westberliner Medien. Viele Frauen bekamen Angst, nachts allein auf die Straße zu gehen. Der Fall wurde Ausgangspunkt engagierter feministischer Demonstrationen und Aufrufe gegen Männergewalt. Doch wieder verwischte ein Zufall die Spuren des Mörders. Ein anderer Verdächtiger wurde festgenommen, bei dem Blutspuren an der Hose klebten, deren Gruppe mit der des Opfers übereinstimmte. Eine ungenügende Beweislage zwar, die nicht zur gerichtlichen Verurteilung reichte, aber sie genügte, um von Rungs Fährte abzulenken. Und der tötete weiter. Noch im selben Jahr. Zunächst wieder in seinem Neuköllner Wohngebiet, und zwar die 85-jährige Frieda K., dann in Reinickendorf die 62-jährige Josefine G. Beide Frauen hatte er zuvor sexuell missbraucht.

Und wieder kam dem Mörder Rung keiner auf die Spur. Es waren lediglich Delikte zwischen Diebstahl und Vergewaltigung, die ihn vor Gericht brachten. Inzwischen wurde sein Strafregister immer länger.

Thomas Rung kam aus völlig desolaten Familienverhältnissen. Schon sein Vater galt als gewalttätiger Alkoholiker. Die Mutter hatte die Familie verlassen, als der Sohn Thomas, einer von sieben Kindern, zwei Jahre alt war. Mit 14 Jahren beging dieser seine erste Straftat. Früh wandte auch er sich dem Alkohol zu. Diebstahl, Einbruch, Raub und Körperverletzung brachten ihm bis zum 23. Lebensjahr schon fast fünf Jahre im Gefängnis ein. 1983 entlassen, wurde er ein Jahr später wiederum wegen Raubüberfällen und wegen zwei Vergewaltigungen vor Gericht gestellt und bis 1989 inhaftiert. Als er drei Monate vor seinem Entlassungstermin einen Antrag auf Ausgang nicht genehmigt bekam, schlug er das Inventar seiner Zelle kurz und klein. Im August 1989 ließ man ihn dennoch vorzeitig ziehen.

Wenn Rung damals vom Morden abgelassen hätte, wäre ihm wohl nie jemand auf die Spur gekommen. Aber der Rubikon war längst überschritten. Rung befolgte zwei Handlungsvorsätze, die er aus seinen Mordtaten bezog: Sich weiter das zu nehmen, was er wollte, und sich nie durch einen Zeugen identifizieren zu lassen: »Lieber totmachen und weg«, wie er später in einer Vernehmung bekannte.

»Jagdrevier« Ost

Als die Mauer fiel, nutzte Rung die Gelegenheit, sein »Jagdrevier« auf den Ostteil Berlins auszudehnen. Der günstige Umtausch von D-Mark in Mark der DDR bot Möglichkeiten für billige Einkäufe und Kneipenbesuche im Osten. Bei solcher bescheidener Vorteilsnahme beließ er es aber nicht. Am 4. Januar 1990 verfolgte der Eins-Neunzig-

Hüne unter starkem Alkoholeinfluss eine Frau in Hohenschönhausen von der Endhaltestelle der Straßenbahn bis zum Hauseingang und fiel über sie her. Hausbewohner hörten ihre Hilfeschreie, hielten den Angreifer fest und holten die Polizei.

Und schon wieder kam Rung glimpflich davon. Der Vergewaltigungsversuch war wegen der Promille schwer zu erkennen, er wurde nur wegen Körperverletzung zu einem weiteren Jahr Haft verurteilt. Die juristische Zuständigkeit für ihn hatte sich nun verändert. Er musste die Strafe im Ostteil Berlins, in dem damals noch existierenden Gefängnis Rummelsburg, absitzen. Da es noch zwei deutsche Staaten gab, wurde er während der Haftzeit als Bundesbürger von der Ständigen Vertretung der Bundesrepublik Deutschland betreut. Ein Mitarbeiter der Vertretung besuchte ihn regelmäßig und besserte das Wohlbefinden des Missetäters jedes Mal mit einer Tüte Naturalien und 150 D-Mark auf.

Obwohl seine Strafenbilanz inzwischen auf mehr als zehn Jahre angewachsen war, wurde Rung erneut vorzeitig aus der Haft entlassen. Das geschah Ende August 1990. Niemand kam darauf, dass der Badewannentod der Helga K. in der Marienstraße, geschehen etwa drei Wochen später, ihm zuzuordnen sein könnte. Noch stand in seinem Register kein Mord, obwohl es schon der fünfte war. Nach Rung wurde nicht generalstabsmäßig gefahndet. Denn er handelte im kriminalistischen Sinne gar nicht logisch. Er zeigte keine offenkundige Handschrift eines Serienmörders. Rung erwürgte, erstickte, ertränkte, erschlug, aber er benutzte keine Waffe. Er entwickelte keinen Sadismus, sondern er tötete, um seine Taten zu verdecken. Außer der Befriedigung des Geschlechtstriebs ging es ihm auch um Geld. Seine Angriffe erfolgten aus unterschiedlichen Situationen, kamen blitzartig und gaben den Ermittlern immer andere Rätsel auf. Selbst bei einem Vergleich miteinander wären die Verbrechen nicht als die desselben Täters aufgefallen. Überdies waren alle vorangegangenen Morde im Westen Berlins geschehen.

Rung indessen verlegte seinen Lebensmittelpunkt nun dauerhaft in den Ostteil der Stadt. Im November 1990 ging er eine feste Beziehung zu Christine T. ein, der zweiten Tochter seines Stiefbruders Eckhard T. Man wusste wohl in der Familie, dass der Neuköllner nicht mit reiner Weste kam, aber man fragte nicht viel. Vielleicht, weil man es nicht wissen wollte, vielleicht auch nur, um ihn nicht zu reizen.

Die 27-jährige Christine T., die mit zwei Kindern in Hellersdorf wohnte, war froh, ihren Traumtyp gefunden zu haben: breite Schultern, braune Augen und zärtliche Hände.

Im Juli 1991 wurde das gemeinsame Kind geboren, und Rung dachte sogar ans Heiraten. Er hatte nun eine Familie und ging auch arbeiten. Aber seine Freizeit war weiter von Alkohol und sexuellen Fantasien bestimmt. Er träumte von »geilaussehenden Mädels«, die ihre Körper in aufreizenden Dessous präsentieren. Wieder stürzte er sich in alkoholische Exzesse. Im August 1993 wurde er erneut wegen versuchter Vergewaltigung und Körperverletzung inhaftiert und kam anschließend bis September 1994 zur Unterbringung in eine Entziehungsanstalt. Als er trocken schien, entließ man ihn, und er zog wieder nach Hellersdorf.

Bald geschah dort ein Verbrechen, das in Ansätzen beinahe als Wiederholungstat zu erkennen gewesen wäre. Am Vormittag des 26. Februar 1995 wurde der 53-jährige Eckhard T., Rungs Stiefbruder, in der wassergefüllten Badewanne seiner Wohnung tot aufgefunden. Er war letztmalig am Vorabend lebend gesehen worden und habe dabei, so Augenzeugen, nach etwa zehn Bier noch »einen relativ nüchternen Eindruck gemacht«, bezogen auf seine sonstigen Trinkgewohnheiten.

Es fiel auf, dass der Tote vollständig bekleidet war und dass im Badezimmer das Licht ausgeschaltet war. Außerdem fehlte aus der Wohnung ein Schlüsselbund. Deshalb wurde die Kriminalpolizei benachrichtigt und eine Leichenschau durch die diensthabende Gerichtsärztin des Charité-Instituts, Frau Dr. B., veranlasst. Bei der gerichtsärztlichen Untersuchung fielen Blutungen in den Augenbindehäuten auf, so dass »ein Angriff gegen den Hals« nicht ausgeschlossen werden konnte. Der zuständige Staatsanwalt ordnete eine gerichtliche Leichenöffnung an, die noch am Nachmittag dieses Sonntags gemeinsam von Frau Dr. B. und dem Institutsdirektor Prof. Dr. G. vorgenommen wurde. Die Obduktion (Sekt.-Nr. 75/95) ergab: »Hinweiszeichen für Ertrinken. Brüche von Zungenbein und Schildknorpel und Unterblutungen der Halsmuskulatur. Rippenserienbrüche und Bruch des Brustbeins. Zeichen des chronischen Alkoholmißbrauchs, und mit einer Blutalkoholkonzentration von 2,8 Promille eine sehr starke alkoholische Beeinflussung zum Todeszeitpunkt.«

Die Befunde waren durchaus einer Einwirkung von fremder Hand verdächtig, jedoch nicht eindeutig. Deshalb fuhr Prof. Dr. G. nach der Obduktion zum Auffindungsort, um mit dem Leiter der Mordkommission alle Möglichkeiten zu erörtern. Aber die festgestellte hochgradige Alkoholisierung des Opfers und die räumliche Situation im Badezimmer ließen die Version eines Unfallgeschehens nicht ausräumen. Das Gutachten nannte als Todesursache »Ertrinken bei Kompression von Hals und Brust und starker alkoholischer Beeinflussung«. Die Spuren massiver stumpfer Gewalteinwirkung gegen Hals und Brustkorb könnten durch einen mit großer Wucht erfolgten Sturz, insbesondere im alkoholisierten Zustand, erklärt werden. Auch die Einwirkung Dritter, »zum Beispiel Fußtritte gegen den Brustkorb, Springen oder Knien auf den Brustkorb«, sei möglich.

Erfahrene Gerichtsmediziner wissen, dass Betrunkene beim Sturz auf harte Widerlager nicht nur ausgedehnte Rippenfrakturen erleiden können, sondern auch Brüche des Kehlkopfskeletts. Letztere waren bei T. auffallend zahlreich. Eher ließen die Spuren einen Angriff gegen den Hals vermuten. Das Fehlen von Abwehrverletzungen erklärten die Obduzenten damit, dass diese »bei der sehr starken alkoholischen Beeinflussung nicht zwingend zu erwarten sind«. Die anschließende toxikologisch-chemische Analyse von Organmaterial und Körperflüssigkeiten ergab keine weiteren Hinweise für toxische Substanzen.

So blieben bei den Untersuchern Zweifel und Unbehagen zurück. War es der Teufel Alkohol oder die Hand eines Mörders, an der Eckhard T. zugrunde ging? Wie der Tod der Helga K. in der Marienstraße zeigte auch dieser Fall in Hellersdorf die komplizierten Probleme auf, vor denen der Gerichtsmediziner bei der Ermittlung der Todesursache bei *Wasserleichen* steht.

Nicht jede Person, die tot aus dem Wasser geborgen wird, muss ertrunken sein. Es kann auch ein natürlicher Tod im Wasser eingetreten sein, ein sogenannter Badetod, verursacht zum Beispiel durch Herz-Kreislauf-Versagen oder Hirnblutung. Oder aber, die Leiche ist erst nachträglich ins Wasser verbracht worden. Selbst die Diagnose Ertrinken lässt die Möglichkeit eines Unfalls, Suizids oder Mordes offen.

Der Leichenfundort Badewanne stellt immer ein besonderes kriminalistisches Problem dar. Eine hochgradige Alkoholisierung des Opfers kann eine Unfallversion stützen, lässt aber weder Suizid noch Mord ausschließen.

Neben natürlichen Todesursachen kommen auch vielfältige nichtnatürliche in Betracht – wie elektrischer Strom oder Vergiftung durch Kohlenmonoxid aus einem Durchlauferhitzer.

Morde durch Stoßen ins Wasser oder durch gewaltsames Untertauchen hinterlassen nicht immer grobe Spuren am Opfer. Dies veranschaulichen eindrucksvoll die Taten des George Joseph Smith in den Jahren 1912 bis 1914, der in den englischen Orten Herne Bay, Blackpool und London drei Ehefrauen zur Erlangung ihrer Lebensversicherung in der Badewanne tötete. Die Opfer wurden jeweils rücklings in der Wanne liegend mit dem Kopf unter Wasser und herausragenden Füßen und Unterschenkeln aufgefunden. Keine der drei Toten wies Verletzungen auf. Nur durch die Analogien in Presseberichten, die dem Bruder einer Getöteten auffielen, kam man darauf, dass es sich um eine Mordserie handeln könne. Durch intensive Untersuchungen und gewagte Experimente kamen der Kriminalinspektor Arthur Fowler Neil und der Gerichtsmediziner Dr. Bernard Spilsbury zu der Überzeugung, dass Smith die Beine der Frauen ergriffen und schnell nach oben, zu sich heran, gezogen haben musste, so dass sie plötzlich mit dem Kopf unter Wasser gerieten. Der Tod trat wahrscheinlich durch das in Mund und Nase eindringende Wasser infolge eines Reflexes ein. Dadurch war das Fehlen von Gewaltspuren oder Abwehrverletzungen erklärbar. Smith wurde 1915 wegen Mordes zum Tod durch den Strang verurteilt und im selben Jahr hingerichtet.

Mit Wasser und Feuer

Die Badewannen-Todesfälle in der Marienstraße und in Hellersdorf wurden von den Ermittlern zunächst nicht einander zugeordnet. Sie lagen zeitlich fünf Jahre auseinander und betrafen Personen, die in keiner Weise auf irgend einen Zusammenhang schließen ließen. Es geschah noch ein weiteres grässliches Verbrechen, ehe der Serientäter erkannt werden konnte.

Am Morgen des 28. Februar 1995 brannte im Berliner Ortsteil Kaulsdorf die Wohnung von Gabriela P., einer Arbeitskollegin und Freundin der Ehefrau von Thomas Rung. Auf der Doppelbettliege im verrußten Schlafzimmer fand man die Mutter zweier Kinder tot auf. Die diensthabende Gerichtsmedizinerin der Charité, Frau Dr. G., stellte neben Verbrennungen massive Stauungsblutungen der Gesichtshaut und der Schleimhäute sowie kratzerartige Oberhautdefekte des Halses fest, also »eindeutige Hinweise für einen Tod durch Halskompression offenbar in Folge von Würgen«. Und keine Spur von eingeatmetem Rauchgas, was darauf hingewiesen hätte, dass die Aufgefundene während des Brandes noch gelebt haben könnte.

Auch in diesem Fall wurde eine Sofortobduktion (Sekt.-Nr. 80/95) im Charité-Institut eingeleitet. Die Befunde der beiden Gerichtsärzte Frau Dr. G. und Dr. C. bestätigten die am Tatort beobachteten Verbrennungen und die Halskompression. Als Todesursache wurde nun eindeutig Erwürgen festgestellt. Die toxikologisch-chemische Analyse ergab so geringe Werte von Kohlenmonoxid und Zyanid, dass eine Rauchgaseinatmung als Todesursache ausgeschlossen werden konnte und der Tod zum Zeitpunkt der Hitzeeinwirkung wahrscheinlich bereits eingetreten war. Der mikroskopische Nachweis von relativ frischem Sperma in der Scheide wies auf eine sexuelle Tatmotivation hin.

Die Ermittlungen der Kriminalbeamten von der Mordkommission liefen nun auf Hochtouren. Den wichtigsten Hinweis auf den Täter gab eine Tochter der Getöteten. Sie hatte »Onkel Thomas« als Besucher ihrer Mutter identifiziert. Bereits am Nachmittag konnte Rung festgenommen werden. Hochgradig alkoholisiert wurde er in das gerichtsmedizinische Institut der Charité zur Untersuchung gebracht. Ein juristisch üblicher Vorgang. Nach § 81a der Strafprozessordnung darf eine »körperliche Untersuchung des Beschuldigten zur Feststellung von Tatsachen angeordnet werden, die für das Verfahren von Bedeutung sind. Zu diesem Zweck sind Entnahmen von Blutproben und andere körperliche Eingriffe zulässig«.

Die Untersuchung des Beschuldigten ergab nur uncharakteristische Kratzspuren, sogenannte Bagatellverletzungen, die keine sicheren Schlussfolgerungen auf ein tatbezogenes Kampfgeschehen erlaubten. Es folgten langwierige Vernehmungen durch die Kriminalpolizei, in denen Rung zunächst einen Zechkumpan der Tat bezichtigte. Erst nach Tagen rückte er nach und nach mit der Wahrheit heraus. Und die schockierte selbst die Mordkommission.

Die Vernehmer mussten erkennen, dass sie es mit einem Serientäter zu tun hatten. Nachdem Rung den Mord an Gabriela P. gestanden hatte, lag es nahe, ihn auch nach dem Tod des Stiefbruders Eckhard T. zu befragen, der gleichzeitig sein Schwiegervater gewesen war. Begonnen hatte es mit einem Familienstreit. Rung hatte am Vortag seinen ersten Rückfall nach der klinischen Entziehungsbehandlung gehabt, was zu Spannungen mit seiner Ehefrau und auch zu Vorwürfen von Seiten ihres Vaters führte. Schließlich gab eine Bierbüchse den Anlass zu einem eskalierenden Streit in der Wohnung seines Stiefbruders. Rung würgte Eckhard T. und rammte ihm das Knie in den Bauch, so dass dieser reglos zusammensackte. Dann ließ er Wasser in die Badewanne, zerrte den Körper des Erschlafften hinein und drückte ihn unter Wasser. Seine Erfahrung sagte ihm, dass es lange dauern kann, bis man den Toten findet und dass die Ermittler dann wohl Schwierigkeiten hätten, die eigentliche Ursache noch herauszufinden. Diese Erfahrung hatte er durch die Tat aus der Marienstraße gewonnen, was die Mordkommission in diesem Stadium der Vernehmung aber noch nicht wusste.

Anschließend durchsuchte Rung die Wohnung nach Bargeld und vergaß auch nicht, eine Flasche Weinbrand mitgehen zu lassen. Es folgten zwei Tage im Rausch in Kneipen und Bordells, wo er das erbeutete Geld mit vollen Händen ausgab. In der Nacht des 27. Februar 1995 bei einem weiteren Trinkgelage mit einem Kumpan überkam ihn wieder der Trieb zu vergewaltigen und zu töten. Jetzt hatte er die 34-jährige Gabriela P. im Sinn, die ihn kannte und ihm in gewissem Sinn wohl auch vertraute. Am Morgen des 28. Februar erschien er vor ihrer Wohnung und wurde eingelassen. Im Wohnzimmer zog er sich aus und vergewaltigte die Frau, die verängstigt alles erduldete. Nachdem er ihre Kreditkarte und die Geheimnummer erpresst hatte, griff er nach ihrem Hals, schob sie würgend ins Schlafzimmer und tötete sie auf dem Bett. Die Wohnung zündete er mit seinem Feuerzeug an, bevor er floh.

Ein untypischer Serienmörder

Serienmörder wie Thomas Rung haben die Öffentlichkeit seit jeher gleichermaßen schockiert wie interessiert. Sie werden in den Medien als Monster, Bestien, Ungeheuer und Ähnliches tituliert und stehen dort als Klischeetypen für Bösartigkeit und Verkommenheit. Tagelang, mitunter wochenlang liefern sie der Boulevardpresse verkaufsträchtige Schlagzeilen und der Leser mit den geordneten Lebensverhältnissen genießt das wohlige Grausen. Als es noch kein Fernsehen gab und der Rundfunk noch in seinen Anfängen steckte, beschäftigte sich mit ihnen auch die Kneipenfolklore. Die Untaten des Hannoveraners Fritz Haarmann, der 1924 wegen mindestens 24 Morden an jungen Männern zum Tode verurteilt wurde, und des Junggesellen Karl Denke, der in der schlesischen Kleinstadt Münsterberg zur gleichen Zeit einem grauenhaften Kannibalismus frönte, vereinigten sich in der Volksfantasie zu dem Biertischgesang:

Warte, warte nur ein Weilchen,
dann kommt Haarmann auch zu dir.
Mit dem kleinen Hackebeilchen
macht er Leberwurscht aus dir.

Ähnliches überlieferte der Dichter und Kabarettist Joachim Ringelnatz in den Erinnerungen aus seiner Leipziger Kinderzeit. In einem Sechszeiler über Jack the Ripper lief es auf das Gleiche hinaus:

Seht einmal, dort sitzt er,
Jack, der Bauchaufschlitzer.
Holte sich ein Weibchen,
Schnitt ihm auf das Leibchen,
Holt' sich Lung und Leber raus,
Machte sich ein Frühstück draus.

Damals benutzte man noch ausschließlich den Begriff Massenmörder und unterschied diesen nicht vom Serienmörder. Indessen ist Differenzierung angebracht. Nach heutiger Auffassung begeht der Massenmörder mehrere, mindestens aber drei Tötungen am gleichen Ort und zur gleichen Zeit, beziehungsweise im Laufe eines Geschehens. Der *Serienmörder* tritt nicht in so gleichartiger Weise in Erscheinung.

Der Düsseldorfer Kriminalbeamte Stephan Harbort unterscheidet sechs Typen:

- *Der Serien-Sexualmörder sei einer, dessen »Handlungen vor, während oder nach der Tat eine sexuelle oder sexualisierte Komponente enthalten«.*

- *Der Serien-Raubmörder töte ausschließlich aus Habgier.*
- *Der Serien-Beziehungsmörder, der seine Opfer im Familien-, Freundes- und Bekanntenkreis sucht, wolle sich durch seine Taten mittelbar bereichern, zum Beispiel durch Zugriff auf die Lebensversicherung und das Erbe, oder auch nur einfach »sich aus bestehenden Beziehungen herausmorden«.*
- *Der Serien-Gesinnungsmörder folge »ideologisch verbrämten, wahnhaft-religiösen oder ethisch eingefärbten Gründen«.*
- *Der Serien-Auftragsmörder töte schlicht und einfach gegen Cash.*
- *Der Serien-Dispositionsmörder habe ein breitgefächertes Spektrum von Motiven, der Tatentschluss sei jeweils dominiert von unterschiedlichen, sich aktualisierenden Bedürfnissen.*

Der Einteilungsversuch mag anfechtbar sein. Auch wenn es keine juristisch verbindliche Definition gibt, so sind doch charakteristische Merkmale festzustellen.

Nach Peter Fink, Kriminalkommissar in Heilbronn, sind das vor allem: Sinnlosigkeit und Willkür bei Begehung der Tat, Unfähigkeit für Gefühle, bis zu Monate dauernde Abkühlungsphasen zwischen den Taten, äußerlich unauffälliges Verhalten, meist fehlende Hinweise auf Verbindungen zwischen Täter und Opfer, überwiegende Täterschaft durch Männer (männlich: weiblich ca. 8: 1), keine Tendenz zur Beendigung (meist erst durch Festnahme oder Selbsttötung), häufig sadistische, sexuelle Züge des Täterverhaltens. In einer tabellarischen Übersicht gibt Fink eine Auflistung von mehr als 200 Serienmördern in verschiedenen Ländern, darunter auch die hier noch zu besprechenden Täter aus Deutschland: Karl Großmann (Suizid in der Haft 1922) und Paul Ogorzow (hingerichtet 1941).

Die Morde des Thomas Rung passen nur partiell in solche Bewertungsversuche. Neu ist im Vergleich dieser drei Serientäter, dass er aus seinen Abscheulichkeiten auch nachträglich noch Geld gemacht hat. Seine Story verkaufte er an die Medien. Vielleicht hat das seine Aussagefreudigkeit sogar angeregt. Einmal ins Erzählen gekommen, gestand er der Polizei in einer Art Lebensbeichte weitere Tötungen, die längst tief in den Akten vergraben lagen. So auch den Mord an Helga K. in der Marienstraße.

Nach seiner Entlassung aus dem Gefängnis Rummelsburg hatte Rung tagelang mit dem Fahrrad Berlin durchstreift. Dabei waren ihm das fast leer stehende Haus und die letzte Bewohnerin aufgefallen. Eines Abends, wieder angetrunken, beschloss er, sich diese Frau vorzunehmen. Die Ahnungslose öffnete auf sein Klopfen, und er nahm sie sofort mit dem Unterarm in den Würgegriff. Von seinen Drohungen verängstigt, folgte sie der Aufforderung, sich auszuziehen und wurde von Rung auf dem Fußboden der Küche liegend vergewaltigt. Danach blutete sie aus der Scheide. Rung schickte sie zum Waschen in das Badezimmer. Als sie genügend Wasser eingelassen hatte, drückte er ihren Kopf solange hinein, bis sie tot war. Gewohnheitsmäßig durchsuchte er noch die ärmliche Wohnung nach brauchbarer Beute und fand nichts als ein Zigarettenetui, das er mitnahm.

Sieben Morde, darunter das Verbrechen in der Marienstraße – die Psychologie eines solchen Geschehens scheint unergründlich. Als Rung schließlich 1995 als »Feuer-Mörder von Hellersdorf« verhaftet wurde und danach überraschend weitere sechs Tötungsdelikte gestand, hatte er bereits 13 Jahre Haft sowie eine Unterbringung in der Psychiatrie hinter sich. Der Prozess vor der Großen Strafkammer des Landgerichts Berlin endete am 5. März 1996 mit der Verurteilung zu lebenslanger Haft und anschließender Sicherungsverwahrung.

Vom Berliner Justizsprecher wurde 1996 gegenüber der Presse eingeräumt: »Der Fall offenbart die eingeschränkte menschliche Erkenntnisfähigkeit und die traurige Einsicht, dass Justizirrtümer leider nie mit hundertprozentiger Sicherheit auszuschließen sind und auch in Zukunft – trotz aller Anstrengung – wahrscheinlich nicht auszuschließen sein werden.«

»Stücker drei«. Der Fall Großmann

»Ich kann nicht aufmachen, ich schlafe schon, kommt morgen früh wieder«, rief die Männerstimme hinter der Tür. Sie klang ein wenig gereizt, wie bei einem Übermüdeten, dem man seinen Schlaf nicht gönnt.

Man schrieb den 21. August 1921. Es war schon 22 Uhr, aber die beiden Polizisten im dritten Stock des Hauses Lange Straße 88 ließen sich nicht abweisen. Ein Nachbar hatte durch die Wand unterdrückte Schreie, Stöhnen und dumpfe Schläge gehört – zum wiederholten

Mal um diese Zeit – und war zum Polizeirevier 50 in der Andreasstraße geeilt, nahe dem Schlesischen Bahnhof, der heute Ostbahnhof heißt.

Die Polizisten warfen sich mit voller Wucht gegen die Tür. Das Zimmer, in das sie eindrangen, wurde nur von einer schwach brennenden Küchenlampe erleuchtet. Ein mittelgroßer, schon älterer Mann mit einem unförmigen Kopf und tief eingekerbten Gesichtszügen stand vor ihnen, völlig nackt und auf der rechten Körperseite vom Kopf bis zu den Oberschenkeln mit Blut besudelt. Auch sein Geschlechtsteil war blutig. Er hielt eine Tasse in der Hand und rührte mit einem Löffel darin. Einer der Polizisten sprang hinzu und entriss ihm die Tasse. Wie sich später herausstellte, enthielt sie Kaffee mit Zyankali.

Es war die vorletzte Chance für den 57-jährigen Straßenhändler Karl Großmann, sich durch Selbsttötung der Guillotine zu entziehen. Von nun an hielten ihn die Polizisten in Schach. Was sie in der Wohnküche erblickten, ließ sie erschaudern. In einer Ecke stand ein Feldbett. Darauf lag, völlig entkleidet, der Körper einer jungen Frau mit blutüberströmtem Kopf. Die Hände waren auf dem Rücken gefesselt, das linke Bein war oberhalb des Knies abgeschnürt und an das Bettgestell gebunden. Ein zusammengedrücktes Handtuch steckte tief im Mund. Neben dem Körper lagen eine Reibekeule und eine hölzerne Kelle, beide mit Blut befleckt.

Der Mann behauptete, die Frau habe sich zum Geschlechtsverkehr freiwillig fesseln lassen. Als es ans Vergnügen ging, habe er in ihrem Strumpf gestohlenes Geld entdeckt. Im Zorn, weil er von ihr bestohlen worden sei, habe er sie erschlagen.

Tatsächlich fand sich Geld in einem Strumpf, aber auch das war blutbefleckt. Kein Zweifel: Großmann hatte es selbst schnell mit seinen blutigen Händen hineingesteckt, um einen versuchten Diebstahl vorzutäuschen. Ein verzweifeltes Manöver, um vom grauenvollen Ausmaß seiner schon begangenen Verbrechen abzulenken.

Die Tote wurde in das Leichenschauhaus gebracht, unter der Nummer 1198/21 registriert und als Maria Nitsche, geboren 1886 in Dresden, identifiziert. Der Institutsdirektor Geheimrat Prof. Dr. Fritz Strassmann und Prof. Dr. Curt Strauch, zwei der erfahrensten Berliner Gerichtsärzte, nahmen die Leichenöffnung vor. Die Obduktion ergab »Zerreißungen der Zunge und des Rachens durch Einpressen eines Knebels in den Rachen, der zur Erstickung geführt hatte.

Außerdem fanden sich zwei große Quetschwunden an der Stirn, eine große Zerreißung des Mastdarms vom After aus, durch den Kot in die Bauchhöhle ausgetreten war, ein Schleimhautriß der Scheide sowie oberflächliche Verletzungen an den Genitalien, Verletzungen, die sämtlich durch stumpf wirkende, quetschende Gewalt (durch einen Holzlöffel oder Quirl) an der Lebenden erzeugt worden waren«.

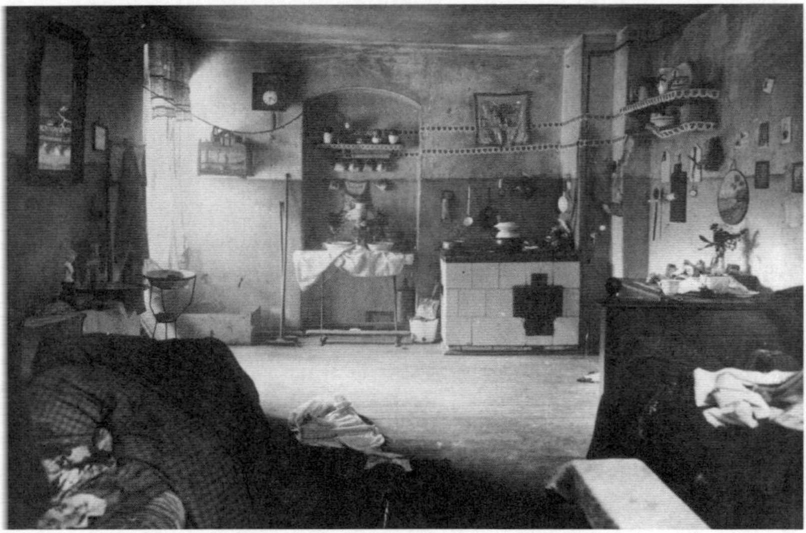

Wohnküche Großmanns – der Tatort

Inzwischen hatten Polizisten die Wohnung Großmanns durchsucht. Sie fanden verschiedene Frauenkleider, einen blutigen Sack und im Küchenherd die Überreste menschlicher Körperteile. Bald konnte man einige Kleidungsstücke zwei vermissten Frauen zuordnen. Aus dem Rock einer Getöteten hatte sich Großmann eine Weste anfertigen lassen, »zum Andenken« wie er sagte. Ein sichergestellter Sack war offenbar zum Leichentransport verwendet worden.

Professor Strauch untersuchte die Asche aus dem Küchenherd. Er fand die Reste von mindestens zwei menschlichen Händen, ein Stück menschlichen Brustkorbes und eine größere Anzahl verbrannter weiblicher Kleidungsstücke. Eine Holzbank in der Wohnküche Großmanns wies Einkerbungen auf. Am Holz hafteten reichlich Spuren von Menschenblut und feine Anteile menschlicher Körpergewebe, darunter auch Muskelfasern. Da zwei vorgefundene Messer dieselben

Spuren trugen, war anzunehmen, dass auf der Küchenbank mit den Messern Menschenfleisch zerschnitten worden war.

Als die Festnahme Großmanns bekannt wurde, meldeten sich weitere Zeugen. Einige Hausbewohner hatten schon früher Hilferufe aus der Wohnung gehört. Anderen war aufgefallen, dass der Straßenhändler häufig nachts oder gegen Morgen das Haus mit schweren, teilweise übelriechenden Paketen verließ. Überdies war beobachtet worden, wie er diese Pakete nahe seiner Wohnung ins Wasser geworfen hatte.

Die Kriminalkommissare erkannten rasch, dass sie es höchstwahrscheinlich mit einem schon lange aktiven Serienmörder zu tun hatten. Seit seiner letzten Entlassung aus dem Zuchthaus im Jahr 1914 wohnte der vielfach vorbestrafte Großmann in verschiedenen Straßen des Berliner Ostens um den Schlesischen Bahnhof. In dieser Gegend waren seit 1918 nicht weniger als 23 zerstückelte Frauenleichen gefunden worden. Man hatte die Körperteile in Parkanlagen, Abfallbehältern und Wasserläufen entdeckt. Die Ermittlungsbeamten stießen zudem auf eine Reihe von Anzeigen, die Großmann auf dem Polizeirevier seines Wohnbezirks erstattet hatte. Eine von ihm beschäftigte Wirtschafterin war nach einem Diebstahl verschwunden. Großmann leugnete zuerst jede weitere Mordtat, gestand dann aber gegenüber dem vernehmenden Kriminalkommissar Ludwig Werneburg: »Es waren im Ganzen Stücker drei, höchstens fünfe.«

Zwei Schädel im Landwehrkanal

Wie viele Frauen dieser als Bestie vom Schlesischen Bahnhof in die Kriminalgeschichte eingegangene Mann tatsächlich ermordet hat, konnte nie genau geklärt werden. Als gesichert gilt, dass er allein in dem halben Jahr vor seiner Festnahme mindestens sechs Frauen getötet und zerstückelt hat. Alle waren zuvor bei ihm als Wirtschafterinnen angestellt gewesen. »Ich habe noch andere gehabt, bin jedoch nicht mehr in der Lage, ihre Namen anzugeben«, sagte er bei einer polizeilichen Vernehmung.

Den Mord an der 24-jährigen Johanna Sosnowski gestand Großmann am 9. September 1921. Er erklärte, die Frau am 13. August aus Eifersucht erschlagen und ihre Leiche zerstückelt zu haben. Von den sichergestellten Sachen aus seiner Wohnung gehörten einige

Kleidungsstücke der Getöteten. Nur wenige Teile der Leiche wurden am 19. August aus dem Landwehrkanal geborgen. »Es fand sich ein Schädel, von dem die Weichteile zum größten Teil entfernt worden waren; die Ohrmuscheln fehlten. Die scharf durchtrennten äußeren Gehörgänge lagen frei. Es fehlten die Augäpfel, die linken Augenlider, die äußeren knorpeligen Teile der Nase, der vordere Teil der Nasenscheidewand, Lippen und Wangen. Das Gesicht war dadurch ganz unkenntlich. Der Schädel selbst war unverletzt«, heißt es in dem Obduktionsbericht.

Außer dem Kopf wurde eine rechte Beckenhälfte mit unversehrt freigelegter Gelenkfläche zwischen Kreuzbein und Hüftbein gefunden, mit dem Kreuzbein verbunden die fünf Lendenwirbel. Schließlich entdeckte man noch zwei Füße, von denen die Oberhaut mit den Nägeln vollständig abgelöst war. Die Gelenkfläche im Sprunggelenk, in dem die Abtrennung der Füße erfolgt war, zeigte sich bis auf einen feinen Einschnitt unversehrt. Die übrigen Körperteile blieben verschwunden. Eine Todesursache war an den wenigen Leichenteilen nicht festzustellen.

Den Ermittlern gelang es nicht, völlige Klarheit über die Tötung der Sosnowski zu erhalten. Großmann gab an, die Frau durch einen Schlag mit der Faust oder einem Hammer gegen die rechte Schläfe getötet zu haben. Festlegen wollte er sich nicht. Die Gerichtsärzte hielten es für wahrscheinlicher, dass die Frau erstickt worden war.

Noch schwieriger gestalteten sich die Ermittlungen in einem dritten Fall. Schon in den ersten Augusttagen waren aus dem Landwehrkanal mehrere Leichenteile aufgefischt worden. Darunter befand sich ein zwischen dem zweiten und dritten Halswirbel abgetrennter Kopf, an dem nur noch einzelne dunkelblonde, abgeschnittene Haarreste vorhanden waren. Die Nase wies eine glattrandige Durchtrennung in der Mittellinie auf, die sich bis auf die Stirn fortsetzte. Unter der Nase fand sich eine waagerechte, drei Zentimeter lange Durchtrennung der Oberlippe, die bis auf den Knochen reichte. Der Unterkiefer war in den Gelenken ausgelöst worden.

Die Akten des Berliner Leichenschauhauses zum Fall Großmann lesen sich wie die Requisitenliste für einen Horrorfilm. Man fand Reste der Hals- und oberen Brustwirbelsäule bis zum achten Brustwirbel, eine Anzahl Rippen, die vorn in ihrem knorpeligen Anteil glatt und hinten in wechselnder Entfernung von der Wirbelsäule unscharf durchtrennt waren, zwei Schulterblätter mit daran haftendem Schlüsselbein, das am Brustbeinansatz abgetrennt war, je zwei Oberschenkel, Unterschenkel, Füße, Oberarme, Unterarme und Hände, die einzeln in ihren Gelenken ausgelöst waren. Vom Becken fanden sich beide Hälften. Der linke Teil war vorn in der Schambeinfuge und hinten am linken Kreuzbein-Darmbein-Gelenk abgetrennt, so dass das Kreuzbein an der rechten Beckenhälfte haftete.

Wegen der Verletzungen und Verschmutzungen und weil die Haare fehlten, war der Anfang August aus dem Landwehrkanal geborgene Kopf für eine Identifizierung kaum geeignet. Man musste versuchen, das Gesicht möglichst lebensnah wieder herzurichten – durch Nähte, Einspritzungen und Schminke, was in der Fachsprache als Leichentoilette bezeichnet wird. Nach einer solchen Präparation war es tatsächlich möglich, brauchbare Fahndungsfotos zu fertigen.

Zwei wichtige Identifizierungsmerkmale kamen hinzu. Das Gebiss zeigte schwerwiegende Veränderungen und am rechten Daumen wurde eine narbige Einziehung festgestellt. Alles zusammen verwies auf die vermisste 30-jährige Elisabeth Barthel, die im Alter von 13 Jahren eine Entzündung am rechten Daumen durchgemacht hatte und deshalb ärztlich behandelt worden war. Großmann erklärte, er habe der Frau im Streit mit einem Quirl mehrfach in das Gesicht geschlagen und ihr dann ein Handtuch in den Mund gesteckt, bis sie nicht mehr schrie. Durch die Schläge habe sie eine Wunde an der Stirn über der Nase gehabt, die Nase sei am Nasenbein zerschlagen gewesen. Wie bei den Opfern Nitsche und Sosnowski hielten die Gerichtsärzte auch bei diesem Fall ein gewaltsames Ersticken eher für möglich als ein Erschlagen.

Die weiteren Vernehmungen kamen durch eine Eitelkeit Großmanns kurzzeitig schneller voran. Als ihm einige Leichenteile vorgelegt wurden, sprach der Gerichtsarzt von einem geschickt mit dem Messer vorgehenden Täter. Alle Gelenkflächen, an denen die Abtrennung der Teile erfolgt war, seien unverletzt. Beeindruckt von der fachlichen Beurteilung gestand Großmann auch diese Zerstückelung ein. Eine Frau namens Martha habe er erschlagen, weil sie einen Geschlechtsverkehr mit ihm ablehnte. Auf einer Fotografie erkannte er die vermeintliche Martha dann aber als die Prostituierte Elisabeth Barthel wieder. Und in der Gerichtsverhandlung widerrief er die ganze Aussage.

Die polizeilichen Ermittlungen dauerten bis zum 22. September 1921. Ein weiteres Geständnis legte Großmann nicht ab. Viele seiner Angaben widersprachen sich. Zur Zerstückelung, die jedes Mal einen ganzen Tag gedauert habe, will er nur ein Küchenmesser benutzt haben. Die einzelnen Glieder habe er in den Gelenken abgetrennt, erst die Hände, dann die Unterarme, danach die Oberarme, weiter die Füße, die Unterschenkel und die Oberschenkel, schließlich auch den Kopf. Danach habe er den Bauch aufgeschnitten, die Eingeweide herausgenommen und in kleine Stücke zerschnitten. Die Rippen habe er herausgebrochen, und dort, wo viel Fleisch an den Knochen saß, habe er es abgezogen. Bei Johanna Sosnowski habe er die Kopfhaut mit den Haaren abgezogen und diese ebenso wie die Hände verbrannt, bei Elisabeth Barthel das Kopfhaar abgeschnitten. Die zerkleinerten Eingeweide habe er in das Klosett, die übrigen Körperteile an mehreren Abenden ins Wasser geworfen.

Eine *kriminelle Leichenzerstückelung*, wie von Großmann an seinen Opfern vorgenommen, steht immer im Zusammenhang mit einer Straftat. Gewöhnlich wird die Zerstückelung im Tatortbereich der Tötungshandlung ausgeführt. Je nach Erscheinungsbild und Motivlage lässt sich eine offensive von einer defensiven Zerstückelung unterscheiden, wobei es durchaus Übergangsformen gibt.

Auf eine offensive Leichenzerstückelung weist eine regellos vorgenommene Verstümmelung des Körpers hin. Manchmal ist der Bauch aufgeschlitzt, Brüste oder Genitalien sind ausgeschnitten. Die Lage am Fundort lässt erkennen, dass der Täter kein Interesse daran hatte, den verstümmelten Körper zu verbergen. Statt dessen werden die Leichenteile im Tatortbereich einfach liegengelassen, verstreut oder sogar demonstrativ ausgebreitet. Das Entfernen der Brüste oder der Geschlechtsorgane deutet auf eine sexuelle Motivation hin. Mitunter werden die Leichenteile auch über einen längeren Zeitraum zur Befriedigung abnormer Fantasien aufbewahrt. Neben sexuellen Beweggründen kommen Zorn, Hass und Rache als Motive vor. Ist der Körper übermäßig und sinnlos zerstückelt, kann eine Geisteskrankheit des Täters angenommen werden. Die offensive Zerstückelung wird meist als Fortsetzung der Aggressionshandlung bei Tötungsdelikten ausgeführt.

Dagegen dient die defensive Leichenzerstückelung – wie bereits erläutert – der Tatverschleierung. Fehlt das Opfer, bleibt das Tötungsdelikt unter Umständen unentdeckt. Der Zweck kann auch darin bestehen, die Leiche soweit zu verstümmeln, dass die Todesursache nicht feststellbar ist oder die Identifizierung erschwert wird. Häufig werden dazu Kopf und Hände sowie individuelle Körpermerkmale wie Narben und Tätowierungen abgeschnitten und weggenommen.

Ob – wie auch heute noch gern und voreilig erörtert wird – von der Vorgehensweise bei der Leichenzerstückelung auf einschlägige Kenntnisse (Medizinalberufe, Fleischer, Jäger) geschlossen werden kann, ist zweifelhaft. Ein menschliches Bein lässt sich mit einem Messer nicht anders als in den Gelenken trennen. Eine andere Technik kann auch dem anatomischen Laien nicht einfallen.

Der Hinweis, Großmann habe in seinem 18. Lebensjahr für sechs Wochen bei einem Schlächter ausgeholfen, erklärt nicht allein sein Geschick beim Zerteilen der getöteten Frauen. Zweifelsohne zerstückelte er die Leichen, um sie unauffällig und bequem beiseite schaffen zu können. So erreichte er, dass seine Opfer nicht oder nur unvollständig aufgefunden wurden. Trotz verschiedener Hinweise auf seine Täterschaft in weiteren Fällen war eine Beweisführung nicht möglich. Allein im Jahr seiner Festnahme untersuchte die Berliner Kriminalpolizei 13 ungeklärte Sexualmorde. Inwieweit bei Großmann in dem einen oder anderen Fall auch Elemente einer offensiven Zerstückelung vorlagen, blieb offen.

Blutspur durch Deutschland

Bei der forensisch-psychiatrischen Begutachtung sammelten Professor Strauch und der Gerichtsarzt Dr. Robert Stoermer eine Fülle von Einzelheiten über die Persönlichkeit und den Lebensweg des Serienmörders vom Schlesischen Bahnhof. Karl Friedrich Wilhelm Großmann, geboren am 13. Dezember 1863 in Neuruppin nordwestlich von Berlin, war das älteste von fünf Kindern. Der Vater galt als brutaler und jähzorniger Trinker. In der Schule war Großmann immer der Schlechteste und kam nur bis zur dritten Volksschulklasse. Einen Beruf erlernte er nicht, er arbeitete lediglich einige Zeit in einer Tuchfabrik. Mit 16 Jahren vom Vater nach einem heftigen Streit auf die Straße gesetzt, ging er mit einem Schulkameraden nach Berlin.

Die ersten Strafen erhielt der Zuwanderer wegen Bettelns und Landstreicherei. Es folgten Verurteilungen wegen Diebstahls, versuchter Erpressung, Bedrohung, Sachbeschädigung und verschiedener Körperverletzungsdelikte. Mit 24 Jahren kam Großmann wegen der Vergewaltigung eines vierjährigen Mädchens das erste Mal ins Zuchthaus. In der Folgezeit wurde er wegen Landstreicherei, Bettelns, Hausfriedensbruchs und erneut wegen Körperverletzung und Sachbeschädigung verurteilt. Danach verließ er die Reichshauptstadt und ging nach Süddeutschland, wo er in mehreren Städten lebte.

Zwischen 1896 und 1899 verhängten dortige Gerichte gegen Großmann drei Strafen wegen verschiedener Sexualdelikte. In Mannheim wurde er 1896 wegen sexueller Handlungen an einer Ziege zu zehn Monaten Gefängnis verurteilt. Seine nächste Straftat war sexueller Missbrauch eines zwölfjährigen Mädchens. Dafür schickte ihn ein Gericht in Nürnberg für 15 Monate ins Zuchthaus. Gleich am Tag seiner Entlassung, am 1. April 1899, beging der Freigekommene zwei neue Sexualverbrechen. Am Vormittag missbrauchte er ein zehnjähriges Mädchen, am Nachmittag vergewaltigte er äußerst brutal ein viereinhalbjähriges Mädchen. Das Kind wurde laut schreiend mit gespreizten Beinen und stark blutend in einer Toilette gefunden. Es hatte einen vollkommenen Dammriss bei gleichzeitiger Zerreißung von Scheide und Mastdarm erlitten. Zweimal wurde das kleine Mädchen operiert, man konnte es aber nicht retten.

Blutbesudelt wurde der Täter Großmann unmittelbar nach der Tat gestellt. Ein Schwurgericht in Bayreuth verurteilte ihn zu 15 Jahren Zuchthaus. Während der Haft war er sowohl den Aufsehern als auch den Mitgefangenen gegenüber immer wieder gewalttätig. Einige der Angegriffenen verletzte er schwer. Monatelang legte man ihn deshalb in Ketten. Insgesamt erhielt er in den Jahren seiner Haft 55 Bestrafungen. Nach der Entlassung ging er nach Berlin zurück. Möglicherweise hatte er in Bayern schon Morde begangen.

Bei der forensisch-psychiatrischen Begutachtung in Berlin verhielt sich Großmann im Allgemeinen ruhig und unauffällig. Eine sexuelle Motivation für seine Mordtaten bestritt er konsequent. Die erste habe er begangen, weil die Frau ihn belogen habe, die zweite aus Eifersucht und die dritte, weil man ihn bestohlen habe. Keiner der Gutachter zweifelte an der Zurechnungsfähigkeit Großmanns. Übereinstimmend kamen sie zu dem Schluss, »daß es sich um einen schwer belasteten Mann handele, der von Kindheit auf asozial und antisozial war, bei dem starke Defekte des ethischen Verhaltens und des Gefühlslebens überhaupt vorliegen, bei dem eine ungeheure affektive Erregbarkeit immer wieder zum Durchbruch gelangt, und bei dem eine abnorm gesteigerte und perverse Sexualität im Sinne des Sadismus eine Haupttriebfeder seines Handelns bildete«.

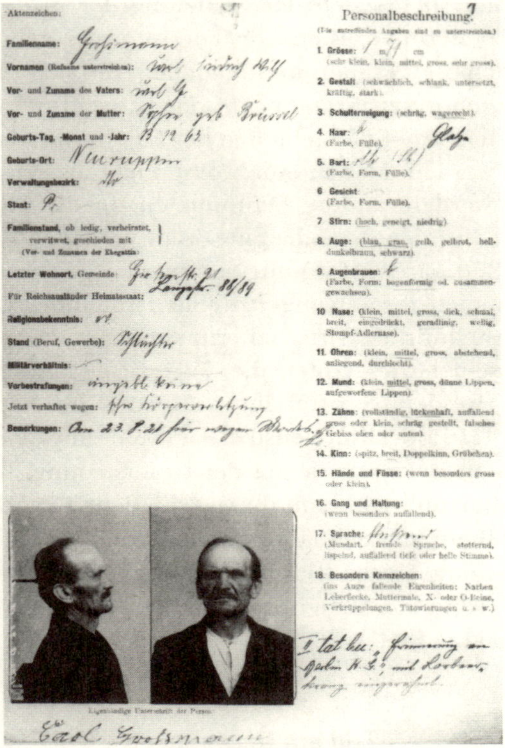

Aktenzeichen:
Familienname:
Vornamen (Rufname unterstreichen):
Vor- und Zuname des Vaters:
Vor- und Zuname der Mutter:
Geburts-Tag, -Monat und -Jahr:
Geburts-Ort:
Verwaltungsbezirk:
Staat:
Familienstand, ob ledig, verheiratet, verwitwet, geschieden mit (Vor- und Zuname der Ehegattin):
Letzter Wohnort, Gemeinde:
Für Reichsausländer Heimatsstaat:
Religionsbekenntnis:
Stand (Beruf, Gewerbe):
Militärverhältnis:
Vorbestrafungen:
Jetzt verhaftet wegen:
Bemerkungen:

Eigenhändige Unterschrift der Person:

Personalbeschreibung.
(Die zutreffenden Angaben sind zu unterstreichen.)

1. Grösse: m cm (sehr klein, klein, mittel, gross, sehr gross).
2. Gestalt (schwächlich, schlank, untersetzt, kräftig, stark).
3. Schulterneigung: (schräg, wagerecht).
4. Haar: (Farbe, Fülle).
5. Bart: (Farbe, Form, Fülle).
6. Gesicht (Farbe, Form, Fülle).
7. Stirn: (hoch, geneigt, niedrig).
8. Auge: (blau, grau, gelb, gelbrot, hell-dunkelbraun, schwarz).
9. Augenbrauen: (Farbe, Form: bogenförmig od. zusammengewachsen).
10. Nase: (klein, mittel, gross, dick, schmal, breit, eingedrückt, geradlinig, wellig, Stumpf-Adlernase).
11. Ohren: (klein, mittel, gross, abstehend, anliegend, durchlocht).
12. Mund: (klein, mittel, gross, dünne Lippen, aufgeworfene Lippen).
13. Zähne: (vollständig, lückenhaft, auffallend gross oder klein, schräg gestellt, falsches Gebiss oben oder unten).
14. Kinn: (spitz, breit, Doppelkinn, Grübchen).
15. Hände und Füsse: (wenn besonders gross oder klein).
16. Gang und Haltung: (wenn besonders auffallend).
17. Sprache: (Mundart, fremde Sprache, stotternd, lispelnd, auffallend tiefe oder helle Stimme).
18. Besondere Kennzeichen: (ins Auge fallende Eigenheiten: Narben, Leberflecke, Muttermale, X- oder O-Beine, Verkrüppelungen, Tätowierungen u. s. w.)

Der Serienmörder Karl Großmann,
Erkennungsdienstblatt der Berliner Polizei

Die Verhandlung vor dem Schwurgericht I des Landgerichts Berlin begann am 1. Juli 1922. Die Öffentlichkeit blieb ausgeschlossen. Die Anklage warf Großmann nur die drei eingestandenen Tötungen vor. Sie seien vorsätzlich und »aus geschlechtlicher perverser Veranlassung« ausgeführt worden. Zur Hauptverhandlung waren 51 Zeugen geladen. Durch deren Aussagen wurden weitere Einzelheiten aus Großmanns Vorleben bekannt: Sowohl in seiner

Wohnung als auch zuvor in seiner Laube an der Landsberger Chaussee soll er häufig Besuch von Frauen und Mädchen empfangen haben. Manchmal wurde eine von ihnen völlig entkleidet am Fenster gesehen. Immer wieder drangen das Klatschen von Schlägen, Schreie, Stöhnen und Hilferufe aus seiner Wohnung. Wiederholt flüchteten misshandelte Frauen zu einem Nachbarn und baten um Schutz.

Seine Opfer suchte sich der Frauenmörder in den finstersten Gegenden des Berliner Ostens. Er fand sie unter den halb verhungerten, obdachlosen Frauen und Mädchen, die sich unangemeldet und ohne Beziehung zu ihren Angehörigen an stadtbekannten Orten aufhielten. Viele von ihnen lebten in der Furcht, von der Polizei aufgegriffen zu werden. Manch eine wollte nicht als Prostituierte eingeschrieben werden, andere befürchteten, in die Fürsorgeanstalt zurückverbracht zu werden oder eine Strafe verbüßen zu müssen, vor der sie geflohen waren. Hoffnungsvoll folgten sie Großmann, wenn er ihnen versprach, ihren Hunger zu stillen und ihnen Obdach, Geld oder eine Anstellung als Wirtschafterin anbot.

So auch sein letztes Opfer, die 35-jährige Maria Nitsche, eine Köchin aus Dresden. Sie traf ihren Mörder am Nachmittag des 21. August 1921 in der Koppenstraße unweit seiner Wohnung. Erst wenige Stunden zuvor war sie aus der Untersuchungshaft entlassen worden. Großmann suchte mit ihr verschiedene Gaststätten auf, wo beide einige Biere und Schnäpse tranken. Am Abend folgte sie ihm in seine Wohnung. Gegen 21 Uhr wurde das Paar auf dem Hof der Mietskaserne von einer Zeugin beobachtet. Gut eine Stunde später war die junge Frau tot.

Tod am Besenhaken

Drei Tage vor der Urteilsverkündung musste die Gerichtsverhandlung beendet werden. In der Nacht zum 5. Juli 1922 richtete sich der Serienmörder selbst. Karl Großmann erhängte sich in der Untersuchungshaftanstalt Berlin-Moabit. Dazu benutzte er sein Taschentuch und einen Haken in seiner Zelle, der zum Anhängen von Besen und Müllschippe in geringer Höhe angebracht war.

Eine Erhängungssituation, die in der Gerichtsmedizin als *atypisches Erhängen* bezeichnet wird. Kennzeichnend dafür ist unter anderem, dass der Betroffene nicht frei in der Schlinge hängt, sondern mit Füßen, Knien, Gesäß oder anderen Körperteilen Bodenkontakt hat. Eine Position, von der ein Laie annimmt, dass der Tod so gar nicht eintreten würde. Aber Großmann war erfahren im Töten. Er wird gewusst haben, dass aus der einmal zusammengezogenen Schlinge wegen der plötzlich einsetzenden Bewusstlosigkeit eine Selbstbefreiung kaum mehr möglich war.

Auch beim atypischen Erhängen werden das um den Hals liegende Strangwerkzeug durch das Gewicht des eigenen Körpers zugezogen und dabei die Blutgefäße des Halses komprimiert. Durch die Unterbrechung des Blutzuflusses zum Kopf tritt infolge von Sauerstoffmangel im Gehirn fast momentan Bewusstlosigkeit ein. Zum vollständigen Verschluss der Halsschlagadern reicht bereits ein Druck von 3,5-5 kg aus. Zum Verschluss der Wirbelschlagadern sind Druckkräfte von 16-30 kg erforderlich, weil diese Blutgefäße relativ geschützt durch die seitlichen Knochenfortsätze der Wirbel verlaufen. Um Hals- und Wirbelschlagadern zu komprimieren, genügt also eine Kraft, die weitaus geringer als das Körpergewicht ist. Das erklärt, warum der Tod eintritt, ohne dass der Körper frei hängt.

Das Strangwerkzeug verursacht an der Halshaut eine Strangmarke. Dabei handelt es sich um Abschürfungen und Dehnungsrisse der Haut, die nach dem Tod braun-rot und lederartig vertrocknen. Je nach Beschaffenheit des Strangwerkzeugs und der einwirkenden Zugkraft ist die Strangmarke tief eingedrückt oder weniger stark ausgeprägt.

Äußerlich sichtbare Zeichen des Erhängens sind Abrinnspuren von Tränenflüssigkeit, Nasensekret und Speichel. Für deren Zustandekommen ist der Druck des Strangwerkzeugs auf bestimmte Nervengeflechte wesentlich. Die Sekretabrinnspuren sind als angetrocknete, weißliche Streifen im Gesicht, an der Bekleidung oder als Tropfspuren auf dem Boden vor der Leiche zu sehen. Mitunter ist ein Abgang von Urin und Kot, selten auch von Sperma festzustellen.

Wenn sich die Schlinge langsam zuzieht, treten Stauungserscheinungen im Kopf-Hals-Bereich oberhalb des Strangwerkzeugs auf. Das Gesicht kann blau aussehen. Punktförmige Stauungsblutungen entstehen in der Bindehaut von Ober- und Unterlidern sowie an den Augäpfeln und auf den Innenseiten der Lippen, seltener auch in der Gesichts- und Halshaut. Die vereinzelt zu beobachtenden Blutaustritte aus Nase oder Ohren lassen sich ebenfalls als Stauungsblutungen deuten. Bei gerade Verstorbenen findet man als selten gesehenes Zeichen des Erhängens zu Lebzeiten eine Pupillendifferenz, die durch Druck des Strangwerkzeugs auf Halsnerven zustande kommt.

Der äußeren lässt sich eine innere Strangmarke zuordnen, die man bei der Leichenöffnung finden kann. Infolge mechanischer Schädigung durch das Strangwerkzeug entstehen Blutungen im Unterhautfettgewebe und in der Halsmuskulatur, Unterblutungen und Dehnungsrisse der Halsschlagadern sowie unterblutete Brüche am Kehlkopf und am Zungenbein. Fernab vom Ort der direkten Gewalteinwirkung können an den Ursprungsstellen der vorderen Halsmuskeln mehr oder weniger kräftige Zerrungsblutungen gefunden werden.

Ein Bruch der Halswirbelsäule (Genickbruch) ist vor allem bei Hinrichtungen durch den Strang zu erwarten. Bei Selbsttötungen ist dies außerordentlich selten und nur dann feststellbar, wenn der Suizident in die Schlinge hineinfällt.

Mit der Selbsttötung war das Kapitel Großmann noch nicht abgeschlossen. Von anderen Serienmördern, nämlich Fritz Haarmann und Karl Denke, wurde er bald darauf an Scheußlichkeiten übertroffen. Die Parallelen bei der Leichenzerstückelung förderten das Entstehen von Legenden. Wie bei Haarmann vermutet und bei Denke nachgewiesen, wird bis heute auch in den meisten Betrachtungen zum Fall Großmann ein Kannibalismus für möglich gehalten. Großmann soll von den Leichenteilen der zerstückelten Frauen seinen Besuchern angeboten haben. Ein anderes Gerücht besagte sogar, der Straßenhändler habe umliegende Gasthäuser damit beliefert. Wieder andere mutmaßten, er habe Leichenteile zu Wurst verarbeitet und auf dem Schlesischen Bahnhof aus seinem Wurstkessel an Reisende verkauft. Die Presse trug nicht wenig zu der Beförderung solcher Fantasien bei. Schon damals waren Medienberichte zu Kriminalfällen alles andere als zuverlässig.

Schließlich darf die Geschichte vom Zeisig Hänschen nicht unerwähnt bleiben. Der Vogel war offenbar das einzige Wesen, dem Großmann Zuneigung entgegenbrachte. Nach der Festnahme sorgte er sich sehr um das Tier. Die Geständnisse soll der vernehmende Kommissar nur erlangt haben, weil er versprach, sich um den Vogel zu kümmern. Vor der Selbsttötung schrieb Großmann seinen letzten Willen auf einen Zettel: »Sorgt gut für mein Hänschen!«. Das Tier überlebte seinen Besitzer um zwei Jahre und war während dieser Zeit die Attraktion in der Gefängnisaufnahme. Indessen gelangte der Leichnam Großmanns an denselben Ort wie zuvor seine Opfer: in das Leichenschauhaus in der Hannoverschen Straße. Sein Name ist unter der Nummer 1105/22 in den Archivbüchern registriert.

Stürze aus der S-Bahn. Der Fall Ogorzow

Ab Dezember 1940 ereigneten sich zwischen den Berliner S-Bahnstationen Betriebsbahnhof Rummelsburg und Rahnsdorf fünf Todesfälle mit gewissen Übereinstimmungen bei den festgestellten Verletzungen. In den Archivbüchern des Leichenschauhauses sind die Sterbefälle wie folgt verzeichnet:

- 4026/40 Franke, Elfriede, geb. 27.07.14, gest. 04.12.40. S-Bahnkörper Karlshorst – Rummelsburg. Unglücksfall. Schädelbruch.
- 4329/40 Büngener, Elisabeth, geb. 25.10.10, gest. 22.12.40. S-Bahn Rahnsdorf, Blockstelle Müggelsee. Lungenzerreißung. Selbstmord.
- 4395/40 Siewert, Gertrud, geb. 29.01.94, gest. 29.12.40. Sturz aus dem Zuge. Schädelbruch.
- 90/41 Ebauer, Hedwig, geb. 16.07.13, gest. 05.01.41. Schädelbruch.
- 475/41 Voigt, Johanna, geb. 13.04.02, gest. 12.02.41. Schädelzertrümmerung. Mord.

Was bei der Einlieferung notiert wurde, war der erste Eindruck der Kriminalpolizei. Aufgrund der zahlreichen Verletzungsformen ergaben sich vielfältige Kombinationsmöglichkeiten mit unterschiedlicher Aussagekraft. Jeden dieser Befunde mussten die Obduzenten bei der Untersuchung der Todesopfer aus dem S-Bahnbereich genau analysieren, um das Fremdverschulden zu erkennen.

Im Fall Franke ergab die Leichenöffnung neben schweren Schädelverletzungen durch Sturz auch Schlagverletzungen. Ein Unfall konnte somit ausgeschlossen werden. Im Fall Büngener war nach der Obduktion die anfängliche Version einer Selbsttötung nicht mehr aufrechtzuerhalten. Außer Verletzungen, die auf den Sturz aus dem fahrenden S-Bahnzug zurückzuführen waren, wurden auch Schädelbrüche durch Schläge mit einem stumpfen, nicht kantigen Werkzeug festgestellt. Im Fall Siewert erbrachte die Leichenöffnung dasselbe Verletzungsmuster. Wiederum gelang es, die Folgen des Sturzes von charakteristischen Schlagspuren abzugrenzen. Im Fall Ebauer fanden sich bei der Obduktion außer einer Schädelzertrümmerung auch Würgemale am Hals. Die Schädelverletzungen ließen sich zwanglos dem Aufprall auf dem Gleiskörper zuordnen. Der Täter hatte also allem Anschein nach sein Opfer nicht niedergeschlagen, sondern gewürgt und dann aus dem Zug gestoßen. Im Fall Voigt waren die bei der Leichenöffnung festgestellten Schädelverletzungen auf Schläge mit einem stumpfen Gegenstand zurückzuführen. Weitere Spuren einer Gewalteinwirkung am Schädel fehlten.

In allen fünf Fällen gelang den Gerichtsmedizinern, die Folgen des Sturzes aus dem Zug von den *Spuren andersartiger Gewalt* abzugrenzen. Als gesichert konnte danach angesehen werden: Es handelte sich jedes Mal um Gewalteinwirkungen durch fremde Hand.

Zur Unterscheidung von Sturz und Schlag lassen sich verschiedene Kriterien heranziehen. Bereits bei der äußeren Besichtigung der Leiche können sich die ersten Hinweise ergeben. Dazu sind Art, Lokalisation, Anzahl und Alter der Kopfhautverletzungen genau festzustellen. Ebenso können Haarbeschädigungen in der Wundumgebung zur Abgrenzung zwischen Sturz und Schlag beitragen. Finden sich Fremdkörper in der Wunde, lassen sich mitunter Hinweise auf den Sturzort oder auf das Tatwerkzeug ableiten.

Die Form der Schädelbrüche ist ein wichtiges Unterscheidungskriterium. Am Schädeldach entstehen nicht selten derartig geformte Brüche, dass daran die Form der Schlagfläche des Tatwerkzeugs erkennbar ist. Das Vorhandensein mehrerer Bruchzentren am Schädeldach deutet auf Schlageinwirkung hin.

Bei zweizeitiger, unterschiedlicher Gewalteinwirkung, also Schlag mit anschließendem Sturz auf das Hinterhaupt, kann ein charakteristisches Bild zweier Bruchsysteme entstehen, an denen sowohl die Art des Zustandekommens als auch die zeitliche Reihenfolge des Entstehens ablesbar ist. Sind mehrere geformte Brüche vorhanden, erhöht sich die Chance, die Art des verletzenden Schlagwerkzeugs zu erkennen.

Schließlich müssen auch die Verletzungen des Schädelinhalts berück-

sichtigt werden. Dabei handelt es sich vorrangig um Blutungen. Ihre Einteilung erfolgt nach der Lokalisation. So sind Schädelinnenblutungen im Bereich der Hirnhäute, im Hirngewebe und im Hirnkammersystem möglich. Bei der Unterscheidung zwischen Sturz- und Schlagverletzungen können Hirnprellungsblutungen nach ihrer Anordnung als Stoß- und Gegenstoßherd (Coup und Contre-Coup) helfen.

In allen fünf Fällen fehlten irgendwelche Hinweise auf den Täter. Es war auch kein Motiv zu erkennen. Die Frauen waren nicht vergewaltigt und nicht beraubt worden. Alles, was sie mit sich geführt hatten, auch Schlüssel und Bargeld, hatte der Täter bei den Toten gelassen. Da manchmal die Fahrkarte fehlte, wurde vermutet, dass sich der Mörder als Fahrkartenkontrolleur ausgab.

Ein Mörder als »Volksschädling«

Seit langem herrschte Unruhe in dem Laubengelände hinter Rummelsburg an der S-Bahn-Strecke nach Erkner. In diesem Siedlungsgebiet wohnten etwa 8 000 Menschen, hauptsächlich Arbeiter und Angestellte. Viele lebten schon lange dort, man kannte sich und achtete aufeinander. Außergewöhnliche Ereignisse sprachen sich schnell herum.

Im Sommer 1939 waren in den Laubenkolonien Gutland I und II immer wieder Frauen belästigt worden. Anfänglich handelte es sich eher um Harmlosigkeiten wie Anleuchten mit einer Taschenlampe und Ansprechen im Dunkeln, später steigerte sich das zu versuchter und vollendeter Vergewaltigung. Bald waren mehr als 20 Sexualstraftaten aktenkundig. Die Frauen lebten in Angst. Besonders dramatisch wurde die Situation für sie nach Kriegsbeginn im September 1939. Die Männer wurden als Soldaten einberufen, viele befanden sich bald an der Front, Heimaturlaub gab es nur wenig. Die Frauen blieben allein zurück und mussten nach der Arbeit an den Herbstabenden bei Dunkelheit durch das Labyrinth der Wege im Laubengelände schutzlos nach Hause gehen.

Binnen eines Jahres verzeichneten die Akten der Kriminalpolizei vier Überfälle mit schwerwiegenden Verletzungen der Opfer:

»Mordversuch Budzinski
Am 13.8.39, gegen 2.20 Uhr, wurde die 41jährige Ehefrau Lina Budzinski auf dem Wege vor ihrer Laube (Kolonie Friedrichsfelde) durch zwei Stiche in die linke Genickseite erheblich verletzt. Täter blendete die B. mit einer Taschenlampe, so daß sie nicht in der Lage war, eine Beschreibung abzugeben.
Mordversuch Jablinski
Am 14.12.39, um 1 Uhr, wurde die 19jährige ledige Hertha Jablinski auf dem Wege vor ihrer Laube durch mehrere Stiche in den Hals schwer verletzt. Die J. konnte den Täter wegen der Dunkelheit hinsichtlich der Größe und Bekleidung nur mutmaßlich beschreiben.
Mordversuch Nieswandt
Am 27.7.40, um 1 Uhr, wurde die 25jährige Ehefrau Gertrud Nieswandt auf dem Wege vor der Laube ihrer Eltern zu Boden geschlagen. Als sie am Boden lag, versetzte ihr der Täter einen Stich in den Hals, 1 cm unter der Halsschlagader, und einen weiteren in den linken Oberschenkel. Auf Hilferufe und Schreie der N. flüchtete der Täter, von dem die N. keine brauchbare Personenbeschreibung abgeben konnte.
Mordversuch Schuhmacher
Am 21.8.40, um 23.15 Uhr, wurde die 40jährige Ehefrau Julie Schuhmacher auf dem Wege zu ihrer Laube am nördlichen Ausgang des Tunnels an der Zobtener Straße von einem Unbekannten mit einer Taschenlampe geblendet und mit einem schweren Gegenstand niedergeschlagen, so daß sie bewußtlos liegenblieb. Der Täter hat der Sch. auch einen Schlag gegen das Geschlechtsteil versetzt. Hier handelt es sich um einen schweren Fall von Notzucht. Der Täter hat der Sch. offenbar beim Geschlechtsakt die Geschlechtsteile verletzt, so daß sie längere Zeit an Blutungen litt.«

Zumindest waren die angegriffenen Frauen mit dem Leben davongekommen. Noch hatte es die Mordkommission nicht mit Todesfällen zu tun. Die Berliner Kriminalstatistik verzeichnet für diese Jahre einen auffallenden Rückgang von Tötungsdelikten und Tötungsversuchen, eingeschlossen Kindestötungen und Abtreibungen mit Todesfolge. Im Jahr 1937 waren es 313 Fälle, im Jahr des Kriegsbeginns 1939 noch 263, im dritten Kriegsjahr 1941 aber nur 169. Mit Sicherheit kann dabei eine große Dunkelziffer angenommen werden. Die Tatsache, dass die Zahl der potentiellen Täter sich verringerte, weil viele Männer im Krieg waren, erklärt das nur zum geringsten Teil. Von wie vielen Verbrechen die Mordkommission fern gehalten wurde, ist in keiner Statistik verzeichnet. Die Nazis hatten 1933 den offenen Terror gegen jedermann eingeführt, der ihnen im Wege stand, die Konzentrationslager waren überfüllt und die Juden gleichsam vogelfrei.

Von dem geheimnisvollen Gewalttäter in Rummelsburg zeigten sich die Behörden indessen sehr beunruhigt. Tausende Berliner Frauen in Angst – das schlug sich nieder in Panikverhalten und depressiven Feldpostbriefen an die Front. Das konnte die Kriegsmoral an der sogenannten Heimatfront beschädigen. Ein »Volksschädling« – so hieß das im Jargon der NS-Behörden – sorgte mit seinen Untaten für »Wehrkraftzersetzung«.

Hinzu kam, dass auch auf der S-Bahn-Strecke zwischen Rummelsburg und Rahnsdorf Unheimliches geschah. In der Nacht des 20. September 1940, gegen 23.15 Uhr, wurde die 30-jährige Gertrud Kargoll zwischen den Bahnhöfen Wuhlheide und Karlshorst aus dem Zug gestoßen. Auf diesem Streckenabschnitt erreichte die S-Bahn eine Geschwindigkeit von etwa 60 Kilometern pro Stunde. Trotzdem überlebte die Frau den Sturz. Sie zog sich lediglich leichte Kopfverletzungen und einige Hautabschürfungen zu. Bei ihrer Vernehmung gab sie an, auf dem S-Bahnhof Rahnsdorf von einem Mann in Eisenbahneruniform angesprochen worden zu sein. Der Unbekannte bestieg mit ihr ein Abteil zweiter Klasse. Als der Zug in Richtung Berlin den Bahnhof Wuhlheide verlassen hatte, stürzte er sich auf sie, würgte sie bis zur Bewusstlosigkeit und stieß sie durch die geöffneten Schiebetüren aus dem Zug. An irgendeine sexuelle Handlung des Täters konnte sich die überfallene Frau nicht erinnern. Ihr fehlten auch keine Wertsachen oder andere Gegenstände.

Etwa sechs Wochen später ereignete sich der nächste Überfall. Am 4. November 1940, wiederum kurz vor Mitternacht, stieß ein Mitreisender die 29-jährige Fahrkartenverkäuferin Elisabeth Bendorf aus dem fahrenden S-Bahnzug. Bei dem Sturz erlitt sie schwere Kopf- und Brustkorbverletzungen. Erst nach acht Tagen konnte die Frau vernommen werden. Sie erinnerte sich an einen Mann in Uniform. Der hatte sie bei Dienstschluss auf dem Bahnhof Friedrichshagen angesprochen, als der Zug einfuhr. Da sie glaubte, einen Arbeitskollegen vor sich zu haben, bestieg sie mit ihm arglos ein Abteil zweiter

Klasse. Kein Fahrgast sonst befand sich in dem Abteil. Der S-Bahnzug fuhr in Richtung Berlin. Die nächste Station war Hirschgarten.

Als der Zug den Bahnhof verließ, öffnete der Unbekannte kurz die Abteiltür und blickte zurück auf den Bahnsteig. Dann stürzte er sich auf die Fahrkartenverkäuferin und hieb ihr einen schweren Gegenstand mehrmals auf den Kopf. Durch die Schläge verlor sie das Bewusstsein. Kurz darauf kam sie wieder etwas zu sich und merkte, dass der Mann sie zur Wagentür schleifte. Auf dem Boden liegend, umklammerte die verletzte Frau mit ganzer Kraft die Beine des Mannes. Durch mehrere Fußtritte konnte er sich jedoch frei machen und stieß sie durch die geöffneten Schiebetüren hinaus.

Ein Angestellter der S-Bahn hörte wenig später die Hilferufe der Verletzten. Er fand sie zwischen den Gleisen und brachte sie zum Bahnhof zurück. Von dort kam sie in das Krankenhaus Köpenick. Unterdessen wurde der S-Bahnwagen durchsucht. Dabei stieß man auf das Schlagwerkzeug – ein Bleikabel. Die Handtasche mit Bargeld und verschiedene Gebrauchsgegenstände des Opfers fand man später neben den Gleisen.

Nach dem zweiten Überfall wurde eine Personenbeschreibung veröffentlicht: »Bei dem Täter handelt es sich um einen Mann von etwa 28 Jahren, der etwa 1,65 Meter groß und von schmächtiger Figur war. Bekleidet war er mit einer Post- oder Eisenbahnuniform. Sachdienliche Mitteilungen, die auf Wunsch streng vertraulich behandelt werden, nimmt die Kriminalinspektion E I 5 im Polizeipräsidium, Zimmer 715, entgegen. Anruf 51 00 23, Hausapparat 515.«

Das Gesicht des Angreifers hatten beide Frauen kaum erkennen können. Sie erinnerten sich lediglich daran, dass es schmal war und eine starke Nasenfalte aufwies.

Vier Wochen später die erste Tote: Elfriede Franke, aufgefunden am S-Bahnkörper zwischen Rummelsburg und Karlshorst, Schädelbruch, vermeintlicher Unglücksfall. Inzwischen waren aber im Siedlungsgebiet Friedrichsfelde zwei unverkennbare Frauenmorde geschehen. Am 4. Oktober 1940 gegen 12.30 Uhr wurde in der Laube 33 der Kolonie Gutland II die 20-jährige Gerda Ditter tot aufgefunden. Die junge Frau war aus einem Halsschnitt verblutet. Das Tatwerkzeug – ein Messer – lag unmittelbar neben der Leiche. Zu erkennen war auch, dass der Täter sein Opfer zuvor gewürgt hatte. Ansonsten bot der Tatort keine Auffälligkeiten, es fanden sich wieder

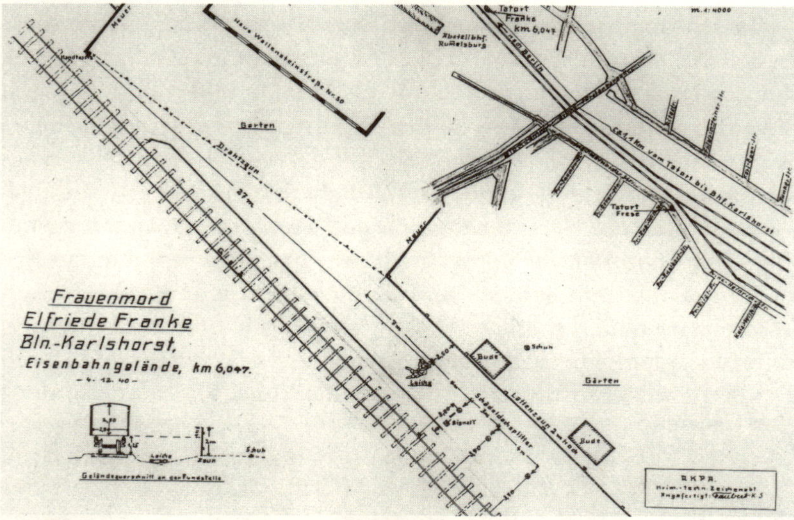

Tatortskizze zum Mord an Elfriede Franke

keine Hinweise auf ein Sexualverbrechen. Ein Kampf zwischen Täter und Opfer hatte nicht stattgefunden. Das Gartentor und die Tür zu dem kleinen Siedlungshaus waren verschlossen.

Genau zwei Monate später folgte der nächste Mord. Unweit des Laubengeländes wurde am 4. Dezember 1940 früh gegen 4.30 Uhr die 19-jährige Arbeiterin Irmgard Freese mit schweren Kopfverletzungen aufgefunden. Sie lag bewusstlos auf der Prinz-Heinrich-Straße, die an der S-Bahn-Strecke entlang führte. Ihr Schlüpfer war zerrissen. Die Frau verstarb noch am selben Tag, ohne das Bewusstsein wiedererlangt zu haben. Die Leichenöffnung ergab, dass der Tod infolge einer Schädelzertrümmerung mit schweren Gehirnverletzungen eingetreten war. Die Ausprägung der Bruchsysteme an den Schädelknochen ließ auf einen stumpfen Gegenstand als Tatwerkzeug schließen. In der Scheide der Toten wurde diesmal Sperma nachgewiesen.

Die Mordkommission arbeitete nun auf Hochtouren. Es war der Tag, an dem man auch die tote Elfriede Franke fand. Und dann in kurzer Folge die anderen eingangs beschriebenen Sterbefälle: vier Frauen tot am Streckenabschnitt zwischen Betriebsbahnhof Rummelsburg und Rahnsdorf bis Februar 1941. Aber keine verwertbare Spur.

Fünf Monate später das nächste Tötungsverbrechen. Wieder suchte sich der Mörder sein Opfer in der Laubenkolonie Gutland II. Die Tat wurde in der Nacht zum 2. Juli 1941 verübt und morgens gegen 4.30 Uhr entdeckt. Die Leiche der 35-jährigen geschiedenen Frieda Koziol lag rücklings auf einem Siedlungsweg dicht am Zaun eines Grundstücks, mit vollkommen entblößtem Unterkörper und mit gespreizten Beinen. Der Tatortbefund ließ keinen Zweifel an der sexuellen Motivation für die Tat zu. In der Rechtsmedizin und in der Kriminalistik wird ein solches Bild als Lustmordstellung bezeichnet. Wiederum ergab die Leichenöffnung eine Schädelzertrümmerung mit einem stumpfen Gegenstand. Wieder waren Schlüpfer und Hemd zerrissen, wieder wurde in der Scheide der Toten Sperma gefunden.

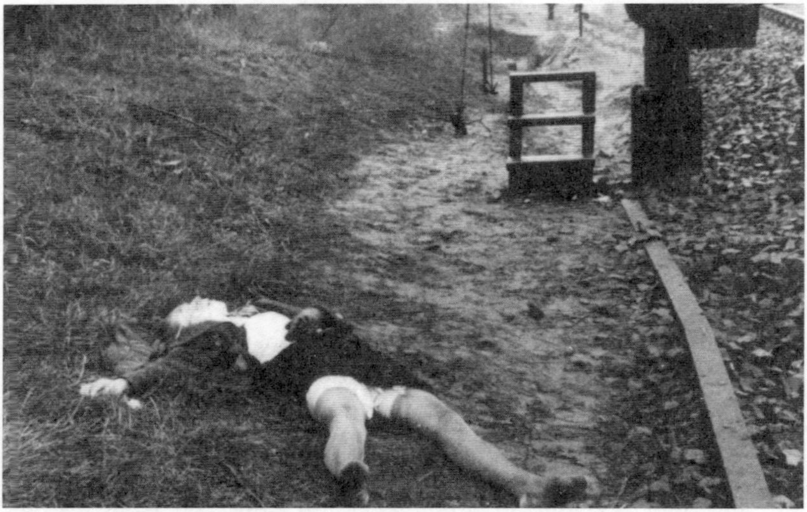

Ein Opfer des S-Bahnmörders, die sogenannte Lustmordstellung

Anders als bei den vorangegangenen Gewaltverbrechen erbrachte die Tatortbefundaufnahme diesmal verwertbare Ergebnisse. Unter der Leiche und in ihrer Nähe wurden frische Schuheindrücke mit einem gut erkennbaren Profil gesichert. Die Spuren ließen sich zurückverfolgen bis zur S-Bahnstation Betriebsbahnhof Rummelsburg. Im Gegensatz zu der Frau hatte der Unbekannte nur die Sohlen aufgesetzt, von den Absätzen war kaum etwas zu erkennen. Bei den spurenverursachenden Schuhen handelte es sich um die Marke Fußarzt der Firma Salamander.

Nun begann die kriminalistische Kleinarbeit. Es ging inzwischen um acht Morde und sechs Mordversuche. Schuhe gab es zu dieser Zeit wegen der kriegsbedingten Mangelwirtschaft nur noch auf Bezugsschein zu kaufen. Die Ermittlungsbeamten prüften die Belege von 20 000 Einwohnern bei 14 Kartenstellen des Bezirks Berlin-Lichtenberg, um herauszufinden, wer von den Einwohnern Salamanderschuhe bezogen hatte. Ohne verwertbares Ergebnis.

Die Schädel der erschlagenen Frauen waren unterdessen von den Gerichtsärzten präpariert und rekonstruiert worden. Beim Vergleich der einzelnen Schädelbrüche zeigte sich, dass ein runder Gegenstand als Schlagwerkzeug in Betracht kam. Das Befundbild ließ sich zwanglos durch Hiebe mit einem Bleikabel erklären, wie es nach dem Überfall auf Elisabeth Bendorf in dem S-Bahnabteil gefunden worden war. Das Kabelstück stammte von der Reichsbahn – ein spezielles Telefonkabel mit einem Bleimantel, das im Mai 1939 geliefert und auf der S-Bahn-Strecke zwischen Ostkreuz und Wuhlheide verlegt worden war. Das sichergestellte Tatwerkzeug war das Endstück eines solchen Kabels mit einer Bleimuffe. Damit wies ein weiteres Indiz auf einen Eisenbahner als Täter hin.

Sprünge über den Zaun

Am 10. Juli 1941 vernahmen die Kriminalbeamten einen Hilfsweichenwärter. Dieser berichtete von einem Kollegen, den er einmal während des Dienstes im Betriebsbahnhof Rummelsburg über den Zaun am Rand des Gleiskörpers steigen und das Reichsbahngelände verlassen sah. Zur Rede gestellt, habe dieser geantwortet, er wolle sich mit einer Frau treffen.

Unverzüglich wurde der andere Hilfsweichenwärter überprüft. Der 28-jährige Paul Ogorzow, weniger als einssiebzig groß und eher unscheinbar, gab ohne Anzeichen von Nervosität bereitwillig Auskunft. Er war verheiratet und Vater zweier Kinder. Seit 1934 angestellt bei der Reichsbahn, erhielt er von seinen Vorgesetzten eine durchweg gute Beurteilung. Er hatte seinen Dienst stets ordentlich versehen. Unter den Kollegen galt er als hilfsbereit und entgegenkommend.

Doch bei der Überprüfung des Dienstplans stellte sich heraus, dass Ogorzow in drei Tatnächten an der Strecke gewesen sein musste.

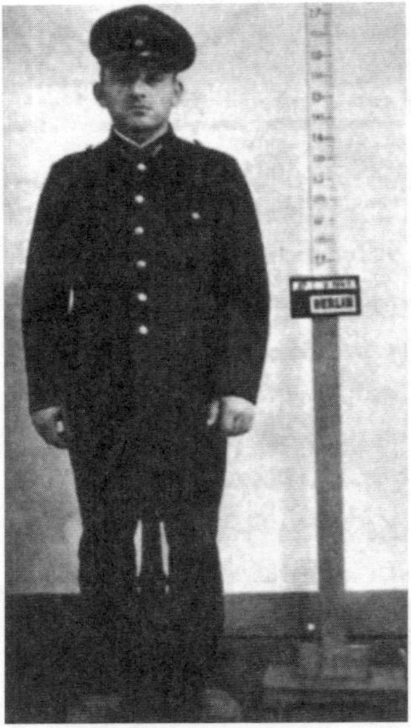

Serienmörder Paul Ogorzow

Zunächst bestritt er hartnäckig, jemals über den Zaun des Reichsbahngeländes gestiegen zu sein. Nach geraumer Zeit gab er dann aber doch zu, dass er während der Nachtschichten wiederholt seine Arbeitsstelle verlassen habe. Eine Frau sei der Grund, sie wohne allein, da ihr Ehemann als Soldat im Krieg sei. Ihr Haus befinde sich nahe der S-Bahn, so sei er schnell mal über den Zaun geklettert, um ihr das zu besorgen, was ihr am meisten fehle. Die Besagte wurde herbeigeholt. Sie bestätigte Ogorzows Besuche und auch ihr hastiges gemeinsames Treiben im Bett.

Fast schien es, als sei Ogorzow damit außer Verdacht. Doch an seiner Uniform wie auf seiner Zivilkleidung hatte man inzwischen Blutspritzer festgestellt, die mit bloßem Auge nicht erkennbar gewesen waren. Am Hosenschlitz klebte reichlich eingetrocknetes Menschenblut. Allerdings genügte das nicht für eine Blutgruppenbestimmung.

Mit den kriminaltechnischen Befunden konfrontiert, erklärte Ogorzow nun, er habe mit seiner eigenen Frau auch während ihrer Menstruation verkehrt. Die Finger seien im Spiel gewesen, womit er dann an sein Jackett gefasst habe. Die Ehefrau bestätigte das. Sogar den bezeichneten Tag gab sie richtig an.

Wieder schien der Verdacht gegen Ogorzow ausgeräumt. Nur ein einziger Umstand gab den Ermittlern noch zu denken. Bei den Blutanhaftungen am Jackett handelte es sich nicht um angeschmiertes Blut, sondern um feine Blutspritzer.

Die Kriminalbeamten wählten nun eine andere Vernehmungstaktik. Ausführlich befragten sie Ogorzow über seine dienstliche Tätigkeit. Er antwortete flott und unbefangen. Als jedoch sein täglicher Arbeitsweg zur Sprache kam, zögerte er und wurde unsicher. Ganz im Gegensatz zu seiner sonstigen Auskunftsfreudigkeit war ihm nur mühsam zu entlocken, welchen Weg er zu seiner Wohnung in Berlin-Karlshorst benutzte. Das veranlasste die Vernehmer, den Verdächtigen mit zwei Vorfällen aus jüngster Zeit zu konfrontieren. Beide Male waren Frauen von einem Mann in Reichsbahnuniform belästigt worden. Beide Fälle hatten sich auf dem Weg ereignet, den Ogorzow benutzte, wenn er mit dem Fahrrad nach Hause fuhr oder zu Fuß ging. Lange Zeit leugnete der Hilfsweichenwärter, doch schließlich räumte er ein: »Es kann sein, daß ich auf meinem Nachhauseweg Frauen angeleuchtet habe.«

Nach diesem scheinbar unwesentlichen Geständnis wurde er aufgefordert, die Vorfälle genauer zu schildern. Schließlich stand fest, dass Ogorzow in diesen zwei Fällen von Belästigung der Täter war. Und dann machte er einen entscheidenden Fehler. Als er den Tatort einer verhältnismäßig harmlosen Belästigung in eine ganz andere Gegend verlegte, berichtigten die Vernehmer den Irrtum nicht. Dort war eine schwere Sexualstraftat geschehen. In Sicherheit gewiegt, bekannte der Eisenbahner noch zwei weitere angeblich harmlose Fälle von Anleuchten und Ansprechen. Von ihm selbst unbemerkt verdichtete sich somit der Verdacht, dass er nicht nur eine ganze Reihe von Sexualdelikten begangen habe, sondern möglicherweise auch für die Überfälle in dem Siedlungsgelände als Täter in Frage kam.

Ein Lokaltermin wurde angesetzt. Ogorzow führte die Ermittlungsbeamten an vier verschiedene Plätze im Siedlungsgebiet, verwechselte dies und das und schilderte dann an zwei weiteren Stellen die jeweiligen Tathergänge. Jede Ortsangabe wurde mit den Anzeigen verglichen. Für zwei der von Ogorzow bezeichneten Orte waren Mordversuche registriert. Bei der Gegenüberstellung erkannte eine der Frauen Ogorzow als den Täter wieder.

Auf der Rückfahrt in das Polizeipräsidium kam dann Ogorzows Verwandlung. Er wollte den Leiter der Mordkommission, Wilhelm Lüdtke, unter vier Augen sprechen. Die Gelegenheit bekam er. Nach langem Überlegen sagte er nur: »Sie müssen mir helfen!« Dann schwieg er wieder. Haarklein hielt man ihm nun die Verdachtsmomente vor. Bis er seinen Widerstand aufgab: »Ja, ich bin's gewesen!«

Es war eine lange Schreckensliste, die dieser 28-jährige Eisenbahner aufzustellen hatte: Er gestand die Morde an Gerda Ditter, Irmgard Freese und Frieda Koziol im Siedlungsgebiet, auch die vier Mordversuche und zwanzig Fälle von versuchter und vollendeter

Vergewaltigung. Aber die Benutzung eines Mordwerkzeugs bestritt er hartnäckig. Er habe seine Opfer Freese und Koziol mit der Faust niedergeschlagen. So wollte er ganz offensichtlich verhindern, auch mit den S-Bahnmorden in Verbindung gebracht zu werden.

Was zunächst in langen Vernehmungen nicht zu erreichen war, gelang schließlich innerhalb weniger Minuten. Die Vernehmer hatten sich entschlossen, dem Tatverdächtigen die fünf präparierten Schädel der ermordeten Frauen vorzulegen. Vom Anblick sichtlich beeindruckt, begann Ogorzow zu zittern und wurde aschfahl. Jetzt folgte die entscheidende Frage: »Womit haben Sie geschlagen?« Daraufhin stieß Ogorzow hervor: »Mit einem Bleikabel.« Durch diese Antwort hatte er sich auch als S-Bahnmörder entlarvt.

Soweit es sein Zustand zuließ, schilderte Ogorzow die Überfälle in der S-Bahn. In seinem Geständnis erklärte er später auch, dass er die Tatorte wechselte, weil er spürte, dass die Kriminalpolizei ihm auf den Fersen war. Von eingeweihten Reichsbahn-Kollegen hörte er, welche Maßnahmen die Polizei als nächste plante. Wenn er glaubte, die Überwachung der S-Bahn könne ihm gefährlich werden, wechselte er in die Laubenkolonien und umgekehrt. Als im Februar 1941 alle verfügbaren Kriminalbeamten eingesetzt wurden, hielt er sich zurück, weil ihm »die Luft zu dick wurde«. Ende Juni, nachdem er von den Überprüfungen verschont geblieben war, fühlte er sich wieder sicherer. Als dann von der Polizei das Gerücht verbreitet wurde, die Überprüfungen würden zum 1. Juli eingestellt, suchte er sich sein letztes Opfer: Frieda Koziol.

Ein Jude soll schuld sein

Wohl ahnend, was ihn erwartet, verfasste Ogorzow in der Haft einen Lebenslauf, in dem er seine Verbrechen zeitgemäß mit Schuldzuweisungen an einen jüdischen Arzt zu erklären versuchte: »Ich heisse Paul Ogorzow, bin geb. am 29.9.1912 in Muntowen Kreis Sensburg (Ostpr.). Vom 6. Lebensjahr bis 14ten habe ich die Volksschule in meinem Geburtsort Muntowen besucht. Als ich ungefähr 15 Jahre alt war, sind meine Eltern nach der Provinz Brandenburg verzogen. Dort habe ich in der Landwirtschaft beim Gutsbesitzer Palte gearbeitet. Später in den Stahl und Walzwerken in der Stadt Brandenburg. Als meine Eltern ihren Wohnsitz und auch die Arbeitsstelle nach Wachow gewechselt haben, musste ich die Arbeit in Brandenburg aufgeben und mit meinen Eltern nach Wachow ziehen. Dort habe ich wieder in der Landwirtschaft geholfen. Im Jahre 1934 habe ich bei der deutschen Reichsbahn angefangen zu arbeiten und zwar in einem Wohnbauzug II. Im Herbst 1934, als der Bauzug II aufgelöst wurde, waren wir nach Berlin, den Bahnmeistereien zugeteilt. Ich kam nach der Bahnmeisterei 40 am Schlesischen Güterbahnhof. Meinen Wohnsitz habe ich am Schlesischen Bahnhof gehabt. Ich habe mir auch die Geschlechtskrankheit dort geholt. Ich habe mich danach in ärztliche Behandlung begeben. Als ich kurz danach nach der 44. Bahnmeisterei nach Karlshorst überwiesen wurde und mein Leiden noch nicht behoben war, wurde mir ein gewisser Arzt Wilhelm Schwarzbach angeraten. Ich habe mich von dem genannten Arzt behandeln lassen, er hatte mir hoch und teuer versprochen, mich vollständig auszuheilen, was in Wahrheit der Fall nicht war, sondern hatte mir falsche Einspritzungen und nicht zutreffende Pillen verschrieben, welche sich bei mir in meinem Körper als schädlich erwiesen. Da der genannte Arzt wie ich später zu wissen bekam ein Jude war und ich als Parteigenosse bei ihm in Behandlung war wird er wohl mich mit Bestimmtheit dann falsch behandelt haben, was sich auch nach kurzer Zeit bemerkbar machte. Denn als ich inzwischen am Bahnhof Rummelsburg beim Unternehmer Posten gestanden habe, brach ich dort zusammen und konnte mich nicht mehr auf den Füssen halten. Ich wurde dann auf den Bahnsteig geführt und in Begleitung zur Bahnmeisterei gefahren. Von dort aus wurde ich zu dem jüdischen Arzt Schwarzbach geführt. Er war sehr erstaunt als ich eine Überweisung nach einem Krankenhause verlangte. Er mir aber doch dieselbe bewilligte. Im St. Antoniuskrankenhaus habe ich einige Wochen gelegen, wurde jedoch auch nicht ausgeheilt, da ich von dem Juden zu sehr versaut war. (...) Ich habe auf jeden Fall von der Krankheit sehr viel in meinem Körper behalten, denn ich habe schon oft festgestellt dass ich von meinen jungen Jahren ein gewisses Steifwerden und aus diesem Grunde auch meine Kopfnerven stark in Mitleidenschaft gezogen worden sind. Ich war auch in meinen Schuljahren auf den Kopf stark gefallen. (...) Auch mit dem Magen leide ich seit der Behandlung von dem jüdischen Arzt Schwarzbach, welche sich schon oft als nervöse Schmerzen gezeigt haben. Diese sind dann beim Auftreten noch kaum zu ertragen. Ich gebe hier zu das ich vor der Krankheit keinen solchen Trieb und mit meinen Kopfnerven nichts zu tun hatte. Es hat sich von 1934 bis jetzt da ich auch in Frankreich mir noch eine Geschlächtskrankheit mit hinzugeholt habe eine in mir merkwürdige Wandlung vor sich gegangen. Ich bitte, mich vom Gerichtsarzt untersuchen lassen um das es festgestellt wird was in mir eigentlich vorgeht. Auch eine Augenstarre tritt bei mir hervor. Da es sich anscheinend schon bis nach den Kopfnerven hingezogen hat. Die Straftaten die ich begangen habe und auch zu Protokoll gegeben habe sind alle in dieser unausgeheilten Krankheit zu suchen. Ich erkenne dies Reuevoll an, das ich es nicht tun durfte, aber es ist da in mir ein Trieb entstanden und bei der Tat eine plötzliche Umnachtung wegen der nicht ausgeheilten Krankheit entstanden. Ich bitte um eine Unterbringung in eine Nervenheilanstalt. Pg. Paul Ogorzow«

Pg. – so lautete die damals übliche Abkürzung für Parteigenosse. Der lange gesuchte Serienmörder war Mitglied der Nazipartei. Aus dem antisemitischen Hass in dieser Zeit versuchte er mildernde Umstände für sich zu gewinnen. Seine Erklärungsversuche halfen ihm allerdings nichts. Nun wurde er eingereiht unter die sogenannten Volksschädlinge, die zu vernichten seien.

Die Verordnung gegen Volksschädlinge vom 5. September 1939 sah unter anderem vor:

»Wer unter Ausnutzung der zur Abwehr bei Fliegergefahr getroffenen Maßnahmen ein Verbrechen oder Vergehen gegen Leib, Leben oder Eigentum begeht, wird mit Zuchthaus bis zu 15 Jahren oder mit lebenslangem Zuchthaus, in besonders schweren Fällen mit dem Tode bestraft.«

Ogorzow hatte seine Taten im Schutze der Dunkelheit vollbracht. Die Verdunklung der Fenster war allgemein vorgeschrieben wegen der drohenden nächtlichen Bombenangriffe. Berlin befand sich im Kriegszustand. Überdies hieß es in der Verordnung:

»Wer vorsätzlich unter Ausnutzung der durch den Kriegszustand verursachten außergewöhnlichen Verhältnisse eine sonstige Straftat begeht, wird unter Überschreitung des regelmäßigen Strafrahmens mit Zuchthaus bis zu 15 Jahren, mit lebenslangem Zuchthaus oder mit dem Tode bestraft, wenn dies das gesunde Volksempfinden wegen der besonderen Verwerflichkeit der Straftat erfordert.«

Meistens kamen solche Fälle vor das Sondergericht. Und dafür gab es auch noch eine Eilregelung: »In allen Verfahren vor den Sondergerichten muß die Aburteilung sofort ohne Einhaltung von Fristen erfolgen, wenn der Täter auf frischer Tat betroffen ist oder sonst seine Schuld offen zutage liegt.«

Tatsächlich verliefen die Ermittlungen und das Strafverfahren gegen Ogorzow in einem atemberaubenden Tempo. Vom ersten vagen Verdacht bis zur vorläufigen Festnahme durch die Polizei am 17. Juli 1941 verging eine Woche. Am 22. Juli wurde der Schlussbericht der Mordkommission fertiggestellt und unter dem Aktenzeichen Og. 6904 K.5.41 an die Staatsanwaltschaft abgesandt. Bereits einen Tag später übergab der Generalstaatsanwalt bei dem Landgericht als Leiter der Anklagebehörde bei dem Sondergericht unter dem Aktenzeichen 5 P Js 830/41 die Anklageschrift an das Sondergericht III bei dem Landgericht Berlin. Wieder einen Tag später fand die Hauptverhandlung statt, und noch am 24. Juli 1941 erging das Urteil: »Der Angeklagte wird als Gewaltverbrecher und Volksschädling wegen Mordes in acht Fällen und Mordversuches in sechs Fällen zum Tode verurteilt.«

In der Urteilsbegründung gingen die Richter auch auf das gerichtsärztliche Gutachten ein. Darin hat sich der Sachverständige, Medizinalrat Dr. Moritz Freiherr von Marenholtz, mit der Krankengeschichte und mit dem Sexualleben des Angeklagten auseinandergesetzt. Die Geschlechtskrankheiten, die Ogorzow zu seiner Rechtfertigung anführte, hatten nach Ansicht des Gerichtsarztes keinen Einfluss auf den Geschlechtstrieb. Aufgrund der Ausführungen des Sachverständigen kam das Gericht zu der Feststellung: »Der Angeklagte ist also voll zurechnungsfähig und für seine Taten verantwortlich.«

Schon einen Tag nach der Gerichtsverhandlung, am 25. Juli 1941, wurde das Todesurteil auf der Guillotine in der Strafanstalt Plötzensee vollstreckt. Vom ersten Hinweis auf Paul Ogorzow am 10. Juli bis zur Hinrichtung des S-Bahnmörders waren nur zwei Wochen und ein Tag vergangen.

Die Todesschwester. Der Fall Kusian

Am 5. Dezember 1949 – der Krieg war seit viereinhalb Jahren vorbei und Berlin geteilt in den Sowjetischen Sektor auf der einen Seite und die drei Westsektoren auf der anderen Seite – fand man in einer Ruine in der Borsigstraße unweit des heutigen Nordbahnhofs zwei Unterschenkel, einen linken Oberschenkel und einen linken Arm. Keine Hinterlassenschaften der Bombenangriffe und der letzten Straßenkämpfe, die Leichenteile waren noch frisch. Sofort wurden sie in das zuständige Leichenschauhaus in der Hannoverschen Straße gebracht, gelegen ein paar Straßenzüge weiter im Sowjetsektor wie der Fundort auch. Die damals dort tätigen Gerichtsmediziner fanden schnell heraus, dass sich die Gliedmaßen einem erwachsenen Mann zuordnen ließen. Seine Identität blieb zunächst ungeklärt.

Vier Tage später ein anderer grausiger Fund. Ein Polizeiwachtmeister verfolgte Schrottdiebe durch die damals noch ausgedehnte Ruinenlandschaft hinter dem Bahnhof Zoo im Bezirk Charlottenburg, Britischer Sektor. Dabei gelangte er auf das Grundstück Schillerstraße 3/Ecke Hardenbergstraße. Während die Trümmer an der Straßenfront bereits aufgeräumt waren, standen etwas zurückgesetzt noch zerstörte Gebäudeteile mit Kellerräumen. In einem dieser Keller lag auf einer Betonplatte der Rumpf eines männlichen Körpers.

Dieser Fund kam nicht in die Hannoversche Straße. Der kopf- und gliedmaßenlose Torso gehörte gemäß der politischen Teilung der Stadt auf den Sektionstisch des Westberliner Landesinstituts für gerichtliche und soziale Medizin im Pathologischen Institut des Krankenhauses Moabit. Dort obduzierte der Gerichtsarzt Medizinaldirektor Dr. Heinz Spengler den Rumpf. Wiederum ergaben sich keine Anhaltspunkte für eine Identifizierung. Immerhin aber Erkenntnisse zur Vorgehensweise bei der Leichenzerstückelung und zur Todesursache.

Die Schnittflächen und Schnittränder an den Abtrennungsstellen von Kopf und Gliedmaßen waren auffallend glatt. Bei wiederholtem Ansetzen des Werkzeugs und zögerlicher, weil gehemmter Schneidbewegung wären unregelmäßige, gezackte Wundränder mit unterschiedlich tiefen Kerben entstanden. Dort war offenbar mit wenigen, tiefgreifenden Schnittführungen das zerstörerische Werk zügig vollbracht worden, so dass man auf medizinische oder anatomische Kenntnisse des Täters schloss.

Ausgeführt worden war die Zerteilung des Leichnams eindeutig mit einem Messer. Die Verwendung eines Beils oder einer Säge, die ebenfalls zu unregelmäßigen Wundrändern sowie Scharten am Knochen und an Gelenkknorpeln geführt hätten, konnte verneint werden. Am Hals, dicht unterhalb der Abtrennungsebene, teilweise wegen der Durchtrennung des Halses unterbrochen, war eine horizontale streifige Hauteintrocknung erkennbar und somit bei Abwesenheit anderer Verletzungen ein Erdrosseln zu vermuten. Die Obduktion bestätigte die Gewalteinwirkung gegen den Hals. Es kamen Verletzungen der Schildknorpelhörner zutage, die unterblutet und demzufolge zu Lebzeiten entstanden waren.

Da *Totenflecke* nicht vorhanden waren, musste die Zerstückelung recht bald nach dem Tod erfolgt sein, so dass das Blut aus dem toten Körper abfließen konnte.

Die Toten- oder Leichenflecke bilden sich stets nach Eintritt des Todes an den tiefsten Regionen des Leichnams durch das Absinken des Blutes im Gewebe infolge der Schwerkraft. Bei Rückenlage des Verstorbenen entstehen sie also am Rücken, Auflageflächen bleiben ausgespart. Liegt jedoch ein erheblicher Ausblutungszustand kurz vor oder nach Todeseintritt vor, können die Totenflecke sehr blass ausfallen oder sogar fehlen. Dies kann neben einem Blutverlust nach außen auch durch eine krankheits- oder verletzungsbedingte Blutung im Körperinneren hervorgerufen werden.

Der Zustand des Torsos ließ unter Berücksichtigung der kühlen Witterungsverhältnisse auf eine Liegezeit von etwa einer Woche schließen. Am Spurenbild des Auffindungsortes erkannten die Ermittler, dass der Fundort nicht der Tatort war.

Dann, am 14. Dezember 1949, wiederum im Sowjetsektor, fand die Polizei auf einem Ruinengrundstück in der Chausseestraße 109 den Kopf, den rechten Oberschenkel und den rechten Arm eines Mannes. Nun geriet das Ganze plötzlich zu einem gerichtsmedizinischen Ost-West-Puzzle: Arme, Beine und Kopf in dem einen Zuständigkeitsbereich, der Rumpf in dem anderen. Trotz einigen Kompetenzgerangels wurden die Leichenteile aus dem Ostberliner Institut den Westberliner Kollegen übergeben. Dort fand dann die Vermutung, dass es sich um die Leichenteile ein und derselben Person handele, ihre Bestätigung.

Schon nach dem Fund in der Borsigstraße lag bei der Polizei im Britischen Sektor eine Vermisstenanzeige vor. Zwei Geschwister suchten ihren Bruder, den Handelsreisenden Hermann Seidelmann aus Plauen in Sachsen (nach anderen Angaben Plaue im Kreis Flöha, ebenfalls Sachsen). Der Mann war zur Beerdigung seiner Mutter am 17. November in Berlin angereist. Er übernachtete wie immer bei seinen Geschwistern im Bezirk Tiergarten. Am 3. Dezember hatte er die Wohnung verlassen, um am Bahnhof Zoo Einkäufe zu machen, vermutlich mit einigem Bargeld in der Tasche. Von diesem Ausflug war er nicht zurückgekommen.

So rief man die Geschwister ins Leichenschauhaus. Ein Pflaster an der rechten Fußsohle beseitigte jeden Zweifel. Der Tote war Hermann Seidelmann. Mit dem Pflaster hatte er ein Hühnerauge behandelt. Als eine der letzten Eintragungen ist im Archivbuch des Leichenschauhauses für 1949 vermerkt: »Seidelmann (Leichenteile), Hermann (geb. 1902), 5. und 14.12.49, Erwürgen oder Erdrosseln«. Der am 9. Dezember aufgefundene Rumpf ist hier nicht registriert, da er im Westteil der Stadt entdeckt wurde.

Nun galt es herauszufinden, was die sogenannten *vitalen und avitalen Verletzungen* bei diesem offensichtlichen Mordfall waren.

Die Untersuchung der Leichenteile im Mordfall Seidelmann widerspiegelt eine der Kardinalfragen der Rechtsmedizin – die Unterscheidung der zu Lebzeiten entstandenen, also vitalen Verletzungen, von den nach dem Tod hervorgerufenen, also avitalen Beschädigungen am Leichnam. Der entscheidende Befund, um diese Bewertung an Weichteilen vornehmen zu können, ist die vorhandene oder fehlende Unterblutung der Verletzungszone. Dies erklärt sich daraus, dass eine Blutung an einen intakten Kreislauf gebunden ist und somit nur bei einer lebenden Person eintreten kann. Am vorliegenden Fall fehlte eine Unterblutung der Hautschnittränder. Dagegen waren die Bruchzonen der Hörner des Schildknorpels (Teil des Kehlkopfgerüstes, dessen Vorderseite beim Mann besonders ausgeprägt ist und den Adamsapfel bildet) unterblutet – sie sind also durch eine massive stumpfe Gewalteinwirkung zu Lebzeiten entstanden. Im Fall Seidelmann wies die als streifige Vertrocknung vorhandene äußere Strangmarke auf ein Erdrosseln. Darunter wird das Zuschnüren der Halsweichteile mit einem Drosselwerk-

zeug verstanden. Zumeist geschieht das Drosseln durch fremde Hand, ein Selbsterdrosseln ist möglich, jedoch ausgesprochen selten. Als Drosselwerkzeug eignen sich Verlängerungskabel, Wäscheleinen, Krawatten, Handtücher, Gürtel und ähnliche Gegenstände. Entgegen der landläufigen Meinung besteht der Wirkungsmechanismus nicht in erster Linie im Zudrücken der »Gurgel«, also der Luftröhre. Demzufolge erstickt das Opfer auch nicht. Vielmehr kommt es zu einem teilweisen Verschluss der großen Halsblutgefäße und damit zu einer akuten Mangeldurchblutung des Gehirns. Bereits nach wenigen Sekunden setzt eine Bewusstlosigkeit ein, die bei anhaltender Halskompression sehr schnell in den Hirntod mündet. Da die großen Halsblutadern stärker abgeschnürt werden als die Kopfschlagadern, gelangt zwar Blut zum Kopf, der Rückfluss durch die Blutadern (= Venen) zum Herzen ist jedoch eingeschränkt.

Von diesem Mechanismus leitet sich im Übrigen die korrekte medizinische Bezeichnung der großen Halsvene an jeder Halsseite ab – Vena jugularis, deutsch: Drosselvene. Die schnell einsetzende Bewusstlosigkeit beim überraschend von hinten ausgeführten Drosseln erklärt auch, warum durchaus – wie im Fall Seidelmann – ein dem Täter körperlich überlegenes Opfer zu einer Gegenwehr nicht mehr fähig ist und zu Tode kommt.

Vom Täter fehlte indessen noch jede Spur. Auch was den Tatort betraf, tappte die Polizei noch im Dunkeln. Für sachdienliche Hinweise wurde eine Belohnung von 500 Mark ausgesetzt, eine für damalige Verhältnisse – nach der Währungsreform – beachtliche Summe. Doch niemand in der Drei-Millionen-Stadt brachte einen verwertbaren Hinweis. Und niemand ahnte, dass am zweiten Weihnachtsfeiertag dieses kargen vierten Nachkriegsjahres schon die nächste zur Zerstückelung vorgesehene Leiche unter einem Bett in einer Berliner Wohnung lag.

Leichen zwischen Ost und West

Am 4. Januar 1950, um die Mittagszeit, entdeckten Kinder beim Versteckspiel in einer Hausruine auf dem Grundstück Memhardstraße/Ecke Prenzlauer Allee unweit vom Alexanderplatz Teile eines menschlichen Körpers. Der Torso war in Unterwäsche gewickelt, Kopf und Gliedmaßen lagen daneben. Auch in diesem Fall stellte die

Kriminalpolizei fest: Der Fundort ist nicht der Tatort. Und die Gerichtsmediziner konnten die Liegezeit wie im Fall Seidelmann auf etwa eine Woche veranschlagen.

Diesmal waren die Leichenteile vollständig vorhanden. Der Täter hatte sich nicht die Mühe gemacht, die Relikte seines Gemetzels in der Stadt zu verstreuen. So konnten die Gerichtsmediziner konkrete Angaben zur Person des Opfers für die Fahndung gewinnen: Es war eine Frau, 1,60 bis 1,65 Meter groß und von kräftiger Gestalt, mit braunen Augen, rotbraun gefärbtem Haar und einer Goldkrone in der linken Oberkieferhälfte. Im Archivbuch des Leichenschauhauses ist verzeichnet: »Dorothea Merten (geb. 1903), Buchhalterin, aufgefunden 4.1.50, Erwürgen/Erdrosseln.«

Wiederum lag schon eine Suchanzeige vor. Der Ehemann hatte Dorothea Merten am 29. Dezember 1949 als vermisst gemeldet. Sie hatte drei Tage zuvor die Wohnung verlassen, um in Charlottenburg eine Krankenschwester zu besuchen. Anschließend wollte sie zu ihrer Schwester fahren, wo sie jedoch nie eintraf. Die ersten Ermittlungen ergaben, dass Frau Merten als Angestellte in einem Büromaschinengeschäft einer Kundin am 26. Dezember eine als Weihnachtsgeschenk bestellte Schreibmaschine nach Hause liefern sollte. Die Kundin hieß Elisabeth Kusian und war tatsächlich von Beruf Krankenschwester.

In diesem neuen Fall gerieten die Nachforschungen fast zu einem Politikum: Eine Westberliner Leiche im Sowjetsektor, eine Tatverdächtige im Britischen Sektor! Was die Gerichtsmediziner noch zustande brachten, nämlich Leichenteile aus dem Westteil Berlins mit denen aus Ostberlin auf einem Sektionstisch zusammenzuführen, dem hatte die Polizei nichts Ebenbürtiges entgegenzusetzen. Von den politischen Ambitionen der Besatzungsmächte geleitet, schotteten sich die beiden Polizeipräsidien voneinander ab. Im eigenen Zuständigkeitsbereich wurden Polizeibeamte des jeweils anderen Stadtteils an Ermittlungen gehindert oder sogar in Arrest genommen und Ermittlungsergebnisse der anderen Seite vorenthalten.

So geschah es, dass sich die 36-jährige Mordverdächtige Elisabeth Kusian zwei verschiedenen Kriminalpolizeien zur Vernehmung stellen musste. Bei der Westberliner Mordkommission M I 3 gelang es ihr am 5. Januar, jeden Argwohn zu zerstreuen. Im Ostberliner Polizeipräsidium in der Neuen Königstraße, so nahe am Alexanderplatz wie

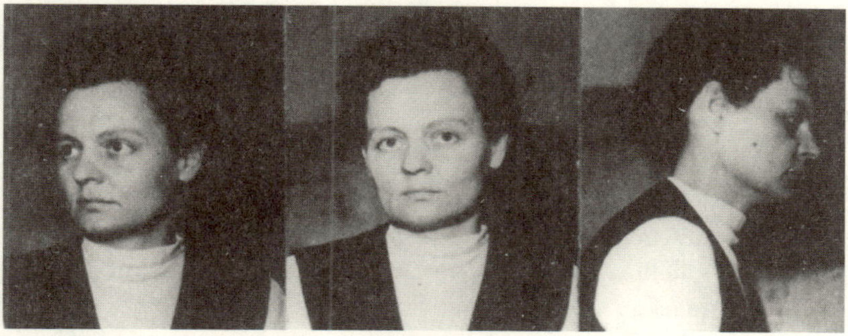

Erkennungsdienstliche Aufnahmen der Doppelmörderin Elisabeth Kusian

der Fundort der zweiten Leiche, verwickelte sie sich in Widersprüche und wurde festgenommen. Ausnahmsweise handelten dann Kriminalisten aus Ost und West noch einmal gemeinsam. Mitarbeiter beider Präsidien durchsuchten das möblierte Zimmer, das die geschiedene Frau und Mutter von drei unmündigen Kindern, über die sie kein Erziehungsrecht mehr hatte, in einer Vier-Raum-Wohnung der Kantstraße 154a zur Untermiete bewohnte. Die Ermittler wurden schnell fündig. Sofort fiel ihnen eine quergestreifte Krawatte aus dem Besitz Seidelmanns in die Hand. Die Kriminaltechniker sicherten Blutspuren an Wolldecken, an einem Rucksack und in den Ritzen des Fußbodens. An weiteren Beweisstücken ließen sich sicherstellen: ein Holzkoffer, der zum Transport der Leichenteile gedient hatte, das Küchenmesser, das zum Zerteilen der Leichname beider Opfer benutzt worden war und Spuren von Menschenblut zeigte, sowie ein Gummihandschuh, an dem sich mehrere Schamhaare befanden.

Nach viertägigen Vernehmungen durch die Ostberliner Mordkommission brach die Beschuldigte unter der erdrückenden Beweislast zusammen und gestand, dass sie am 3. Dezember Hermann Seidelmann und am 26. Dezember Dorothea Merten erdrosselt hatte.

Morphium und Skalpell

Den Vernehmern erschloss sich nach und nach ein Nachkriegskrimi der schlimmsten Art. Am Bahnhof Zoo war Seidelmann in sein Verderben gelaufen. Im zwielichtigen Milieu der Schwarzmarkthändler, Strichmädchen und Penner suchte er nach Geldwechslern. Der

Kurs der Westmark zur Ostmark bewegte sich damals, anderthalb Jahre nach der Währungsreform, zwischen eins zu vier und eins zu sechs. Der gut aussehenden Frau mit dem Häubchen und dem Lodenmantel einer Krankenschwester vertraute der Handelsreisende aus Sachsen sofort. Sie kaufte ihm 150 Ostmark ab und sagte, dass sie gern noch mehr tauschen wolle. Er möge sie am Abend in ihrer Wohnung aufsuchen. Den 46-jährigen Geschäftsmann aus der Provinz hat möglicherweise mehr gelockt als nur die Aussicht auf ein paar mehr Westmark.

Um 20 Uhr klingelte Seidelmann in der Kantstraße, wurde eingelassen, legte sogleich Hut und Mantel ab und ließ sich einen Kaffee servieren. Den hatte seine Gastgeberin noch nötiger, denn am Nachmittag hatte sie sich eine Morphiumspritze gegeben, und nun kam die Müdigkeit. Aber für das, was sie vor hatte, brauchte sie einen klaren Kopf. Schnell schluckte sie noch eine Dosis Pervitin. Nach zwei Stunden angeregter Unterhaltung, als der Gast sich womöglich schon Hoffnungen auf eine freudvolle Nacht machte, holte sie heimlich eine Wäscheleine aus einem Schubfach, warf diese dem Ahnungslosen von hinten über den Kopf und zog mit aller Kraft zu. Seidelmann sprang auf, riss dabei Tisch und Stuhl und auch die Angreiferin zu Boden, aber es war schon zu spät. Schnell verlor er das Bewusstsein und verstarb.

Ungerührt plünderte die Mörderin den Toten aus. Die Wäscheleine warf sie ins Feuer. Nach einer weiteren Morphiuminjektion machte sie sich an die Beseitigung des Leichnams. Zuerst benutzte sie dafür ein Skalpell, das sie als Andenken an ihre erste Assistenz in einem Operationssaal des Virchow-Krankenhauses behalten hatte. Als dieses abbrach, griff sie zum Küchenmesser ihrer Wirtin. Gut bewandert in der Anatomie, wusste sie genau, wie sie die Beine aus dem Hüftgelenk lösen und dann am Kniegelenk teilen konnte, um sie in einem Koffer verstauen zu können. Den Kopf trennte sie vom Rumpf und verpackte beides in zwei sorgfältig mit Papier ausgeschlagene Rucksäcke. Am nächsten Morgen, aufgeputscht von einer weiteren Dosis Pervitin, schleppte sie die Leichenteile aus dem Haus, zu den Ruinenstätten, wo man später die grausigen Funde machte.

Zwei Leidenschaften wurden dieser scheinbar gefühllosen Krankenschwester zum Verhängnis: Sie liebte ein lockeres, aufwendiges Leben und einen Westberliner Kriminalsekretär. Beides kostete sie mehr Geld, als die Arbeit im Krankenhaus einbrachte. Bei Seidelmann hatte sie alles in allem, den Rücktausch der Ostmark eingerechnet, 300 Mark erbeutet. Der Verkauf der Kleidungsstücke brachte nur spärliche Erlöse. Aber dem Geliebten wollte sie ein ersehntes Weihnachtsgeschenk machen: eine Reiseschreibmaschine, eine Rarität in der Nachkriegszeit, die sie nie und nimmer bezahlen konnte.

So baute sie dann auch die Falle für die Verkäuferin Dorothea Merten. Die 46-Jährige ließ sich am zweiten Weihnachtsfeiertag in die Kantstraße locken. Der zehn Jahre Jüngeren konnte sie keinen Widerstand mehr entgegensetzen, als sie die Schlinge um den Hals spürte. Da bis zum Erscheinen des Freundes keine Zeit mehr blieb, prüfte die Raubmörderin nur noch den Pulsstillstand und schob die Leiche unter ihr Bett, auf dem sie sich mit dem reich beschenkten Geliebten dann eine fröhliche zweite Weihnachtsnacht gönnte.

Was sich am nächsten Tag im Zimmer der Kusian abspielte, beschrieben die beiden Gerichtsärzte und psychiatrischen Gutachter, die Medizinalräte Dr. Waldemar Weimann und Dr. Rolf Niedenthal, in ihrem 71-seitigen Gutachten so: »Am 27.12. abends, als sie allein war, zog die Angeschuldigte die Leiche der Merten unter dem Bett hervor, entkleidete sie, was wegen der eingetretenen Totenstarre schwierig war, entfernte die Schlinge vom Hals und zerstückelte sie in der gleichen Weise wie die Leiche des Seidelmann. Bei ihrer Vernehmung betonte sie, daß schon erhebliche Totenflecke vorhanden waren, so daß nicht mehr so viel Blut herausfloß. Die einzelnen Teile der Leiche verpackte sie in 2 Rucksäcken, die sie zunächst abstellte; den Rumpf versteckte sie in die gleiche Decke gehüllt wie bei Seidelmann unter ihrem Bett, in dem sie in den folgenden Nächten schlief. Dann säuberte sie wieder den Fußboden und goß das Blutwasser in die Toilette. Den Inhalt der Handtasche der M. warf sie in den Ascheneimer. Die Papiere verbrannte sie im Ofen. Während die Leichenteile der M. in ihrem Zimmer waren, hielt sie bei Tage die Fenster ständig geöffnet.«

Erst in der Neujahrsnacht sah die Raubmörderin mit dem Schwesternhäubchen die Gelegenheit gekommen, die Relikte ihrer Untat aus dem Haus zu schaffen. Dreimal fuhr sie mit ihren Rucksäcken, in denen sie schon Seidelmanns Leichenteile befördert hatte, mit der S-Bahn in den Ostsektor zum Alexanderplatz, immer mit der Spekulation, dass ihr die gespaltene Polizei im gespaltenen Berlin nicht auf die Spur kommen werde.

»Manie mit Mordtrieben«

Am 8. Februar 1950 überstellten die Ostberliner Kriminalisten die geständige Elisabeth Kusian und die Ermittlungsakten den Westberliner Kollegen. Denn die Morde waren im Westteil der Stadt geschehen. Als Übergabeort wählte man die Sandkrugbrücke in der Invalidenstraße, wo sich bis zur Grenzöffnung 1989 ein innerstädtischer Grenzübergang befand. Die Übergabe erfolgte unter sorgfältiger Bewachung. Wenige Tage zuvor, am 11. Januar, hatte die des zweifachen Mordes Beschuldigte im Gefängnis versucht, sich durch Öffnen der Pulsadern das Leben zu nehmen.

Im Dienstbericht des Westberliner Kriminalkommissariats M I 3 ist unter dem Datum 8. Februar 1950 vermerkt:

»Nach fernmündlicher Rücksprache und fernmündlicher Vereinbarung wurde heute um 9.05 Uhr die am 6.01.1950 von der KI M des Ostsektors festgenommene Krankenschwester Elisabeth Kusian, geb. Richter, 8.5.1914 in Bornsheim/Thüringen geboren, Berlin-Charlottenburg, Kantstraße 154a bei Stöhr wohnhaft, an der Sektorengrenze, das heißt an der Sandkrugbrücke/Invalidenstraße, in Empfang genommen (...). Übergeben wurde ein Aktenband sowie ein kleiner Koffer der Kusian mit persönlichen Sachen. Einlieferung ins Untersuchungsgefängnis Alt-Moabit 12a.«

Mit großem Medienrummel begann am 15. Januar 1951 der letzte Akt – der Schwurgerichtsprozess im Saal 230 des Kriminalgerichts Berlin-Moabit. Die Eintrittskarten reichten bei weitem nicht. Hunderte von Schaulustigen und Reportern drängten sich vor dem Haupteingang in der Turmstraße. Die Ordnungskräfte konnten das Gedränge auf der Straße und im Gebäude nur mit Mühe eindämmen. Den Vorsitz führte Landgerichtsdirektor Dr. Korsch, unterstützt von den beisitzenden Richtern, der Landgerichtsrätin Dr. Gräfin Yorck von Wartenburg und dem Landgerichtsrat Schultz. Die Anklage vertrat Staatsanwalt Dr. Kunze. Prominent zur damaligen Zeit waren die beiden Verteidiger der Angeklagten – die Rechtsanwälte Dr. Nicolai, der bereits den Bandenchef Werner Gladow vertreten hatte, und Dr. Max Weimann, der Bruder des psychiatrischen Gutachters und Direktors des Landesinstituts für gerichtliche und soziale Medizin.

Der Gerichtsmediziner wurde im selben Verfahren als sachverständiger Zeuge gehört. Gemeinsam mit seinem langjährigen Institutsmitarbeiter Dr. Niedenthal hatte er die Angeklagte begutachtet und ihr eine »abartige psychopathische Persönlichkeit mit disharmonischer Charakteranlage und hysterischen Zügen« attestiert, dabei sei sie aber »weder geisteskrank noch geistesschwach«. In dem *gerichtspsychiatrischen Gutachten* wurde sie als kaltblütige, gefühls- und ruhelose, labile Person mit großem Geltungsbedürfnis charakterisiert.

Das Ziel der gerichtspsychiatrischen Begutachtung eines Tatverdächtigen bzw. Beschuldigten ist es, seine psychische Situation während der Tatbegehung möglichst genau zu rekonstruieren, um daraus schlussfolgern zu können, ob sich der Betroffene zu diesem Zeitpunkt in einem schuldunfähigen oder die Schuldfähigkeit mindernden Zustand befunden hat. Ausführliche Befragungen, in der Fachsprache als Exploration bezeichnet, und die damit verbundene Beobachtung von Reaktionen und Verhaltensweisen sowie eine internistisch-neurologische Untersuchung bilden die Basis für ein solches forensisch-psychiatrisches Gutachten. Ergänzt werden kann dies durch fremdanamnestische Angaben, das heißt durch Informationen, die mit einer Befragung nahestehender Personen, beispielsweise Angehöriger, Freunde oder Kollegen, erlangt werden. Weiter fließt die gesamte Vorgeschichte des Betroffenen ein, zu der nicht nur zurückliegende Erkrankungen, sondern auch die Entwicklung im Kindes- und Jugendalter, Bildungsweg, beruflicher Werdegang, familiäre Bedingungen und soziales Umfeld gehören. Besonderes Augenmerk gilt naturgemäß dem Missbrauch von Alkohol und Betäubungsmitteln.

Um diese umfangreiche Begutachtung durchführen zu können, waren die Sachverständigen zeitweilig bei den polizeilichen Vernehmungen zugegen und hatten Elisabeth Kusian wiederholt in der Haftanstalt aufgesucht. Daneben stützten sie sich auch auf Erkenntnisse aus Gesprächen mit wichtigen Zeugen, so mit dem geschiedenen Ehemann Walter Kusian und dem Freund der Beschuldigten, den Kriminalsekretär Kurt Muschan.

In den nächsten Wochen sahen sich die Sachverständigen unterschiedlichen Reaktionen der Mörderin gegenüber. Sowohl bei den Ausführungen zu ihrem Lebenslauf wie auch zum Ablauf der Taten schweifte sie immer wieder ab in ein Geflecht von Lügen, Halbwahrheiten und Fantasien. Erst bei Vorhaltung klarer Beweise war sie bereit, die jeweiligen Einzelheiten zu gestehen. Nach anfänglicher Gesprächsbereitschaft verweigerte sich die Beschuldigte den Befragungen.

Die Sicht der Kusian auf ihr eigenes Handeln und ihre Situation gibt ein von ihr an den Gerichtsmediziner Dr. Weimann adressierter Brief vom 2. Dezember 1950 wieder: »… Mit dem Geständnis habe ich in mein Leben eingegriffen, aber zig Menschen haben in dem meinen herumgewühlt. Aus meinem verborgensten Innenleben haben Sie Herr Medizinalrat Stücke roh herausgerissen. Sie helfen mir nicht, können es auch gar nicht, im Gegenteil, Ihr Gutachten bringt mir mehr Schaden als Nutzen. Schreiben Sie doch noch dazu – Akute Manie mit Mordtrieben – so haben Sie Ihr Werk vollbracht!«

Von Dr. Niedenthal erfuhren die Prozessparteien, dass die Kusian kriminalmedizinische Vorträge für Polizeibeamte besucht habe, in denen auch über Erdrosselungsvorgänge gesprochen wurde. In seinen weiteren Ausführungen ging der Sachverständige auf einen lange bestehenden Medikamentenmissbrauch der Kusian ein. Sie hatte, so seine Erkenntnisse, in den zurückliegenden Jahren im Wechsel Morphium und das Aufputschmittel Pervitin konsumiert. Ihr Beruf als Krankenschwester dürfte ihr den Zugang zu diesen Substanzen erleichtert haben. Überdies gab es damals wie heute auch für Nichtmediziner Möglichkeiten einer illegalen Beschaffung. Nach Einschätzung von Dr. Niedenthal hat dennoch eine Bewusstseinsstörung als Begründung einer Schuldminderung oder Schuldunfähigkeit zum Zeitpunkt der Tatbegehung nicht vorgelegen. Die Anwendung des § 51 StGB (heute § 21 StGB – Verminderte Schuldfähigkeit) wurde verneint.

Mehrfach schlugen im Prozess die Wellen hoch. Die Angeklagte änderte wie schon bei der gerichtspsychiatrischen Begutachtung wiederholt ihre Taktik. Mal erschien sie ruhig und sachlich, mal hochgradig erregt, mal renitent, mal aggressiv. Zu den Tatvorwürfen verweigerte sie jede Aussage, obwohl sie beide Tötungsdelikte in den polizeilichen Vernehmungen wie auch bei der Begutachtung in allen Einzelheiten gestanden und dabei eindeutig Täterwissen offenbart hatte. Ein Versuch, ihren geschiedenen Ehemann zu bezichtigen, scheiterte an der Eindeutigkeit und der erdrückenden Last der Beweise.

Am 24. Januar 1951, dem letzten von sechs Verhandlungstagen dieses in Ost und West politisch ausgeschlachteten Prozesses, verhängte das Gericht gegen die Mörderin im Schwesterngewand zweimal lebenslängliche Freiheitsstrafe. Ihr wurden überdies die bürgerlichen Ehrenrechte aberkannt. In der Urteilsbegründung wird auf die Heimtücke verwiesen, einem auch heute noch gültigen, im *§ 211 des Strafgesetzbuchs* beschriebenen Kriterium für den Mord in der Abgrenzung zum Totschlag. Bei ihren Taten hatte die Angeklagte die Wehrlosigkeit ihrer Opfer ausgenutzt, ihre Arglosigkeit durch Vortäuschen von Gastfreundlichkeit – etwa durch das Angebot von Kaffee und Zigaretten – gestärkt und beide wissentlich und gewollt ermordet.

Für die Wertung eines Tötungsdelikts als Mord nennt der § 211 StGB folgende Kriterien:

1. *die Motivation betreffend – Mordlust, Befriedigung des Geschlechtstriebs, Habgier, Ermöglichung oder Verdeckung einer anderen Straftat, sonstige niedrige Beweggründe;*
2. *die Begehungsweise betreffend – heimtückisch oder grausam oder mit gemeingefährlichen Mitteln.*

Der § 212 StGB definiert den Totschlag so: »Wer einen Menschen tötet, ohne Mörder zu sein, wird als Totschläger (…) bestraft.« Entgegen sich hartnäckig haltender, gelegentlich sogar in den Medien kolportierter und weit verbreiteter Auffassungen ist der Vorsatz also kein Unterscheidungsmerkmal zwischen Mord und Totschlag, es gibt auch Fälle von vorsätzlichem Totschlag!

Auch der Begriff grausam wird im Alltag meist falsch gebraucht. Juristisch gilt eine Tat dann als grausam, wenn dem Opfer mehr Schmerzen und Qualen zugefügt werden, als zum Erreichen des Taterfolges, also der Tötung, notwendig sind. Die beiden Morde der Kusian können demzufolge nicht als grausam klassifiziert werden, da beide Opfer rasch und nahezu schmerzlos getötet wurden.

Der Revisionsantrag gegen das Urteil blieb erfolglos. Der 3. Strafsenat des Bundesgerichtshofs bestätigte am 13. Dezember 1951 den Urteilsspruch des Berliner Gerichts. Sieben Jahre später erlag Elisabeth Kusian in der Haft einem Krebsleiden.

Experiment Frauenmord. Der Fall Hilmar S.

»Schlechte Arbeit für einen Sektionsgehilfen«, sagte der Mann in einem Ton, als wolle er sich entschuldigen. »Kein richtiges Werkzeug gehabt. Und keinen richtigen Tisch mit Blutablauf. Pfuscharbeit. Schade.«

Was wie der Dialog in einem mangelhaft ausgestatteten Obduktionsraum klang, das mussten sich zwei Streifenpolizisten am Nachmittag des 14. Februar 1969 in einer Wohnung in Berlin-Lichtenberg anhören, wo sie auf die frischen Spuren eines soeben geschehenen Mordes stießen. Ihnen gegenüber, vor einem Kachelofen, stand ein großer kräftiger Mann und drückte seine Zigarette aus. Sein Hemd steckte unordentlich in der Hose, und es hatte den Anschein, als ob darauf rote Flecken zu erkennen waren.

Auf dem Fußboden, mitten im Zimmer zwischen Couch und Couchtisch, der Körper einer Frau. An ihrem Hals eine tiefe, klaffende Schnittwunde und viel Blut. Die Frau war tot.

Hätten die Polizisten geahnt, was sich da Minuten zuvor abgespielt hatte, wären sie anders vorgegangen. Um 13.52 Uhr war auf der Volkspolizeiinspektion Berlin-Lichtenberg der Hilferuf einer Frau eingegangen. Sie hatte ein verstörtes kleines Mädchen in ihrer Obhut, die Tochter der Nachbarin. Die Polizisten hatten sich in den Funkstreifenwagen gesetzt, waren an dem Haus vorgefahren und hatten mehrmals vergeblich unter dem angegebenen Namen geklingelt. Doch niemand öffnete. Drinnen schien alles still. Unten vor der Haustür trafen sie dann die Anruferin. Die Mutter zumindest müsse zu Hause sein, sagte diese, sie habe das Mädchen zu ihr geschickt. Die Polizisten kehrten in das Haus zurück, klopften energisch und bemerkten, dass die Wohnungstür mit einem schweren Gegenstand verstellt war. Mit dem Einsatz ganzer Körperkraft drückten sie die Tür auf und betraten den Korridor. Nun konnten sie erkennen, dass sie eine Waschmaschine beiseite geschoben hatten. An der verschlossenen Wohnzimmertür klopften sie erneut. Drinnen waren Geräusche zu hören, aber erst nach geraumer Zeit drehte sich von innen ein Schlüssel.

»Da liegt sie. Mausetot. Ich habe sie seziert«, sagte der Mann, dessen sie nun ansichtig wurden und der sich als Sektionsgehilfe bezeich-

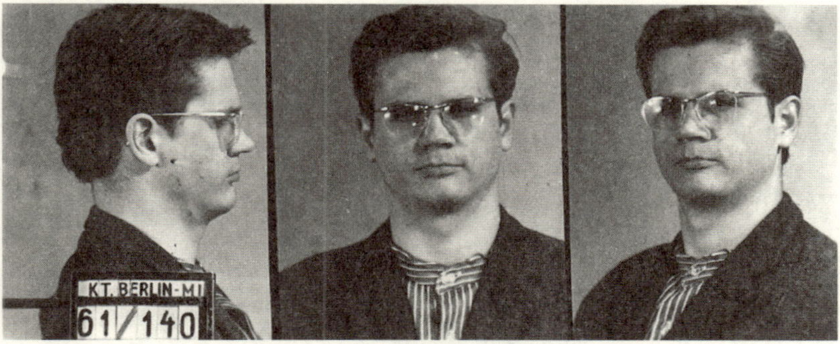

Frauenmörder Hilmar S.

nete. Gleichmütig fügte er hinzu, dass er dasselbe noch mit zwei anderen Frauen getan habe. Geschehen in der vorangegangenen Nacht. Er nannte sogar die Namen und die Wohnanschriften.

Der Mann hieß Hilmar S. Er war 30 Jahre alt, mehrfach vorbestraft wegen Körperverletzung und tatsächlich einige Jahre zuvor Sektionsgehilfe in einem Berliner Pathologischen Institut gewesen. Dort hatte er an Leichen gelernt, was er nun, in einem Rausch von Eifersucht, an lebenden Menschen verübt hatte.

Der Mörder leistete keinen Widerstand bei der Festnahme. Er wurde in das Krankenhaus der Volkspolizei in der Scharnhorststraße gebracht. Dort nahm ihm der diensthabende Arzt eine Blutprobe ab. Es lag keine alkoholische Beeinflussung vor. Danach erfolgte die *körperliche Untersuchung* des Täters durch zwei Ärzte des Instituts für Gerichtliche Medizin der Charité.

Der Rechtsmediziner untersucht nicht nur die Getöteten, sondern begutachtet häufig auch die Täter nach medizinischen Gesichtspunkten. Dabei müssen die im Strafrecht vorgeschriebenen Kriterien berücksichtigt werden. Das Gericht erwartet eine gesetzesgemäße Interpretation des medizinischen Sachverhalts durch den Rechtsmediziner. Der Arzt wird als Sachverständiger tätig und demzufolge unterliegen seine Feststellungen für das Gutachten nicht der ärztlichen Schweigepflicht.

Eine körperliche Untersuchung lebender Personen im Strafverfahren ist eine Ganzkörperuntersuchung, bei der keine Region ausgelassen wird. Sämtliche Verletzungen und alle krankhaften Befunde werden erfasst. Jede Verletzung ist hinsichtlich Ausdehnung, Art und Lokalisation zu beschreiben. Weiterhin soll der vermutliche Entstehungszeitpunkt eingeschätzt wer-

den. Zur Untersuchung gehört es, verletzungsbedingte Beschwerden genau zu erfragen. Bestimmte Funktionsstörungen, beispielsweise Sehstörungen oder Schluckbeschwerden, erfordern eine zusätzliche Untersuchung durch den entsprechenden Facharzt.

Die Untersuchungsergebnisse werden grundsätzlich schriftlich und – soweit nötig – auch fotografisch festgehalten. Selbst kleinere Befunde, die medizinisch bedeutungslos sind, müssen für die gerichtsärztliche Beurteilung erfasst werden. Genauso ist das Fehlen von Veränderungen (Verletzungen, Verschmutzungen) bedeutsam und mit zu dokumentieren.

Bei der gerichtsärztlichen Untersuchung von Hilmar S. fanden sich an Kopf, Hals, Rumpf und Gliedmaßen zahlreiche blutverkrustete Riss- und Kratzwunden. Beide Hände waren blutverschmiert.

Attacke mit Würgen

Am ersten Tatort war der alarmierte Gerichtsarzt Dr. G. mit dem Staatsanwalt M. zusammengetroffen, als sie die Nachricht von einem zweiten Mordopfer erreichte. Von dort fuhren sie unverzüglich zum dritten grausigen Ort. Schon dort war die Ähnlichkeit der Verletzungen aller drei Frauen offenkundig. Die Toten wurden in das Institut für Gerichtliche Medizin der Charité überführt. Am nächsten Morgen konnten den Ermittlern die wesentlichen Obduktionsergebnisse mitgeteilt werden:

Leiche der Inge Sch. (Sekt.-Nr. 230/69)

Punktförmige Blutungen an der Innenseite der Kopfschwarte und im Bereich beider Schläfenmuskeln als Folgen einer Halskompression. Querer Halsschnitt mit Durchtrennung der Halsweichteile bis auf die Wirbelsäule. Bluteinatmung. Zwei Stichverletzungen in der Herzgegend mit 1000 ml Blut in der linken Brusthöhle. Blutarmut aller inneren Organe als Folge des Blutverlustes. Längsschnitt durch die Bauchdecke mit Eröffnung des Bauchraumes sowie Stich-Schnitt-Verletzungen von Leber und Magen.

Todesursache: Herzstich und Halsschnitte nach nicht lange dauerndem Würgevorgang.

Keine alkoholische Beeinflussung zum Zeitpunkt des Todes.

Spermanachweis negativ.

Leiche der Ursula K. (Sekt.-Nr. 228/69)
Würgemale am Hals beiderseits, durch Würgen auch Bruch beider oberer Schildknorpelhörner am Kehlkopf, punktförmige Blutungen an den Augenlidern und an den Augäpfeln sowie an der Innenseite der Kopfschwarte und in den Schläfenmuskeln. Halsschnitt mit Durchtrennung von Luft- und Speiseröhre sowie der großen Halsblutgefäße rechts. Bluteinatmung. Stichverletzung des Herzens, 100 ml Blut in der linken Brusthöhle. Kragen- und Körperlängsschnitt mit Schnittführung bis zum rechten Knie.
Todesursache: Halsschnitt nach vorangegangenem Würgen.
Zum Zeitpunkt des Todes bestand eine mittelgradige alkoholische Beeinflussung.
Spermanachweis negativ.
Leiche der Rosemarie S. (Sekt.-Nr. 229/69)
Würgemale an der Halsvorderseite, Blutungen am Kehlkopf und in der vorderen Halsmuskulatur, punktförmige Blutungen in der Gesichtshaut, an den Augenlidern und Augäpfeln, an beiden Schläfenmuskeln, an der Zunge und an den Gaumenmandeln. Tiefer Halsschnitt mit unvollständiger Durchtrennung der Halswirbelsäule, Rückenmark vollständig durchschnitten. Bluteinatmung. Fünf Stich-Schnitt-Verletzungen in der linken Brustregion, zwei davon mit Eröffnung der Herzkammern, 100 ml Blut in der linken Brusthöhle. Hochgradige Ausblutung.
Todesursache: Halsschnitt nach vorangegangenem Würgen.
Keine alkoholische Beeinflussung zum Zeitpunkt des Todeseintritts.
Spermanachweis negativ.

Die Obduktionsergebnisse bestätigten die ersten Erkenntnisse zum Tatgeschehen. Der Täter hatte die Tötung immer auf dieselbe Weise vollzogen: zuerst ein *Würgen* bis zur Bewusstlosigkeit.

Wie bei den drei ermordeten Frauen auch, stellt das Würgen bei Tötungsdelikten nicht selten die erste Angriffshandlung dar. Es bedarf dazu keines Tatwerkzeugs, denn beim Würgen erfolgt die Kompression des Halses mit bloßen Händen. Je nachdem, wie und mit welcher Kraft der Hals umfasst wird, kommt es entweder mehr zu einer Behinderung der Atmung oder mehr zu einer Beeinträchtigung des Blutstroms im Hals. Eine völlige Unterbrechung der Blutzufuhr zum Kopf ist durch Würgen kaum zu erreichen, weil die Wirbelschlagadern nicht komprimiert werden. Dagegen können die oberflächlich liegenden Halsblutadern durch den Würgegriff weitgehend zusammengedrückt werden, so dass der Blutabfluss aus dem Kopf erheblich eingeschränkt ist. Deshalb bilden sich die charakteristischen Stauungszeichen Blauverfärbung, Dunsung und punktförmige Hautblutungen im Kopfbereich beim Würgen regelmäßig und äußerst stark aus. Manchmal kommt es zu Blutungen aus Nase und Ohren.

Der Würgegriff führt meist nicht sofort zur Bewusstlosigkeit. Das Opfer ist anfänglich zur Gegenwehr in der Lage. Der Zugriff des Täters lockert sich zeitweise, und er muss mehrfach zufassen, so dass zwischenzeitlich wieder Atmung und Blutfluss am Hals möglich sind. Ist die Gegenwehr heftig und dadurch die Halskompression wiederholt unterbrochen, kann es mehrere Minuten bis zum Eintritt der Bewusstlosigkeit dauern.

Als äußere Zeichen des Todes durch Erwürgen finden sich auf der Halshaut die richtungweisenden Würgemale. Diese entstehen durch Fingerdruck, insbesondere durch die Fingernägel des Täters, und zeigen sich als kratzerartige, gelegentlich rundliche, braun vertrocknete Hautabschürfungen. Zudem können halbmondförmige Fingernagelspuren vorkommen. Durch den Griff an den Hals verursachte kleinfleckige Unterblutungen sind ebenfalls häufig, nicht selten jedoch durch die braunen Hautvertrocknungen überdeckt.

Mitunter lässt sich von der Verteilung der Würgemale auf der Halshaut auf die Art und Weise des Würgegriffs schließen. Beim Würgen mit der rechten Hand von vorn sind charakteristische Spuren zu erwarten. Die meisten Hautvertrocknungen und Unterblutungen werden an der linken Seite liegen, verursacht durch die Finger. Die Würgemale, die dem Daumen entsprechen, sind an der rechten Halsseite lokalisiert. Es sind meist einzelne, häufig kräftig unterblutete Würgemale.

Im Kopf-Hals-Bereich finden sich bei der Leichenöffnung kräftige Blutungen im Unterhautfettgewebe des Halses, in den verschiedenen Halsmuskeln und in der Schilddrüse sowie unterblutete Brüche des Kehlkopfgerüsts und des Zungenbeins. Kräftig ausgebildet sind meist auch die Stauungsblutungen in der Mund- und Rachenschleimhaut, in den Augenbindehäuten sowie an der Kopfschwarteninnenseite, der Knochenhaut des Schädeldachs und den Schläfenmuskeln. Entsteht vor dem Würgen eine blutende Wunde im Kopf-Hals-Bereich, beispielsweise durch Schlag oder Stich, kann es bei der nachfolgenden Halskompression nicht zu einer Blutstauung kommen und folglich fehlen die Stauungszeichen.

Bei den drei getöteten Frauen konnten verschieden stark ausgeprägte Zeichen des Würgens festgestellt werden. Dem Würgen folgten tiefe *Halsschnitte* und Herzstiche.

Wenn die vordere Halsmuskulatur durchschnitten ist, kann der Eindruck entstehen, als sei aus der Halsvorderseite ein Keil herausgeschnitten worden. Dieses breite Klaffen der Wunde lässt sich mit der Retraktion der durchtrennten Halsmuskeln erklären, deren Zurückweichen den Defekt vortäuscht. Hinzu kommt das Zurücksinken des Kopfes infolge seines Eigengewichts und der Zug der totenstarr werdenden Nackenmuskulatur.

Der Halsschnitt führt bei Eröffnung großer Blutgefäße zu einem starken Blutverlust, so dass die Todesursache ein Verbluten sein kann. Lebensbedrohlich wird ein akuter Blutverlust dann, wenn mehr als ein Drittel der Gesamtblutmenge aus dem Blutgefäßsystem ausgetreten ist. Das entspricht beim Erwachsenen einem Blutverlust von 1,5 – 2 l. Bedeutsam für ein Verbluten ist nicht allein die Menge, sondern auch die Schnelligkeit des Ausblutens. Daraus ergibt sich, dass Todesfälle durch alleiniges Verbluten meist infolge einer Verletzung großer Schlagadern auftreten, die wesentlich schneller bluten als Blutadern desselben Kalibers.

Die Ausblutung ist stets eine aktive Kreislaufleistung, die zu einer allgemeinen Blutarmut des gesamten Körpers führt. Äußerlich fällt eine starke Blässe von Haut und Schleimhäuten auf. Die Totenflecke sind nur spärlich ausgeprägt oder fehlen völlig. Die Blutarmut zeigt sich an den inneren Organen durch das Hervortreten ihrer Eigenfarbe. Unter der Herzinnenhaut finden sich regelmäßig kleinfleckige oder streifige Blutungen, sogenannte Verblutungsblutungen.

Beim Verbluten stellt der Sauerstoffmangel die letztendliche Todesursache dar. Infolge des Blutverlustes reicht die Transportkapazität der im Organismus verbliebenen roten Blutkörperchen nicht mehr als, um die Organe ausreichend mit Sauerstoff zu versorgen.

Hat der Halsschnitt zur Verletzung großer Blutadern geführt, kann es zu einer tödlichen Luftembolie kommen. Durch den negativen Druck in diesen Blutgefäßen wird Außenluft in die Blutbahn eingesaugt, die in das Herz und in die Lungenschlagadern gelangt. Bei genügend großer Menge kommt es zum Ausfall der Pumpfunktion des Herzmuskels mit Kreislaufstillstand.

Der Nachweis einer Luftembolie erfolgt bei der Leichenöffnung und verlangt eine besondere Sektionsmethode, nämlich das Öffnen des Herzens unter Wasser. Dazu wird der Herzbeutel aufgeschnitten, soviel Wasser hineinge-

füllt, bis das Herz vollständig mit Wasser bedeckt ist und dann mit einem Sektionsmesser in die Herzkammern gestochen. Befindet sich Luft darin, steigen Bläschen aus dem Herzen auf.

Werden mit dem Halsschnitt große Blutgefäße eröffnet und gleichfalls Luftröhre oder Kehlkopf verletzt, erfolgt auch eine Blutaspiration. Mit Aspiration bezeichnet man das Einsaugen von flüssigem oder festem Material (Blut, Mageninhalt, Fremdkörper) in die Atemwege während der Einatmungsphase. Das eingeatmete Blut gelangt über die Luftröhrenäste bis in das Lungengewebe. Es bewirkt eine Verlegung der Atemwege und kann zum Erstickungstod führen. Bei der Leichenöffnung finden sich unter dem Lungenfell und auf den Lungenschnittflächen landkartenartige, blau-rote Bluteinatmungsherde.

Die möglichen Todesursachen nach einem Halsschnitt – Ausblutung, Luftembolie und Blutaspiration – gehören zu den allgemeinen Vitalreaktionen. Solche Reaktionen stellen eine Antwort der großen Funktionssysteme des Körpers wie Kreislauf und Atmung auf ein schädigendes Ereignis dar, sind also an das Funktionieren dieser Systeme gebunden. Das bedeutet – wie bereits erörtert -, dass Vitalreaktionen die Entstehung einer Verletzung zu Lebzeiten anzeigen. Wie durch die lokalen Vitalreaktionen lassen sich so zu Lebzeiten verursachte Gewaltfolgen von den nach dem Tod zustande gekommenen Beschädigungen unterscheiden. Je länger die Zeitspanne zwischen der Gewalteinwirkung und dem Todeseintritt ist, desto stärker ausgeprägt sind die vitalen Reaktionen des Organismus.

Eine berufsbedingte, typische Schnittführung ließ sich lediglich bei dem zweiten Opfer erkennen, an dem der Täter einen Kragen- und Körperlängsschnitt mit Eröffnung der Bauchhöhle ausgeführt hatte. Der sogenannte Kragenschnitt reicht von Schulter zu Schulter auf der Körpervorderseite. Bei dieser Schnittführung handelt es sich um eine übliche Sektionstechnik, mit der in der Pathologie eine Leichenöffnung begonnen wird.

Der Frauenmörder aus Lichtenberg berichtete ausführlich über seine Taten und diktierte sogar teilweise seine Aussagen. Ohne Schwierigkeiten gelang es, Vorgeschichte und Ablauf der Verbrechen aufzuklären.

Rache am Scheidungstag

Im Juli 1967 hatte Hilmar S. seine spätere Ehefrau Rosemarie kennen gelernt, die damals noch in einer anderen Ehe lebte. Zwischen beiden entwickelte sich eine stark sexuell geprägte Beziehung. Als sie dann zusammen lebten, musste Rosemarie mehr und mehr Gewalttätigkeiten ihres neuen Mannes ertragen. Am 12. Dezember 1968 erstattete sie Anzeige gegen ihn wegen Körperverletzung und verließ ihn noch am selben Tag. Nichts konnte sie bewegen, zu ihm zurückzukehren. Am 3. Februar 1969 reichte sie die Scheidungsklage ein. Hilmar S. aber wollte sie niemals und unter keinen Umständen einem anderen Mann überlassen. Und so beschloss er, sie zu töten.

Zuerst dachte er daran, seine Frau zu erschießen. Um in den Besitz einer Pistole zu gelangen, wollte er einen Polizisten überfallen. Bei genauerem Nachdenken schien ihm das jedoch zu schwierig. Er entschied sich für das Messer, mit dem er ja beruflich genug Umgang gehabt hatte. Zum Tag der Rache wählte er den Tag der Ehescheidung. Er nahm sich vor, Rosemarie auf dem Weg zum Gerichtsgebäude niederzustechen. Da er nicht sicher war, welchen Weg sie zum Gericht nehmen würde, änderte er den Plan. Er wollte die Tat – noch dramatischer – im Gerichtssaal ausführen und sich anschließend selbst töten.

Doch dann ging alles schneller. Am Abend des 13. Februar 1969 verlor Hilmar S. beim Kartenspiel mit einem Bekannten rund 120 Mark. Er behauptete, beim Spiel betrogen worden zu sein und forderte das Geld zurück. Sein Mitspieler verweigerte die Rückgabe, er habe ehrlich gespielt. Hilmar S. drohte, das werde ein schlimmes Ende nehmen.

Als der andere den Gastraum verließ, um die Toilette aufzusuchen, klappte der hochgradig Erregte sein Taschenmesser auf und lief hinterher. Auf der Toilette forderte er das Geld erneut zurück. Zweimal stach er dem Anderen in den Hals. Getroffen im Nacken und an der rechten Halsseite, rückte der Angegriffene 100 Mark heraus. Doch Hilmar S. wollte alles. Er schlug dem Anderen noch mehrmals mit der Faust ins Gesicht, bis dieser auch die restlichen 20 Mark zurückgab. Danach reichte der Angreifer dem stark Blutenden ein Taschentuch, reinigte das Messer mit Wasser und verließ die Gaststätte.

Doch offenbar reichte das für eine Genugtuung nicht. Unterwegs hielt Hilmar S. an, lauerte dem Mitspieler beim Heimweg noch einmal auf, beschimpfte ihn erneut und drohte, dass dieser für den Betrug beim Spielen noch mehr bluten müsse. Er verfolgte den Verletzten bis zu dessen Wohnung. Für den Fall, dass der andere Anzeige erstatten sollte, kündigte er an, ihn nach der Haftzeit totzuschlagen.

Das war wohl auch der Moment, als Hilmar S. sich erinnerte, dass gegen ihn wegen schwerer Körperverletzung seiner Ehefrau ermittelt wurde. Wenn man ihn inhaftierte, wäre sein Plan gefährdet, am Tag der Ehescheidung seine Frau im Gerichtssaal zu töten. Und er entschloss sich, dem zuvorzukommen. Sein Vorhaben wollte er noch in derselben Nacht verwirklichen.

Zur Probe ein Doppelmord

Es war Mitternacht, als Hilmar S. in seine Wohnung zurückkehrte. Er reinigte sich vom Blut des verletzten Mitspielers und nahm aus der Küche ein Brotmesser an sich. Als er es im Mantel verstaut hatte, kamen ihm Zweifel, ob er im entscheidenden Moment fähig sein werde, seine Frau wirklich zu töten. Schon mehrfach hatte er sie mit einem Messer bedroht, aber noch nie richtig zugestochen. Er meinte, er müsse ausprobieren, ob er imstande sei, einen Menschen zu töten. Ein mögliches Opfer kam ihm schnell in den Sinn: seine ehemalige Verlobte, die 46-jährige Inge Sch. Sie wohnte in unmittelbarer Nähe, und er konnte sicher sein, auch mitten in der Nacht Einlass zu finden.

Hilmar S. hatte die 16 Jahre ältere Frau im Frühjahr 1965 kennen gelernt. Schnell wurde daraus eine intime Beziehung. Doch seit er bei ihr wohnte, gab es oft schon aus nichtigen Anlässen heftige Auseinandersetzungen. Er schlug sie und demolierte mehr als einmal ihre Wohnung. Als er im Dezember 1965 erneut inhaftiert wurde, trennte sich Inge Sch. von ihm. Später besuchte er sie noch gelegentlich.

Am 14. Februar 1969 erschien Hilmar S. gegen 0.30 Uhr bei Inge Sch. und bat, bei ihr übernachten zu dürfen. Sie willigte ein. Als beide im Bett lagen, griff der ehemalige Verlobte nach ihrem Hals und würgte solange, bis sie kein Lebenszeichen mehr erkennen ließ. Danach holte er das mitgebrachte Brotmesser aus seinem Mantel, durchschnitt den Hals von vorn bis zur Wirbelsäule und versetzte seinem Opfer mehrere Herzstiche. Anschließend schnitt er der Getöteten den Bauch auf.

Nach der Tat reinigte er das Messer und steckte es zurück in die Manteltasche. Dann ging er noch einmal zu der Leiche, um seine Gefühle zu prüfen. Der Anblick der getöteten Frau berührte ihn nicht. Aber ganz sicher, ob er das auch seiner Ehefrau antun könnte, die er noch liebte, war er sich nicht. Und so entschied er sich zu einem zweiten Probemord.

Inzwischen war es morgens ein Uhr. Nach einem Fußweg von 30 Minuten traf Hilmar S. bei der 37-jährigen Ursula K. ein. Diese Frau hatte er vier Monate zuvor kennen gelernt und auch mit ihr intime Beziehungen aufgenommen, obwohl ihn ihre Alkoholabhängigkeit störte. Schon bald kam es zwischen beiden zu tätlichen Auseinandersetzungen. Mehrmals war Ursula K. bei der Polizei erschienen, weil sie sich von ihm bedroht gefühlt hatte.

So spät in der Nacht zögerte diese Frau zunächst, ihn bei sich übernachten zu lassen. Doch sie ließ ihn ein. Beide entkleideten sich teilweise und legten sich auf ein Sofa. Kurz darauf stürzte Hilmar S. sich auf sein zweites Opfer. Wieder würgte er solange, bis er keine Abwehrbewegungen mehr bemerkte. Als er den Griff lockerte, vernahm er ein Röcheln. Daraufhin drückte er der Frau mit beiden Händen ein Sofakissen auf das Gesicht. Um sich zu vergewissern, ob sie wirklich tot war, legte er ein Ohr an ihren Brustkorb. Kein Zweifel: Da war kein Herzschlag mehr, sie war tot.

Doch Hilmar S. wollte absolut sicher sein. Um das Sofa nicht mit Blut zu verschmutzen, richtete er auf dem Fußboden ein Lager aus Matratzen und einigen Kleidungsstücken her. Dorthin zog er die Tote und entkleidete sie vollständig. Mit dem Brotmesser brachte er ihr noch einen tiefen Halsschnitt und einen Herzstich bei. Anders als nach der ersten Tat beließ er es diesmal nicht beim Aufschneiden des Bauches. Stattdessen vollzog er einen Kragenschnitt von Schulter zu Schulter und verlängerte diesen über Brust, Bauch und rechte Leistenbeuge bis unterhalb der rechten Kniescheibe. Sein Vorhaben, den Oberschenkelknochen herauszulösen, gab er auf, weil das Messer zu stumpf war. Auch die Leichenöffnung setzte er nicht fort.

Wiederum stellte Hilmar S. fest, dass er alle Handlungen ruhig und gelassen ausgeführt hatte. Er war sich nun sicher, die geplante Tat begehen zu können. Nachdem er das Messer gesäubert hatte, verließ er den zweiten Tatort. Gegen 2.30 Uhr kehrte er in seine Wohnung zurück, um einige Stunden zu schlafen. Er stellte sich den Wecker auf 5.30 Uhr. Mit der S-Bahn fuhr er zur Wohnung seiner Ehefrau, die wieder bei dem Mann lebte, von dem sie geschieden war. Zunächst beobachtete er das Mehrfamilienhaus. Die Fenster der Wohnung waren dunkel. Er wusste, dass seine Stieftochter gegen 7.30 Uhr das Haus verlassen würde, um zur Schule zu gehen. Diesen Moment wollte er nutzen und in die Wohnung eindringen. So ging er noch einige Zeit spazieren und kehrte rechtzeitig zurück. Bei seiner Rückkehr stand die Haustür offen. Er begab sich zur Wohnung, klopfte an, und als sich niemand meldete, ging er nochmals im Wohngebiet spazieren. Wieder zurückgekehrt, schlug er kräftiger an die Tür, und da ihm nicht geöffnet wurde, nahm er Anlauf und warf sich mit Wucht dagegen.

Die Tür sprang sofort auf. Rosemarie lag noch im Bett. Nebenan die drei Stieftöchter und der leibliche, sechs Monate alte Sohn von Hilmar S. Damit die Frau ihm nicht davonliefe, wollte er die Wohnungstür abschließen. Aber das Schließblech war beschädigt. So schob er die Waschmaschine, die im Korridor stand, von innen dagegen. In das Schlafzimmer zurückgekehrt, fragte ihn seine Frau, warum er gekommen sei. Er wolle seinen Sohn sehen und den Unterhalt bezahlen, antwortete er.

Nach diesem Gespräch kleidete sich die Frau an und begann, ihre Hausarbeiten zu erledigen. Hilmar S. wich ihr nicht von der Seite. Allmählich wurde sie zugänglicher. Es kam sogar zu Zärtlichkeiten. So verging der Vormittag. Hilmar S. begann zu weinen, und als sie ihn nach dem Grund fragte, antwortete er, sie wisse doch, dass er nervenkrank sei.

Das muss sie versöhnlich gestimmt haben, denn sie erklärte sich bereit, ihre Anzeige wegen Körperverletzung zurückzuziehen. Zu spät, entgegnete Hilmar S., Entsetzliches sei geschehen, er habe zwei Menschen getötet. Zum Beweis nannte er die Namen der Opfer. Erschüttert von diesem Geständnis fragte Rosemarie, ob sie ihm irgendwie helfen könne. Ungerührt antwortete der Ehemann, dass er gekommen sei, auch sie zu töten. Dann zeigte er ihr das mitgebrachte Brotmesser und 40 Schlaftabletten, die er nach der Tat einnehmen wolle. Vorher solle sie noch einmal mit ihm schlafen, weil er sie über alles liebe.

Mit allen Mitteln versuchte die Frau, den Mann von seinem Vorhaben abzubringen. Sie nahm ihm das Brotmesser und die Tabletten ab, brachte beides in die Küche. Leise lief sie zum Kinderzimmer und beauftragte ihre älteste Tochter, zur Nachbarin zu gehen, um die Polizei zu alarmieren. Um keinen Verdacht zu erregen, rief sie der Tochter laut hinterher, sie möge vor dem Haus spielen.

Hilmar S. hatte sich inzwischen im Wohnzimmer bis auf die Unterhose entkleidet. Als die Frau wieder bei ihm war, verschloss er die Stubentür. Beide legten sich auf die Couch, und sie ließ es geschehen, dass er auch sie entkleidete.

Plötzlich das Klingeln an der Wohnungstür. Beide sprangen auf. Hilmar S. nahm an, dass der Besuch gekommen sei, von dem sie am Vormittag beiläufig erzählt hatte. Seit diesem Moment beschäftigte ihn nur noch ein Gedanke: Wenn er die Frau jetzt nicht tötete, würde er keine Gelegenheit mehr haben. Augenblicklich rannte er um den Couchtisch, ergriff mit beiden Händen ihren Hals und drückte

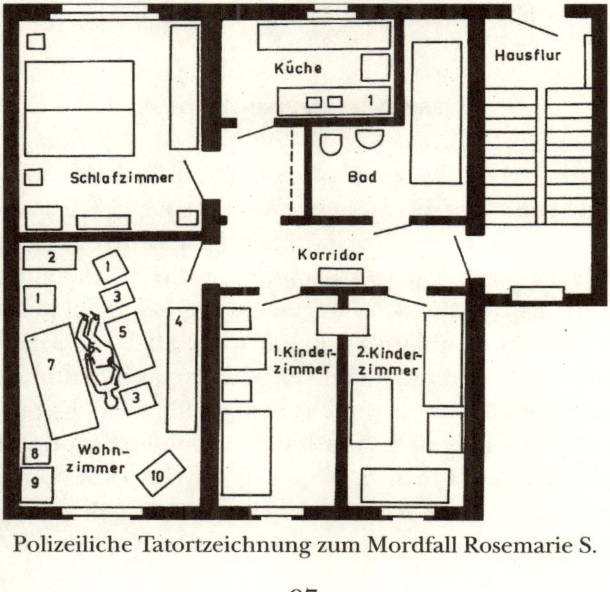

Polizeiliche Tatortzeichnung zum Mordfall Rosemarie S.

zu. Sie wehrte sich so kraftvoll, dass er mit ihr kämpfend das ganze Zimmer durchqueren musste, bevor er sie auf die Couch werfen konnte. Noch immer leistete sie Widerstand, und so fielen sie schließlich gemeinsam auf den Boden.

Dann das laute Klopfen an der Wohnungstür. Hilmar S. glaubte nun auch zu hören, wie die Waschmaschine beiseite geschoben wurde. Gleich darauf hörte er Stimmen im Korridor und begriff: Nicht der erwartete Besuch, sondern die Polizei stand vor der Tür. Jetzt handelte er rasch, aber ohne Panik. Die Frau lag regungslos am Boden. Er griff zum Mantel, klappte das Taschenmesser auf und schnitt der Bewusstlosen die linke Halsseite auf. Aus der Wunde schoss das Blut heraus und bildete eine riesige Lache. Unverzüglich versetzte Hilmar S. dem Opfer noch einige Stiche in die Herzgegend. Um ganz sicher zu sein, versuchte er dann, den Kopf abzuschneiden. Die Halsweichteile ließen sich leicht durchtrennen, jedoch gelang es ihm nicht, die Halswirbelsäule vollständig durchzuschneiden. Dann trank er vom Blut. Um für alle Ewigkeit etwas von ihr bei sich zu behalten. Ihre Bluteiweiße, so glaubte er, würden in seinen Körper eingebaut.

Dann erst zog er seine Kleidung an. Nachdem er sich noch eine Zigarette angezündet hatte, schloss er die Wohnzimmertür auf. So stand er schließlich den eintretenden Polizisten rauchend und blutbeschmiert gegenüber.

Das Ende: ein Kopfschuss

Kriminalistisch bot der geständige Hilmar S. keine besonderen Schwierigkeiten. Aber die Tatsache, dass er sein eigentlich ausgewähltes Opfer erst nach zwei Probetötungen ermordete, machte dieses Verbrechen zu einem Fall von kriminalhistorischer Bedeutung.

Die gerichtspsychiatrische Begutachtung des Frauenmörders erfolgte im Haftkrankenhaus Waldheim, wo er ab 27. Februar 1969 für acht Wochen untergebracht war. Verminderte Zurechnungsfähigkeit zur Tatzeit konnte bei ihm nicht festgestellt werden, obwohl der Rechtsanwalt von Hilmar S. ein zweites Gutachten beantragte. In diesem heißt es: »Bei Hilmar S. liegt eine Psychopathie ohne Krankheitswert vor. Dabei ist damit zu rechnen, daß gelegentlich kurze Ausnahmezustände mit Einengung des Bewußtseins im Verlaufe seiner hochgradigen Gewalttätigkeiten aufgetreten sein könnten. Beim ersten und zweiten Tötungsdelikt kann mit einer an Sicherheit grenzenden Wahrscheinlichkeit, bei dem dritten Tötungsdelikt mit überwiegender Wahrscheinlichkeit gesagt werden, daß S. zum Zeitpunkt der Entscheidung und Ausführung der Tat, und zwar hier bei jeder Einzelhandlung bis zur Herbeiführung des Todes, die Fähigkeit besaß, sich nach den elementarsten Regeln des gesellschaftlichen Zusammenlebens zu richten, anderes Menschenleben nicht zu töten.«

Der dreifache Mörder entstammte einer zerrütteten Familie. Im Jahr 1938 in Berlin geboren, wuchs er als Einzelkind auf und erlebte häufig Streitigkeiten und tätliche Auseinandersetzungen zwischen den Eltern. Die Ehe wurde 1949 geschieden. Um diese Zeit neigte der Junge schon zu Jähzorn, demolierte mehrmals die elterliche Wohnung und schlug sogar auf den Vater ein.

Schon im Kindesalter beging Hilmar S. immer wieder Diebstähle. Bald war er dem Einfluss der Mutter völlig entglitten. Nach der neunten Klasse verließ er die Schule, begann eine Lehre als Maschinenschlosser, brach diese aber bereits ein halbes Jahr später wegen Streitigkeiten mit dem Lehrausbilder ab. Nach einem entdeckten Paketdiebstahl floh er 1956 aus der DDR in die Bundesrepublik, kehrte jedoch nach einem halben Jahr zurück. Seit dieser Zeit trank er regelmäßig und viel Alkohol. Wegen schweren Diebstahls erhielt er 1957 eine dreimonatige Bewährungsstrafe. Bis 1959 wechselte er mehr als zwanzig Mal die Arbeitsstelle. Im Jahr 1961 wurde er, wiederum wegen schweren Diebstahls, zu fünf Monaten Gefängnis verurteilt. Es folgte die Tätigkeit als Sektionsgehilfe in einem Pathologischen Institut bis Ende 1965, zweimal unterbrochen wegen Verbüßung von Haftstrafen. Wegen Körperverletzung erhielt er 1963 eine Gefängnisstrafe von einem Jahr und vier Monaten. Kurze Zeit nach der Strafverbüßung schlug er eine Verkäuferin zusammen und leistete erheblichen Widerstand gegen die einschreitenden Polizisten. Die daraufhin verhängte Gefängnisstrafe von einem Jahr und sechs Monaten hat er bis Juli 1967 voll verbüßt. Seither arbeitete er als technischer Angestellter in einem Berliner Großbetrieb. Bis zu seiner Festnahme im Februar 1969.

Hilmar S. war sexuell außerordentlich aktiv und unterhielt zahlreiche, meist kurz dauernde Frauenbekanntschaften, bei denen für ihn die sexuellen Beziehungen im Vordergrund standen. Er legte sich ein Notizbuch zu, in dem er das detailliert registrierte. Für ein abweichendes Sexualverhalten fanden sich darin keine Anhaltspunkte.

Eine Arbeitskollegin, die Hilmar S. 1958 kennengelernt hatte, wurde seine erste Ehefrau. Bereits während der Verlobungszeit kam es zu tätlichen Auseinandersetzungen, wobei er meist alkoholisiert war. Als die Verlobte Trennungsabsichten äußerte, beging er 1958 und 1960 demonstrative Selbsttötungsversuche. Nach einem heftigen Streit verließ er 1960 für kurze Zeit erneut die DDR. Die 1962 geschlossene Ehe wurde schon ein Jahr später geschieden. Aus der Verbindung gingen zwei Töchter hervor.

Während eines gegen ihn geführten Strafverfahrens im Jahr 1965 unternahm Hilmar S. einen dritten Suizidversuch, der wiederum demonstrativ angelegt war. Er versprach sich offenbar Vorteile für den Ausgang des Verfahrens.

Auch die Beziehung zu seiner zweiten Frau Rosemarie war von Anfang an von Gewalttätigkeiten überschattet. Er schlug und würgte sie, bedrohte sie mit dem Messer. Als Rosemarie Anfang Februar 1968 ihre Trennungsabsicht zum ersten Mal kundtat, schnitt er sich die Pulsadern auf – wieder nicht lebensgefährlich. Danach wurde er mehrere Wochen in einem Fachkrankenhaus psychiatrisch behandelt. Als die überforderte Ehefrau trotz Schwangerschaft im Juli 1968 eine Ehescheidungsklage einreichte, beging er im Abstand von fünf Tagen zwei weitere Suizidversuche, diesmal durch die Einnahme von Tabletten. Weitere psychiatrische Behandlungen folgten.

Am 23. März 1970 sollte die Hauptverhandlung vor dem Berliner Stadtgericht beginnen. Vor dem ersten Verhandlungstag unternahm der Angeklagte erneut einen Selbsttötungsversuch, indem er sich mit einer Rasierklinge mehrere Halsschnitte zufügte. Und erneut, ohne sich lebensgefährlich zu verletzen, doch mit dem Effekt, dass der Verhandlungsbeginn auf den 11. Mai 1970 verlegt werden musste. Nach einer fünftägigen, nichtöffentlichen Verhandlung fällte das Gericht am 19. Mai 1970 gegen Hilmar S. wegen mehrfachen Mordes in drei Fällen das Todesurteil.

Mit dem Strafgesetzbuch von 1968 war die Todesstrafe durch Erschießen eingeführt worden. Das frühere Gesetz hatte Enthaupten vorgesehen.
Der § 60 StGB der DDR bestimmte:

»(1) Die Todesstrafe wird, soweit sie das Gesetz zuläßt, gegen Personen ausgesprochen, die besonders schwere Verbrechen begangen haben. Sie ist mit der dauernden Aberkennung aller staatsbürgerlichen Rechte verbunden und wird durch Erschießen vollstreckt.
(2) Gegen Jugendliche wird die Todesstrafe nicht ausgesprochen. Gegen Frauen, die zur Zeit der Tat, der Verurteilung oder der Vollstreckung schwanger sind, sowie gegen Täter, die nach der Verurteilung geisteskrank geworden sind, wird die Todesstrafe nicht angewandt.«

Eine generelle Abschaffung der Todesstrafe war zur damaligen Zeit für die DDR noch nicht aktuell. Es wurde als unerlässlich angesehen, diese Strafe in Übereinstimmung mit dem Londoner Statut des Internationalen Militärgerichtshofs und den Nürnberger Prinzipien für noch abzustrafende, besonders schwere NS-Verbrechen verfügbar zu haben. Des weiteren schien die Todesstrafe bei besonders schwerwiegenden Fällen von Mord, von Staatsverbrechen und von Militärstraftaten, namentlich im Verteidigungsfall, unbedingt erforderlich.

Insgesamt wurden in der DDR zwischen 25 und 30 Todesurteile durch Erschießen vollstreckt, das letzte wahrscheinlich am 26. Juni 1981. Sechs Jahre später, am 17. Juli 1987, beschloss der Staatsrat die Abschaffung. Damit war die DDR das erste sozialistische Land, das auch de jure auf die Todesstrafe vollständig verzichtete.

Im Fall Hilmar S. legte die Verteidigung Berufung gegen das Todesurteil ein. Dies wurde vom Obersten Gericht der DDR zurückgewiesen. Auch ein Gnadengesuch änderte nichts an der Entscheidung. Am 1. Oktober 1970 wurde in Leipzig das Todesurteil durch einen Nahschuss in den Hinterkopf vollstreckt. Noch am selben Tag erfolgte die Einäscherung des Leichnams.

Sadismus im Wald. Der Fall Hagedorn

Selbst dem routiniertesten Gerichtsmediziner fällt es manchmal schwer, emotionslos sein Protokoll zu formulieren. Sexualmorde an Kindern entziehen sich eigentlich jeder Beschreibung.

Andererseits: Nur die Kenntnis menschlicher Abgründe und der Vorgehensweise der Täter erlaubt gesellschaftliches und persönliches Schutzverhalten. Und gibt Hoffnung, dass jedes Tötungsverbrechen aufgedeckt und der Täter gestellt werden kann – wenngleich den Ermittlern auch das Glück der Tüchtigen beiseite stehen muss.

Der folgende Fall ist dem nichtprofessionellen Buchleser kaum noch zumutbar. Wir wollen dennoch – aus besagten Gründen – nicht darauf verzichten.

Der Täter hieß Erwin Hagedorn und war zum Zeitpunkt seiner ersten Mordtat gerade mal 17 Jahre alt. Er wohnte in Eberswalde bei seinen Eltern, machte eine Lehre als Koch und wäre gern zur See gefahren, aber dort nahm man ihn nicht wegen eines Wirbelsäulenschadens. In der Schule hatte er nur mäßige Leistungen gebracht, er galt als tollpatschig und blieb ein Einzelgänger. Mit 17 Jahren war er schon ziemlich füllig. Bei einer Körpergröße von 1,76 Meter wog er 88 Kilogramm. Er spielte gern mit kleinen Jungen in seinem Wohngebiet, nahm dabei verdeckte sexuelle Manipulationen vor und genoss es auch, den Kindern geistig und körperlich überlegen zu sein.

Hagedorns erste Mordopfer hießen Henry und Mario. Die Jungen waren erst neun und acht Jahre alt und gingen in dieselbe Schule des Neubauviertels Westend am Stadtrand von Eberswalde. Ihre Freizeit verbrachten sie meist gemeinsam. Am 31. Mai 1969, einem Sonnabend, nahmen sie ihre Fahrräder und fuhren in den nahegelegenen Wald. Bis zu einem verfallenen Bunker aus der Kriegszeit, der sich für ihre romantischen Spiele eignete.

Gegen 15 Uhr verließ auch Erwin Hagedorn die elterliche Wohnung. Er trug sein Fahrtenmesser bei sich. Mit dem Fahrrad fuhr er zum Wald am Stadtrand. Irgendwann am Nachmittag traf er auf die beiden Freunde Henry und Mario, die mit dem Ausbau eines Unterstandes beschäftigt waren. Er lud sie ein zu einer gemeinsamen

Radtour, womit Henry und Mario einverstanden waren. Am Rand einer Wiese hielten sie an, weil die Jungen auf einen Hochstand klettern wollten.

Als die beiden wieder herabgestiegen waren, schlug Hagedorn vor, Fangen zu spielen. Wie zufällig fiel ihm bei diesem Spiel das Fahrtenmesser aus der Tasche. Sofort war das Interesse der Kleinen geweckt. Sie wollten wissen, wozu er das brauche. Um sich gegen wilde Tiere und Angreifer zu verteidigen, antwortete Hagedorn. Arglos setzte sich Mario neben ihn auf einen Baumstumpf.

Das war der Augenblick, als den 17-Jährigen zum ersten Mal eine tödliche Erregung überkam. Er umfasste den Oberkörper des Jungen und stach ihm in die linke Brustseite. Blitzschnell und mit gespieltem Entsetzen. Es sah wie ein Unfall aus. Mario schrie auf. Henry kam schreckensbleich heran, ohne Verdacht zu schöpfen, vielleicht sogar ohne von dem Geschehenen schon etwas zu verstehen.

Den Verletzten legte Hagedorn mit vorgetäuschter Sorgfalt flach auf den Waldboden. Er sprach beruhigend auf ihn ein und riet ihm, still liegen zu bleiben. Gemeinsam mit Henry wolle er Hilfe holen. Beide bestiegen ihre Räder und fuhren los. Nicht lange, und der große fremde Spielgefährte schlug vor, den Weg abzukürzen. Sie müssten zu Fuß durch den Wald, um schneller voranzukommen. Ohne Räder. Höchste Eile sei geboten. Der Kleine folgte ihm willig. An einer Lichtung hielt Hagedorn an und verlangte, dass Henry seine Hose herunterziehe. Als der Junge sich weigerte, drohte der Fremde ihm mit dem Messer und sagte, es läge an ihm, wenn sein Freund Mario verblute. Henry begann, um Hilfe zu schreien. Sofort stach Hagedorn auch auf Henry ein, in die Brust. Der Junge brach zusammen und schrie weiter.

Mit einem Taschentuch versuchte der 17-Jährige, die Schreie des Neunjährigen zu unterdrücken. Er zog wieder das Fahrtenmesser und durchschnitt dem Knaben den Hals bis auf die Wirbelsäule. Das stoßweise hervorquellende Blut, der Anblick des blutigen Messers und der Todeskampf des Jungen verschafften Erwin Hagedorn einen Samenerguss.

Dann atmete der Mörder durch. Flüchtig reinigte er sein Messer. Er setzte sich auf die Oberschenkel des Toten, öffnete ihm die Lederhose, zog die Turnhose herunter und betastete den kleinen Penis und das Hodensäckchen. Danach zog er die Turnhose wieder hoch und schloss den inneren Knopf der Lederhose. Die Hosenklappe ließ er offen.

Auf dem Fahrrad kehrte der Mörder zu dem verletzten Mario zurück und versprach, dass Henry bald mit Hilfe eintreffen werde. Erneut spürte er sexuelle Erregung. Wieder zog er das Fahrtenmesser und tötete auch den zweiten Jungen durch einen tiefen Halsschnitt. Die Armbanduhr des Täters zeigte 17.57 Uhr. Er nahm sich vor, diesen Augenblick der Befriedigung genau in Erinnerung zu behalten.

Unmittelbar neben seinem Opfer reinigte Hagedorn sorgfältig das Messer. In einem nahegelegenen Bach wusch er sich die Hände. Noch einmal kehrte er zu dem getöteten Mario zurück. Er zog die Leiche hinter eine Brombeerhecke, damit sie vom Waldweg aus nicht entdeckt werden konnte. Das Fahrrad des Jungen schob er tiefer in den Wald hinein. Dabei benutzte er sein Taschentuch. Er wollte keine Fingerspuren hinterlassen. Dann kehrte er zum ersten Tatort zurück, um sich von Henrys Tod zu überzeugen. Mit dem Fuß drehte er den Körper in die Bauchlage. Der Junge gab kein Lebenszeichen ab. Ohne weitere Veränderungen vorzunehmen, ließ Hagedorn die Leiche liegen.

Zu Hause angekommen, reinigte der junge Doppelmörder nochmals sein Fahrtenmesser. Er zog die verschwitzten Sachen aus und hängte sie zum Trocknen auf. Nach 19 Uhr verließ er die Wohnung, um an einem Fackelzug teilzunehmen. Der nächste Tag war der 1. Juni. Auf dem Kalender stand: Internationaler Kindertag.

Gegen 20 Uhr wurden die Eltern von Henry und Mario unruhig. Sie fragten im Freundeskreis, bei Verwandten und Bekannten – ohne Erfolg. Zwei Stunden vor Mitternacht erstattete Henrys Vater Vermisstenanzeige bei der Volkspolizei.

Zwei Tage lang, am Sonntag und am Montag, suchte die Polizei umsonst. Die beiden Jungen blieben verschwunden. Am Dienstag, dem dritten Tag, wurde die Öffentlichkeit einbezogen. Durch die Straßen von Eberswalde fuhren Polizeiwagen mit Lautsprechern. In Geschäften, Betrieben und Schulen wurden Handzettel verteilt. Am Mittwoch erschien in der Regionalzeitung Neuer Tag eine Suchmeldung unter der Titelzeile »Wer kann Angaben machen?«. Darin wurde die Bevölkerung um Mitfahndung gebeten.

Es vergingen fast zwei Wochen. Dann teilte ein Revierförster am

13. Juni telefonisch mit, ein Waldarbeiter habe die Leiche eines Kindes entdeckt. Der Fundort im Bereich der Revierförsterei Schwärze befand sich etwa fünf Kilometer Luftlinie vom Wohnort der vermissten Jungen entfernt. In dichtem Unterholz lag ein Fahrrad. Der Tote war Mario. Keine 300 Meter weiter fand man kurz darauf den getöteten Henry.

Obduktion mit Hindernissen

Die beiden Kinderleichen wurden zur Obduktion nach Berlin in das Institut für Gerichtliche Medizin der Charité gebracht. Bei Mario ergab die Leichenöffnung (Sekt.-Nr. 830/69) als Todesursache ein Verbluten infolge Halsschnittes mit Durchtrennung der linken Halsschlagader und der linken Halsblutadern. Eine Stichverletzung auf der linken Brustseite durchsetzte Pullover und Turnhemd sowie die Brusthaut, aber nicht die gesamte Brustwand. Weitere Verletzungen fanden sich nicht.

Aus den Obduktionsergebnissen und dem Alter des Opfers zogen die Sachverständigen den Schluss, dass ein Tötungsverbrechen vorlag. Noch wusste ja niemand von dem Geschehen im Wald. Für die Vornahme sexueller Handlungen bot die Leiche keinen Anhalt. Als Tatwaffe konnte ein Messer angenommen werden. Zwischen der letzten Mahlzeit und dem Todeseintritt hatten etwa vier Stunden gelegen. Aus den fortgeschrittenen Fäulniserscheinungen, dem Fliegenmadenbefall und der Mumifikation an freiliegenden Körperteilen wurde auf eine Liegezeit von zehn bis vierzehn Tagen geschlossen.

Die *Leichenveränderungen* erschweren zwar jede Obduktion, lassen aber oft noch deutliche Rückschlüsse zu.

Als Leichenveränderungen gelten ganz allgemein solche Vorgänge, die nach Eintritt des Todes in Abhängigkeit von äußeren und inneren Einflussfaktoren gesetzmäßig ablaufen. Wesentliche äußere Bedingungen sind Umgebungstemperatur, Luftfeuchtigkeit, Wind sowie Bekleidung und Bedeckung des Körpers. Als innere Faktoren wirken sich vorrangig der Ernährungszustand und die Todesursache aus.

Die frühen Leichenveränderungen heißen Totenflecke, Totenstarre und Erkalten. Gleichfalls kurz nach dem Tod entstehen durch Verdunstung die

Vertrocknungen, die an den Augen, an den Lippen, im Genitalbereich sowie an den Finger- und Zehenspitzen zuerst zu sehen sind.

Abhängig von verschiedenen Voraussetzungen tritt mitunter eine natürliche Leichenkonservierung ein. Am häufigsten sind Mumifizierung und Fettwachsbildung. Praktisch überwiegen die Fälle, bei denen verschiedene Leichenveränderungen in unterschiedlichen Stadien nebeneinander zu beobachten sind.

Eine natürliche Leichenkonservierung durch Mumifizierung tritt dann ein, wenn die Austrocknung des Körpers schneller voranschreitet als die Leichenzersetzung durch Fäulnis. Diese Situation ist bei mageren Leichen in trockenem, luftigem Milieu gegeben. Eine vollständige Mumifikation geschieht nur in einem längeren Zeitraum, mindestens von mehreren Wochen. Häufiger sind Teilmumifizierungen, bei denen ein Mischbild verschiedener Leichenveränderungen vorliegt. Die kriminalistische Bedeutung besteht vor allem darin, dass Verletzungen wie Strangfurchen oder Stich- und Schnittverletzungen konserviert werden.

Die späten Leichenveränderungen führen weitaus häufiger zu einer Zersetzung als zu einer Konservierung des Leichnams. Bei der Leichenzersetzung überwiegen die bakteriell bedingten Fäulnisprozesse. Derartige Veränderungen können von Leiche zu Leiche wie auch an ein und demselben Leichnam außerordentlich verschieden sein. Möglich ist, dass einzelne Teile des Körpers durch Mumifizierung konserviert werden, während der Rest eine fäulnisbedingte Zersetzung aufweist. Ebenso können die Abbauprozesse an einer Leiche unterschiedlich schnell voranschreiten. Kopf und Arme sind bereits skelettiert, Rumpf und Beine hingegen noch relativ gut erhalten, weil Kleidung oder andere Bedeckung diese Körperpartien vor stärkerer Zersetzung geschützt haben.

Von der Art der Leichenveränderung hängen die Auswirkungen auf die gerichtsärztliche Befundinterpretation ab. Entwickelt sich eine fäulnisbedingte Zersetzung, gehen wesentliche Verletzungsbefunde rasch verloren oder sind nur noch eingeschränkt beurteilbar. Hinzutretender Madenbefall kann weitere Zerstörungen verursachen. Bevorzugt legen die Fliegen ihre Eier auf feuchten Körperstellen ab, also in Augenwinkel, Nasen- und Mundöffnungen, aber auch in offene Wunden. Durch den Madenfraß können vorhanden gewesene Wunden unkenntlich gemacht oder vergrößert werden. Je nach Fliegenart und Umweltbedingungen schlüpfen die Maden (Larven) unterschiedlich schnell und zehren von der Leiche. Auf diese Weise kann in der warmen Jahreszeit innerhalb weniger Tage eine vollständige Skelettierung eintreten. Dabei gehen nicht nur äußere Verletzungen verloren, sondern mit den inneren Organen auch deren krankhafte Veränderungen und Verletzungen. Dagegen bleiben Knochenveränderungen lange erhalten.

Schwieriger noch als bei dem achtjährigen Mario war die gerichtsärztliche Untersuchung an der Leiche des neunjährigen Henry. Die Obduzenten formulierten im Vorläufigen Gutachten (Sekt.-Nr. 831/ 69) folgende Überlegungen:
»II. Zur Todesursache ist auszuführen, daß der stark fortgeschrittene Zersetzungszustand der Leiche mit Fehlen aller inneren Organe mit Ausnahme der Harnblase eine sichere Diagnose nicht mehr gestattet. Der lokale Befund an der 3. Rippe links erlaubt jedoch, ein Einwirken auf die Herzgegend des Knaben mittels eines schneidenden Werkzeuges, welches zugleich auch als Stichinstrument geeignet ist, als erwiesen anzusehen. Inwieweit dieses Instrument jedoch tatsächlich bis in das Herz eingedrungen sein mag, kann infolge Fehlens des Organs nicht beurteilt werden.
III. Von der Fundortsituation her wird die Auffassung vertreten, daß bestimmte Einzelheiten weitere Rückschlüsse gestatten:
a) Auffällig ist zunächst die starke Durchfeuchtung und schmutzig schwärzlich-grau-braune Verfärbung des Waldbodens an korrespondierender Stelle zur ursprünglichen Lage des Halses der Leiche. Sie ist nach Art und Beschaffenheit am ehesten als ältere Blutlache zu deuten und könnte hinsichtlich ihrer Verursachung auf eine zusätzlich zum Einwirken auf die Herzgegend des Knaben stattgehabte Gewalteinwirkung im Bereich des Halses hinweisen, wobei wir vornehmlich an einen oder mehrere Halsschnitte mit Durchtrennung größerer Blutgefäße denken.
b) Der unter a) geäußerte Gedankengang würde nach unserer Meinung insoweit eine Untermauerung erfahren, als die Annahme eines mehr oder minder tiefen Halsschnittes den grotesken Madenbefall der Leiche mit weitgehender Skelettierung von Hirn- und Gesichtsschädel, Hals, oberer Rumpfpartien und teilweise der Arme, vor allem aber das Eindringen der Maden in die Brust- und Bauchhöhle mit völliger Vernichtung der Brust- und Bauchorgane erklären würden.
c) Wollte man den Madenbefall allein auf das Eindringen der Maden in die natürlichen Körperöffnungen des Gesichtes zurückführen, so würde uns dies insofern nicht ohne weiteres einleuchten, als aus der

Fundortsituation der Leiche der Schluß gezogen werden darf, daß das vorgefundene Taschentuch ganz offensichtlich der Verstopfung des Mundes des Knaben im Sinne eines Knebels gedient hat und somit ein Einwandern von Insektenmaden bis in die Brust- und Bauchhöhle nur durch die Nasenöffnungen möglich gewesen wäre. Dazu wäre aber nach unserer Auffassung ein größerer Zeitraum erforderlich als er noch zu diskutieren sein wird.

IV. An der sorgfältig untersuchten Halswirbelsäule selbst ergaben sich keine Hinweise für eine stattgehabte Einwirkung eines schneidenden Instrumentes. Das spricht indessen nicht gegen die Annahme eines Halsschnittes, wenn davon ausgegangen wird, daß – ähnlich wie im Falle des bereits am 13. Juni 1969 tot aufgefundenen Mario L. – nur umschrieben bzw. relativ gezielt auf den Hals eingewirkt wurde.

V. Bezüglich des Zeitpunktes des Todeseintrittes gestattete der Zustand der Leiche keine genaueren Aussagen. Wenn indessen davon ausgegangen wird, daß Henry S. zusammen mit Mario L. seit dem 31. Mai 1969 als abgängig gemeldet gewesen sei und der Zeitpunkt des Todeseintrittes bei Mario L. aufgrund des im Magen der Leiche vorgefundenen Inhaltes auf den Nachmittag des 31. Mai 1969 hätte bestimmt werden können, so spricht nichts gegen die Annahme, daß auch Henry S. in etwa zu dieser Zeit getötet worden sein mag.

VI. Daß es sich im übrigen im anhängigen Fall um ein Tötungsdelikt und nicht etwa um eine Selbsttötung handelt, darf nach unserer Auffassung insofern als erwiesen angesehen werden, als Selbsttötungen 9-jähriger Kinder durch schneidende Werkzeuge bisher noch nicht beobachtet wurden und auch unter psychologischen Aspekten sehr unwahrscheinlich wären.«

Mordorgie im Erdloch

Im Auftrag der Staatsanwaltschaft Frankfurt/Oder fertigten die beteiligten Gerichtsärzte zu beiden Todesfällen ein zusammenfassendes Gutachten an. Aus den Betrachtungen zum Verletzungsmuster, zur Tatwaffe und zum Tatmotiv ergaben sich Hinweise auf ein und denselben Täter. Auch aus dem örtlichen Zusammenhang (Auffindungsorte beider Leichen etwa fünf Minuten Fußweg voneinander entfernt, Fundort jeweils Tatort) und aus dem zeitlichen Zusammenhang (etwa gleich lange Leichenliegezeit) ließ sich ein solcher Schluss ableiten.

Nachdem der Verdacht eines Tötungsverbrechens zur Gewissheit geworden war, verbreiteten sich Empörung und Verunsicherung in der Bevölkerung. Der Mitbürger Erwin Hagedorn verhielt sich zunächst ruhig und unauffällig. Bald fühlte er sich sicherer und äußerte in Diskussionen seinen Abscheu über die Verbrechen. Er wagte sogar einen Spaziergang in der Nähe der Tatorte und brachte einige Kleidungsstücke und Schulhefte mit, die er selbst der Polizei übergab.

Unterdessen wurden die kriminalistischen Ermittlungen mit einem enormen Personaleinsatz geführt. Auch dem kleinsten Hinweis wurde nachgegangen. Zahlreiche andere Straftaten konnten dabei aufgeklärt werden, aber einen konkreten Hinweis auf den Doppelmörder erbrachten die Ermittlungen nicht. So vergingen viele Monate. Am 3. Dezember 1970 wurde das Ermittlungsverfahren vorläufig eingestellt.

Hagedorn befriedigte sich in dieser ganzen Zeit durch das Nacherleben der begangenen Taten. Aber allmählich verblassten die Bilder, und ihn überkamen neue, wesentlich intensiver ausgeprägte sadistische Fantasien. Bald erlangte er fast nur noch Befriedigung, wenn er die Erinnerungen um die Vorstellung ergänzte, seinen Opfern mit dem Messer den Bauch aufzuschlitzen und ihnen die Geschlechtsteile abzuschneiden.

Es dauerte ein Jahr und vier Monate, und der Sadist suchte erneut ein Taterlebnis. Am 9. Oktober 1971, gegen 15 Uhr, steckte er sich ein Messer mit feststehender Klinge in die Tasche, verließ die elterliche Wohnung und machte sich wieder auf den Weg in den Wald. Er traf drei Kinder, ein Mädchen und zwei Jungen, die damit beschäftigt waren, sich ein Erdloch zu graben. Einer der beiden Jungen entsprach seinen Vorstellungen: schlank, schöner Gesichtsausdruck, kindlicher Mund, keine abstehenden Ohren, kein Brillenträger und in jedem Fall leicht unterzuordnen. Geübt darin seit langem, verwickelte Hagedorn die Kinder in ein Gespräch. Aber die Anwesenheit des Mädchens störte ihn, und es kamen auch Spaziergänger vorbei. So trollte er sich und ging weiter durch den Wald.

Gegen 17 Uhr traf er abermals auf drei Kinder, wieder ein Mädchen und zwei Jungen, die an einer wilden Müllkippe einen Handwagen entluden. Er sprach die Kinder an und bot – gierig nach körperlichem Kontakt – einem der Jungen an, einen Judogriff zu zeigen. Dabei holte er das Messer hervor und rammte es in einen Baum. Ängstlich rief der Junge: »Sie sind ein Mörder.« Aber Hagedorn lachte nur: »Ich kann keiner Fliege etwas zu Leide tun.« In diesem Moment mahnte das Mädchen zum Aufbruch. Hagedorns Plan, die Kinder zu trennen, war damit gescheitert. Er musste weiter nach einem Opfer suchen.

Und die Gelegenheit fand sich. An einem Garagenkomplex erblickte der Mordlüsterne gegen 18 Uhr einen Jungen, der Bretter von einem Stapel herunterwarf – offensichtlich eine unerlaubte Handlung. Als Hagedorn ihn ansprach, flüchtete der Junge. Hagedorn rannte ihm hinterher, bekam ihn an einem Waldweg zu fassen, fragte ihn nach dem Namen und wozu er die Bretter brauche. Der Junge hieß Ronald und sagte auch, dass er zwölf Jahre alt sei. Die Bretter wollte er verwenden, um seine Bude im Wald abzudecken.

Eine verhängnisvolle Auskunft. Sofort verlangte Hagedorn, dass der Junge ihm die Bude zeige. Dort angekommen, drohte er, den Bretterdiebstahl anzuzeigen – es sei denn, Ronald würde ihm einen Gefallen tun. In dem Erdloch.

Als beide hinabgestiegen waren, forderte der nun 19-Jährige den Zwölfjährigen auf, die Hosen herunterzulassen. Der eingeschüchterte Ronald tat das ohne Widerspruch. Hagedorn schob seine Hand zwischen die Beine des Jungen und drückte ihn dann bäuchlings gegen den Grubenrand. In dieser Position versuchte er einen Analverkehr. Aber das misslang, und so gab er den Jungen für einen Moment frei.

Der wollte sofort fliehen. Hagedorn, nun stark sexuell erregt, riss ihn zurück und schlug ihm ins Gesicht. Schon hatte er auch das Messer zur Hand und stach dem Jungen mehrmals in die Brust und in den Rücken. Damit der Verletzte nicht weiter schrie, würgte er ihn bis zur Bewusstlosigkeit. So schulterte Hagedorn ihn und trug ihn auf eine Lichtung. Dort warf er sein Opfer ab. Durch den Sturz zu sich gekommen, versuchte der Junge noch einmal zu fliehen. Wieder stach Hagedorn ihm in die Brust. Mit letzter Kraft versuchte der Junge wegzukriechen. Der Verfolger versetzte ihm weitere Stiche in den Rücken, auch in den Kopf und in den Hals.

Inzwischen seiner Beute sicher, vollzog Hagedorn den Halsschnitt wie bei seinen ersten beiden Opfern. Dabei bemerkte er, dass die

Messerspitze abgebrochen war. Soviel Klarheit besaß er noch, dass er zuerst dafür sorgen musste, keine Spuren zu hinterlassen. Rasch entzündete er ein Streichholz und suchte danach. Zusammen mit dem Streichholz steckte er das Metallstück ein. Und wieder waren es der Anblick der blutenden Wunde und das Röcheln des Opfers, woran der Sadist sich bis zum Samenerguss befriedigte.

Um seinen Fantasien noch weitere Nahrung zu geben, wollte der Mörder dem Opfer das Geschlechtsteil abschneiden. Er setzte schon das Messer an, da glaubte er, das Hecheln eines Hundes zu vernehmen und flüchtete. Unterwegs warf er sein beschädigtes Messer mit Scheide und die abgebrochene Messerspitze weg. Nichts davon konnte später gefunden werden.

Gegen 19.25 Uhr war Hagedorn wieder zu Hause. Er wusch sich die Hände und kontrollierte seine Bekleidung auf Blutflecke. Die Lederjacke, die er am Nachmittag getragen hatte, wischte er gründlich ab. Sein Taschentuch verbrannte er im Zimmerofen. Wenig später aß er Abendbrot. Anschließend hörte er Musik vom Tonband.

Zu dieser Zeit waren die Eltern seines Opfers schon auf dem Weg zur Polizei. Um 19.30 Uhr meldeten sie ihren Sohn als vermisst. Von anderen Kindern hatten sie erfahren, dass Ronald von einem unbekannten Mann verfolgt worden war. Danach hatten ihn seine Spielgefährten nicht wieder gesehen. Wie der Verfolger aussah, konnten die Kinder nur ungenau beschreiben.

Tatmerkmal Halsschnitt

Hagedorn verhielt sich auch nach dem dritten Mord ruhig. Zwei Tage nach dem Verschwinden des Jungen, es war der 11. Oktober 1971, wurde die Leiche entdeckt, wiederum im Bereich der Revierförsterei Schwärze und nur einen halben Kilometer von Ronalds elterlicher Wohnung entfernt.

Der Tote wurde in Rückenlage aufgefunden. Die Bekleidung des Oberkörpers war teilweise nach oben verschoben, wodurch die Bauchhaut im Nabelbereich bloßlag. Am Hals war eine klaffende Wunde sichtbar. Die Leiche wies stark blutverklebtes Kopfhaar auf. Der Waldboden war vor allem im Bereich von Kopf und Hals mit Blut durchtränkt.

In den Abendstunden des Auffindungstages erfolgte im Institut für Gerichtliche Medizin der Charité die Obduktion (Sekt.-Nr. 1348/71). Am Hals zeigte sich ein großer, jedoch nicht sehr tief gehender Schnitt. Dazu kamen elf gravierende Stichverletzungen: vier von hinten die Brusthöhle eröffnend, fünf den Schädel verletzend, davon zwei durch den Knochen in das Gehirn reichend, und zwei tief in die Halsweichteile gehend. Außerdem wurden zwölf oberflächliche, kleine Einstiche in der Brusthaut vorn, hinten und seitlich, am Hals und an der Vorderseite des linken Oberarms festgestellt. Die Bekleidung war entsprechend durchstochen. Die Geschlechtsorgane wiesen eine schwärzlich-erdige Verschmutzung auf, Verletzungen an Genitalien und After fehlten. Sperma konnte nicht nachgewiesen werden. Der Tod trat infolge Verblutens aus vielfachen Stichverletzungen und Halsschnitt ein.

Die große Anzahl der Stichverletzungen ließ ziemlich genaue Aussagen zum Tatwerkzeug zu: einschneidiges, scharfes Messer, offenbar nach vorn dolchartig spitz zulaufend mit sehr schmalem Rücken, Klingenbreite im hinteren Anteil bis zu drei Zentimeter möglich.

»Zur vorläufigen Einschätzung der Tatmotivation«, so formulierten die Gerichtsärzte in dem Gutachten, »kann aus dem insgesamt bisher ablesbaren Tatablauf gefolgert werden, daß es sich zweifellos um eine typische sexuell-sadistische Tötung handelt, wobei die Auswahl des Opfers und das Quälen über einen gewissen Zeitraum hinweg dafür charakteristisch sind. Es fällt auf, daß trotz der mit Sicherheit erfolgten Entblößung der Gesäß- und Genitalregion des Opfers hier keine Verletzungen gesetzt worden sind.«

Für die Version, dass ein und derselbe Täter die Tötungsverbrechen von 1969 und 1971 nahe Eberswalde begangen hatte, sprachen verschiedene Fakten. Die Opfer waren durchweg männlichen Geschlechts. Die Tatorte befanden sich im Wald. Als Tatwaffe diente ein Messer. Der Täter setzte – wahrscheinlich als Schlusspunkt seiner Handlungen – zur Tötung einen Halsschnitt. Nach der Tat wurden an den Opfern kaum Beseitigungshandlungen vorgenommen. Unter diesen Umständen erfolgte die Wiederaufnahme des im Dezember 1970 eingestellten Ermittlungsverfahrens. Ein wesentlicher Unterschied lag in dem ungleich intensiveren Handeln beim dritten Tötungsverbrechen.

Da die sexuell-sadistische Motivation des Täters außer Zweifel stand, war mit weiteren Angriffen auf Jungen des bevorzugten Opfertyps zu rechnen. Das machte außergewöhnliche Maßnahmen erforderlich. Für die Ermittlungen wurden vier Morduntersuchungskommissionen und zusätzlich mehr als 100 Kriminalisten eingesetzt. Auch Spezialisten der Kriminaltechnik waren beteiligt. Am Einsatzort wurde ein modern ausgerüstetes Laborfahrzeug stationiert. Forensisch tätige Psychiater und Psychologen erhielten den Auftrag, eine Täterversion zu erarbeiten. Danach war von einem Mann mit homosexuell-pädophilen und sadistischen Neigungen auszugehen.

Nach einem einheitlichen Fragespiegel wurden alle Mieter der Wohnsiedlung in der Nähe des letzten Leichenfundortes vernommen und die Angehörigen von mehr als 300 dort lebenden Familien auf ihr Alibi überprüft. Der Fundortbereich und die weitere Umgebung wurden observiert, um verdächtige Personen festzustellen. Mit Lautsprecherdurchsagen wurde die Bevölkerung über das neuerliche Tötungsverbrechen informiert und zur Mithilfe bei der Suche nach dem Täter aufgerufen. Daraufhin gingen zahlreiche Hinweise ein, die aber wiederum nur die Aufklärung anderer Straftaten ermöglichten.

Wie bei den Ermittlungen 1969/70 wurden auf der Grundlage des Tatbefundes und der Täterversion folgende Personengruppen überprüft:

- wegen Sexualverbrechen vorbestrafte Personen, deren Handlungen homosexuell-pädophile oder sadistische Neigungen erkennen ließen,
- geistesgestörte Personen, die in den offenen und geschlossenen Häusern der psychiatrischen Einrichtungen von Eberswalde-Finow untergebracht oder in der psychiatrischen Ambulanz der Stadt behandelt wurden,
- bestimmte, mit den Tatumständen in Zusammenhang zu bringende Berufsgruppen, beispielsweise Fleischer, Förster und Forstarbeiter,
- allein wohnende oder zur Tatzeit allein stehend gewesene männliche Personen des gesamten Stadtteils,
- männliche Personen, die sich zur Tatzeit sowohl 1969 als auch 1971 nachweisbar vorübergehend in der Stadt aufhielten,
- alle männlichen Jugendlichen und Erwachsenen der Stadt, zu denen es den geringsten Hinweis sadistischer Neigungen gab.

Hierzu wurden die Unterlagen von Einrichtungen wie der Jugendhilfe oder Sexualberatung ausgewertet und Ehescheidungsurteile auf Anhaltspunkte hin überprüft. Auch daraus ergaben sich keine konkreten Hinweise.

Ein Opfer erkennt den Täter

Um einen neuen Ermittlungsansatz zu finden, ging man davon aus, dass der Unbekannte vor oder zwischen den Tötungsverbrechen auf die eine oder andere Weise entsprechend seiner sexuellen Orientierung in Erscheinung getreten war. Er musste Phasen durchlebt haben, in denen er intensiv Kontakt zu Jungen suchte.

Daraufhin wurden sämtliche männlichen Schüler der gefährdeten Altersgruppen in Eberswalde nach einem einheitlichen Muster von Kriminalisten und Psychologen befragt. Vielleicht gab es Jungen, die aus Scham, wegen einer Drohung oder aus anderen Gründen Kontaktversuche eines Unbekannten verschwiegen hatten.

Und diesmal wurden die Ermittler fündig. Der entscheidende Hinweis stand im schriftlichen Erlebnisbericht eines 13-jährigen Schülers, der im Winter 1969/70 von einem ihm unbekannten Jugendlichen im Waldgebiet von Eberswalde zum Skifahren eingeladen und während einer Rast mit vorgehaltenem Messer zur Duldung sexueller Handlungen gezwungen worden war. Aus Angst vor den Drohungen des Unbekannten hatte der Junge sein Erlebnis niemandem anvertraut. Den Täter hatte er indessen mehrmals im Stadtgebiet und einmal sogar am Fenster eines Mietshauses wiedergesehen. Daraufhin wurden dem Schüler Passbilder aller in diesem Haus wohnenden Männer vorgelegt. Dabei erkannte er Erwin Hagedorn als den Mann wieder, der etwa zwei Jahre zuvor an ihm sexuelle Handlungen vorgenommen hatte.

Der Verdächtige wurde am 12. November 1971 festgenommen. Noch am selben Tag gestand er die Tötung des zwölfjährigen Ronald. Die Aussagen waren anfangs von einigen Schutzeinlassungen begleitet. Der Junge sei ihm ins Messer gelaufen. Aber bald offenbarte Hagedorn bereitwillig sein ganzes Täterwissen und gab auch zu, die Kinder Henry und Mario im Jahr 1969 getötet zu haben.

Zum Geständnis kamen noch weitere Beweise hinzu. Bei der

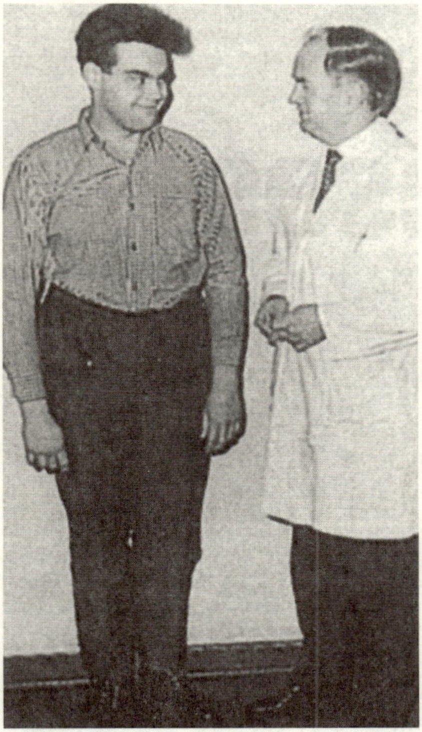

Erwin Hagedorn bei einer gerichtspsychiatrischen Untersuchung

Durchsuchung der elterlichen Wohnung wurde eine Lederjacke beschlagnahmt. Die Materialstruktur des Webpelzkragens war artgleich mit den am Tatort gesicherten Textilfasern. Zudem ließen sich auf der Jacke feinste Faserabriebspuren von der Bekleidung eines Opfers nachweisen und geringe Mengen menschlichen Blutes einer männlichen Person. In der Gartenlaube der Eltern fand sich ein feststehendes Messer, an dem menschliches Blut nachgewiesen wurde. Nach der Beschaffenheit kam es als Tatwerkzeug des Doppelmordes von 1969 in Betracht. Bei einer Gegenüberstellung erkannten Kinder den Mann wieder, der zu ihnen am Tattag des dritten Mordes Kontakt aufgenommen hatte. Dabei trug er die später beschlagnahmte Lederjacke und führte ein Messer mit sich. Schließlich hatte er für die Tatzeit der drei Morde kein Alibi.

Den Jahreswechsel 1971/72 verbrachte Erwin Hagedorn in der Forensisch-psychiatrischen Abteilung der Nervenklinik der Berliner Charité. Im Gutachten vom 20. Januar 1972 heißt es, dass die »Motivation des Handelns eindeutig in der sadistischen Triebstruktur« liegt und eine Geisteskrankheit ausgeschlossen ist. Die Einsichts- und Steuerungsfähigkeit im Zusammenhang mit den Tötungshandlungen wurde als gegeben angesehen und er als strafrechtlich voll verantwortlich beurteilt.

Vor dem 1. Strafsenat des Bezirksgerichts Frankfurt/O. fand im Mai 1972 die Hauptverhandlung gegen Erwin Hagedorn statt. Er wurde wegen »mehrfach vollendeten (drei) und vorbereiteten (acht)

Mordes, teilweise in Tateinheit mit mehrfacher vollendeter und versuchter Nötigung zu sexuellen Handlungen und mehrfachen vollendeten und versuchten Mißbrauchs von Kindern« zum Tode verurteilt. Die Berufung gegen den Richterspruch wurde am 7. Juni 1972 vom Obersten Gericht der DDR als unbegründet zurückgewiesen. Das Todesurteil wurde am 15. September 1972 in Leipzig vollstreckt.

Buchhalter des Todes. Der Fall Ma. St.

Der Serienmörder Ma. St. war ein penibler Chronist seiner eigenen Untaten. Mindestens 26 schwere Verbrechen innerhalb von nur 16 Monaten, begangen zumeist an Kindern, hatte er auf seinem Schuldkonto, ehe die Strafverfolgungsbehörden seiner habhaft werden konnten. Und fast alle waren säuberlich von eigener Hand dokumentiert.

»Ich saß gerade auf der Bank und wartete«, notierte Ma. St. unter der Registratur »Geheime Privatsache 8/0005« in seinem Aktenordner. »Da hörte ich Kinderstimmen und sah sie die Kurve herunterkommen. ›Mist‹, dachte ich: ›was soll ich denn mit zwei? Oder Doppelmord? Ach nein, der eine ist zu groß. Na, mal sehen.‹«

Die Kinder René und Stephan, zwei Brüder im Alter von elf und neun Jahren, hatten Pilze gesammelt im Wald zwischen der Ortschaft Borgsdorf und der Siedlung Briese bei Oranienburg, nördlich von Berlin, und wollten nach Hause. Der junge Mann, dem sie in der Dämmerung dieses späten Septembertages begegneten, weckte bei ihnen keinen Argwohn. Er war mittelgroß und schmächtig. In der Nähe hatte er einen Stoffbeutel versteckt, von dessen Inhalt – unter anderem ein Tauchermesser, einige zurechtgeschnittene Stücke einer Zeltleine und ein Fotoapparat – die Kinder nichts wissen konnten.

»Als sie mich auf der Bank sitzen sahen, kamen sie heran«, steht in der Todeschronik von Ma. St. »Es waren zwei herrlich hübsche Kerlchen. Mein Herz schlug höher, ich überlegte, ob und wie ich sie in den Busch ziehen könnte.«

Die Jungen ahnten nichts. »Sie fragten mich höflich nach der Uhrzeit. ›Viertel Sieben‹ sagte ich, es war genau 18.12 Uhr. ›Schaffen wir noch die 20er S-Bahn?‹ fragten sie. Ich überlegte, ob ich es tun sollte oder nicht und wie ich am besten mit beiden fertig werden würde. ›Die müßtet ihr noch schaffen‹, antwortete ich. Sie wollten weitergehen. ›Wartet mal!‹ halte ich sie zurück. ›Schaffen wir sie doch nicht? Oder sollen wir rennen?‹ ›Das fehlt mir noch‹, dachte ich und beschloß, es zu versuchen.«

Am Nachmittag des folgenden Tages – es war der 24. September 1983 – erhielt der diensthabende Arzt des Instituts für Gerichtliche Medizin der Charité einen Anruf aus dem Volkspolizeikreisamt Oranienburg. Im Wald zwischen Borgsdorf und Briese seien zwei tote Jungen gefunden worden. Alle verfügbaren Schutz- und Kriminalpolizisten waren schon dorthin entsandt worden, um den Fundort weiträumig zu sichern. In der Nacht zuvor hatte ein Elternpaar das Verschwinden seiner Söhne René und Stephan gemeldet.

Die Kinder waren tot. Der Leichnam Renés lag, an Händen und Füßen gefesselt, in einem gerodeten Waldstück. Der Oberkörper war entkleidet, die Hose am Bund geöffnet und der Reißverschluss des Hosenschlitzes heruntergezogen. Die vordere Halsseite zeigte eine tiefe, breit klaffende Wunde, aus der senkrecht eine Blutablaufspur über die linke Halsseite auf den Waldboden führte. Am Bauchnabel befand sich eine weitere Verletzung. Im Umkreis der Leiche war der Waldboden aufgewühlt. Wo der Kopf lag, war die Erde blutig durchtränkt.

Der tote Stephan lag etwa 30 Meter von seinem Bruder entfernt. Die Jeansjacke und das Oberhemd waren aufgeknöpft, das Unterhemd nach oben verschoben. Hosenbund und Reißverschluss an der Jeanshose waren verschlossen. Im Ober- und Unterhemd befanden sich zahlreiche Durchtrennungen des Textilgewebes, die auf Stichverletzungen hindeuteten. Die Hände und die Füße waren mit einer weißen Schnur aus synthetischem Material gefesselt. Es handelte sich um das gleiche Fesselwerkzeug wie bei seinem Bruder.

Die Leichen überführte man nach Berlin in das Institut für Gerichtliche Medizin der Charité. Bei der Obduktion (Sekt.-Nr. 583/83) wurden an Renés Körper mehrere Verletzungen festgestellt:

- offensichtlich eintourig um den Hals verlaufende Drosselmarke,
- kratzerartige Hautvertrocknungen an der Halsvorderseite und in

der Drosselgrube sowie entsprechende Unterblutungen des Unterhautfettgewebes als Hinweise für ein Würgen,

- Dunsung des Gesichts und massenhafte Stauungsblutungen als weitere Zeichen einer Halskompression,
- auf der Vorderseite des Halses eine tiefe Schnittverletzung und mehrere Hautanschnitte in der Wundumgebung,
- in der Nabelregion eine quergestellte Stichverletzung mit vier nach hinten verlaufenden Stichkanälen,
- in der linken seitlichen Rumpfpartie eine quergestellte Stichverletzung mit einem quer zur Körperlängsachse verlaufenden Wundkanal,
- mäßige Ausbildung der Totenflecke und mäßige Blässe der inneren Organe als Zeichen der Ausblutung,
- Hautunterblutungen am rechten Kniegelenk und an der Vorderseite der Unterschenkel als Zeichen geringfügiger stumpfer Gewalteinwirkung.

Eindeutige Todesursache war eine Halskompression mit Verletzung durch scharfe Gewalt an Hals und Rumpf. Als Drosselwerkzeug kam eine Schnur von der gleichen Beschaffenheit in Betracht, wie die, die zur Fesselung benutzt worden war. Aufgrund der Obduktionsbefunde stand fest, dass die große Halsschnittwunde und auch die kleinen Schnittwunden dem Opfer nach vorausgegangener Halskompression beigebracht wurden. Es war anzunehmen, dass der Täter diese Verletzungen dem tief bewusstlosen oder sterbenden Opfer zugefügt hatte.

Einige Auffälligkeiten wies die Wunde in der Nabelregion auf. Von dem Einstich gingen vier Wundkanäle aus. Die Obduzenten schlussfolgerten daraus, dass das Messer viermal eingestoßen wurde, ohne es aus der Wunde herauszuziehen. Auffällig war auch, dass die beiden Rumpfstiche nicht durch die Bekleidung erfolgt sein konnten, obwohl das Unterhemd diese Körperregionen bedeckte.

Für den Nachweis von Sperma wurden Abstriche aus der Mundhöhle und aus dem Mastdarm gefertigt. Die Untersuchung erfolgte mit zwei verschiedenen Methoden. Beide Reaktionen verliefen negativ.

Nicht weniger zahlreich waren die Verletzungen am Körper des getöteten Stephan. Schon vor der Obduktion fiel die fleckige Blutdurchtränkung der Bekleidung im Brust- und Kragenbereich auf.

Darin fanden sich mehr als zehn Durchtrennungen des Oberhemdes und weitere an Unterhemd und Jeansjacke. Dementsprechend wurden unterschiedlich schwere Stichwunden am Körper festgestellt. Der Tod war durch mehrere Stichverletzungen verursacht worden. Als besonders schwerwiegend erwiesen sich fünf Stiche, die zum Eindringen atmosphärischer Luft in die linke Brusthöhle mit Ausbildung einer Luftbrust und Kollaps der gesamten Lunge geführt hatten. Auch andere innere Organe waren durch Stiche verletzt. Daneben fanden sich punktförmige Blutungen in der Gesichtshaut sowie in den Augenbindehäuten, Augenlidern und beiden Schläfenregionen.

Im Vorläufigen Gutachten interpretierten die Obduzenten das Ergebnis der Leichenöffnung (Sekt.-Nr. 582/83): »Die ermittelten Eindringtiefen und die Größe der Stichwunden würden gut zu einem Messer passen, das eine Klingenlänge von etwa 10 cm und eine maximale Klingenbreite von 1,8 cm aufweist.

Bei den festgestellten punktförmigen Blutungen im Gesichtsbereich, den Augenbindehäuten und den Lidern handelt es sich um Stauungsblutungen, wie sie bei der Kompression der Halsweichteile (Würgen, Drosseln) oder der Kompression des Brustkorbes (Behinderung der Atemexkursionen) vorkommen. Im vorliegenden Fall ließen sich keine Hinweise auf ein Würgen oder Drosseln von den stichbedingten Verletzungsfolgen am Hals abgrenzen.

Die Fesselung der Hände und Füße zeigt, daß mit Ausnahme der oberen Sockenanteile keine Kleidung mit eingebunden worden ist. Die insgesamt nur sehr diskrete, schwach-bräunliche Hautmarkenbildung unter dem Fesselwerkzeug läßt Schürfungen der Haut oder Unterblutungen, auch im Unterhautfettgewebe, völlig vermissen und zeigt an, daß die Fesselung nicht gegen den Widerstand des Kindes durchgeführt worden ist, bzw. das Kind bei Anlage der Fesselung schon keinen Widerstand mehr leisten konnte.«

Wiederum verlief die Untersuchung der Abstriche aus Mund und Mastdarm auf Sperma negativ. Zusammenfassend vermerkten die Obduzenten, dass die Stich- und Schnittverletzungen beiden Jungen wahrscheinlich durch dieselbe Tatwaffe beigebracht worden waren.

40 Zeugen und kein Hinweis

Zu den Befunden der Leichenöffnungen kamen bald die ersten Ergebnisse der Spurenauswertung hinzu. An der Bekleidung beider Opfer, deren Händen und unbedeckten Brust- und Oberarmbereichen sowie an den Fesselwerkzeugen befanden sich zahlreiche Textilfasern. Hauptsächlich handelte es sich um schwarze Baumwolle und blauschwarze Polyesterfasern. Etliche Textilfasern wurden auch am Strauchwerk zwischen beiden Tatorten und auf der Sitzfläche einer Bank in der Nähe festgestellt. Diese Fasern waren weder in der Bekleidung noch im häuslichen Milieu der Opfer zu finden. Im Gutachten der Kriminaltechniker heißt es: »Die relativ große Anzahl nachgewiesener Fasern (...) spricht dafür, daß zwischen dem Täter und den beiden Geschädigten ein intensiver Kontakt stattgefunden hat.«

Es wurde ermittelt, dass neun Bekleidungsbetriebe einen Stoff der entsprechenden Zusammensetzung verarbeitet hatten, zwei davon produzierten Herrenhosen. Insgesamt waren 55 000 Stück in allen Größen hergestellt worden. Ein örtlicher Schwerpunkt in der Belieferung ließ sich nicht feststellen. Die als Fesselwerkzeug benutzte Schnur aus Polyamidseide stammte aus dem Sortiment der Netz- und

Volkspolizei bittet um Hinweise

Am 23. September 1983 wurde bei Borgsdorf im Kreis Oranienburg an zwei Kindern ein Tötungsverbrechen begangen. Im Zuge der Ermittlungen zur Aufklärung dieses Verbrechens erhielt die Volkspolizei bisher zahlreiche Hinweise aus der Bevölkerung. Die Volkspolizei bedankt sich dafür und bittet um weitere Mithilfe. Für die kriminalpolizeilichen Ermittlungen sind Informationen zu folgenden Fragen besonders wichtig:

— Wer hat am Freitag, dem 23. 9 1983, in der Zeit von 18 Uhr bis 19 Uhr die Ortsverbindungsstraße (Papengestell) zwischen Borgsdorf und Birkenwerder/Ortsteil Briese benutzt und dabei das sogenannte Papenluch passiert?

— Wer ist der Fahrer des roten Pkw, der sein Fahrzeug am oben genannten Tage in der Zeit zwischen 17.45 Uhr und 18.15 Uhr an der bezeichneten Ortsverbindungsstraße in Höhe des Papenluches geparkt hatte?

Die Frau und der Mann, vermutlich Ehepaar, beide bekleidet mit blauen Trainingsanzügen, die am 23. 9. 1983 gegen 18 Uhr im Bereich der Badestelle des Briesesees Schwäne fütterten und sich in der Folge in Richtung Papenluch bewegten, sowie der Fahrer des Pkw und die Bürger, die zur fraglichen Zeit die Ortsverbindungsstraße benutzten, werden gebeten, umgehend die Einsatzgruppe der K im VPKA Oranienburg (Telefon: 6 32 24 oder 6 32 34) oder jede andere VP-Dienststelle zu verständigen.

Mithilfeersuchen der Deutschen Volkspolizei in der Regionalzeitung Märkische Volksstimme vom 8. Oktober 1983

Seilwerke Heidenau. Solche Schnüre waren in vielen Läden erhältlich und wurden beispielsweise als Zeltleinen verkauft. Bei beiden Opfern fanden sich am Fesselwerkzeug einfache Doppelknoten, die keine speziellen Kenntnisse oder Fertigkeiten voraussetzten. Die Ermittlungen in dieser Richtung führten zu keinem Ergebnis.

Vier Tage nach der Tat veröffentlichte die Berliner Zeitung eine Mitteilung über den Doppelmord. An alle Bürger, die zweckdienliche Angaben machen konnten, war die Bitte gerichtet, sich bei der Polizei zu melden. Das betraf insbesondere die Personen, die sich am Tattag in der Zeit von 17 bis 20 Uhr im Waldgebiet zwischen Borgsdorf und Briese aufgehalten hatten. Einen zweiten Aufruf dieser Art, ergänzt um konkrete Fragen, veröffentlichte die Märkische Volksstimme am 8. Oktober 1983. Mehr als 40 Zeugen wurden von der Morduntersuchungskommission Potsdam vernommen. Bemerkenswert waren nur die Aussagen zweier Personen, die eine ziemlich genaue und weitgehend übereinstimmende Beschreibung eines jungen Mannes gaben, den sie auf einer Bank am Waldrand hatten sitzen sehen. Eine Frau gab an, beim Pilzesuchen einen blauen Jeansstoffbeutel versteckt in einem Gebüsch bemerkt zu haben. Aber weiter führte das die Ermittler auch nicht.

Dank eines Klassenkameraden, der am Tag der Tat mit den Brüdern Pilze suchen gegangen war, konnte der Weg der getöteten Kinder rekonstruiert werden. Alle Kontaktpersonen wurden sorgfältig registriert. Aber auch daraus ergab sich kein Hinweis auf den Täter. Der Militärstaatsanwalt in Potsdam ließ bei allen Armee-Einheiten im Bezirk diejenigen Soldaten überprüfen, die an dem fraglichen Tag Ausgang hatten. Alles ohne Erfolg. Schließlich wurde das Ermittlungsverfahren gegen Unbekannt wegen zweifachen Mordes vorläufig eingestellt.

Fotos für das Mordarchiv

Was keiner wusste, das notierte der 22-jährige Berufssoldat in einer Nachrichteneinheit bei Neubrandenburg, Ma. St., wenn er zu Hause war in seiner Berliner Ein-Zimmer-Wohnung in der Greifswalder Straße, haarklein und schon fast mit literarischem Talent in sein geheimes Mordbuch: Jeden Dialog, jeden Handgriff, das ganze

Verhalten der Kinder und auch seine eigenen Gedanken. Damit er alles genau in Erinnerung behalten und sich an dem Ganzen durch Ab- und Umschreiben noch lange sexuell erregen könnte. Seine Aufzeichnungen gefielen ihm so gut, dass er sie auch noch abfotografierte und den entwickelten Film dem Ordner »Geheime Privatsache« beilegte.

Den ganzen Nachmittag schon war Ma. St., der an diesem 23. September 1983 dienstfrei hatte, in den Wäldern nördlich von Berlin herumgestreunt, bedrängt von seiner perversen Sexualität. Um 18 Uhr entschied er: Noch eine halbe Stunde, dann hält sich in der Dunkelheit des Herbsttages sowieso kein Kind mehr im Wald auf. Die Brüder, die ihn bei Borgsdorf so vertrauensvoll nach der S-Bahn gefragt hatten, wären seinem sadistischen Trieb entgangen, wenn sie sich nur ein wenig später auf den Heimweg gemacht hätten.

Als René und Stephan auftauchten, entschloss sich Ma. St. schnell zur Tat. Er packte die beiden Jungen am Hals und schob sie weg vom Weg zu der Buschgruppe, wo er seinen Beutel versteckt hatte. Der Jüngere fing an zu weinen. Der Ältere sagte ahnungsvoll, er wisse schon, was der Mann vorhabe: sie beide umbringen. Doch der entgegnete, er wolle sich nur mit ihnen unterhalten. Dabei nahm er den Beutel auf und schleppte die Jungen an den Handgelenken tiefer in den Wald.

Auf einer Lichtung forderte der unheimliche junge Mann die Kinder auf, sich zu setzen. Er holte den Fotoapparat aus dem Beutel und verlangte, dass die Jungen den Oberkörper frei machten. Als der Film voll war, durften sie sich wieder ankleiden. Ma. St. fragte sie aus über Familie und Schule. Ein akkurater Archivar: Bilder und Text brauchte er für seine Dokumentation »Geheime Privatsache«.

Vergeblich bettelten die Jungen, das der Mann sie gehen lassen solle. Ma. St. aber war nun entschlossen, die Brüder zu trennen und nacheinander zu töten. Die Jungen mussten sich nebeneinander auf den Bauch legen. Mit den vorbereiteten Schnurstücken aus dem Jeansbeutel fesselte er sie an den Füßen und an den Händen. Auf ihre daraufhin folgende Frage, wie sie von hier wegkommen sollten, entgegnete Ma. St., es werde ihnen schon etwas einfallen. Darauf rollte sich René, der Ältere von beiden, auf die Seite und holte mit gefesselten Händen sein Taschenmesser aus der Hosentasche. In seiner kindlichen Naivität zeigte er das Messer vor und sagte, er wisse schon, wie. Sofort nahm Ma. St. ihm das Messer weg, worauf nun beide Jungen weinten.

Um die Kinder zu trennen, kündigte Ma. St. nun an, er werde den Kleineren ein Stück in Richtung Straße tragen. Dort könne man Hilfe holen. René, der Größere, protestierte flehentlich. Er wollte sich nicht von seinem Bruder trennen lassen. Doch Ma. St. ließ nicht von seinem Vorhaben ab. Er trug Stephan auf den Armen hinter eine Buschgruppe, so dass die beiden sich nicht mehr sehen konnten. Dann lief er zurück zu René und fesselte ihn an einen Baum. Unterdessen war Stephan ein Stück in Richtung Straße gekrochen, weshalb Ma. St. sich auch ihm wieder widmete, immer noch mit beruhigenden Worten.

Wie eine Katze, die ihr Todesspiel gleich mit zwei Mäusen betreibt, pendelte der Peiniger zwischen seiner doppelten Beute hin und her. Die Dämmerung kam nun rasch, und er musste sich entscheiden. Als ersten nahm er sich den Kleineren vor, der inzwischen gut zehn Meter zur Straße hin gekrochen war. Ma. St. kniete sich über den Jungen und packte ihn mit beiden Händen am Hals, drückte zu und presste sich gegen seinen Oberkörper – die Lustposition, die er suchte. Minutenlang würgte er sein Opfer und bewegte dabei dessen Kopf hin und her. Plötzlich hörte er den anderen Jungen rufen. In der Stille des Waldes war das laut zu hören. Sofort knöpfte er dem Kleinen das Hemd auf, stieß dem schon Bewusstlosen mehrmals das Messer in die linke Brustseite, in den Bauch und in den Hals. Zuzusehen, wie das Messer in den Körper eindringt, diesen kurzen Genuss gönnte er sich noch.

Stephan lag jetzt ruhig da. Ma. St. nahm an, dass er tot sei, säuberte sein Messer im Waldboden und wandte sich seinem anderen Opfer zu. Kaum bei René angelangt, kamen aus der Richtung des Jüngeren doch noch röchelnde Geräusche. Ein letztes Mal lief der Mörder zurück. Würgen wollte er sein Opfer nicht mehr, weil der Hals durch die Stichwunden blutig war. Also stieß er dem Kleinen das Messer erneut mehrmals in den Körper. Bis der Neunjährige keinen Laut mehr von sich gab.

René hatte die Geräusche gehört, ahnte sicherlich, dass Schlimmes passiert war, begriff aber wohl nicht das grausige Ausmaß des Geschehens. Kniend bat er Ma. St., ihn jetzt endlich gehen zu lassen. Der aber fragte ihn, ob er wisse, was Schwule sind. René bejahte. Ma. St. hockte sich vor ihm hin und begann, ihm das Hemd zu öffnen, dann auch Hosenbund und Hosenschlitz. René musste sich auf den Bauch legen. Ma. St. schob Ober- und Unterhemd nach oben und begann, den Rücken zu streicheln. Dann musste der Junge sich umdrehen. Lüstern streichelte Ma. St. dem Frierenden und Weinenden auch den Bauch. Er fand es an der Zeit, auch diesen Jungen zu töten. Aus einer Streichelbewegung heraus umfasste er den Hals und drückte zu. Dabei beugte er sich wiederum nach vorn, so dass er den zuckenden Oberkörper gut spüren konnte. Mehrfach bäumte sich das Opfer auf. Ma. St. bekam davon einen Samenerguss. Erst dann löste er den Würgegriff.

Der Mörder legte sein Ohr an die Brust des Jungen und drosselte ihn danach mit einem Stück Schnur. Obwohl das Herz nicht mehr schlug, stach er ihm mit dem Messer in die Brust, in den Bauch und in die Hüfte. Anschließend versuchte er, den Hals durchzuschneiden. In Höhe des Kehlkopfes setzte er das Messer an, drang jedoch nicht in die Tiefe. Schließlich ließ er von seinem Opfer ab. Mit dem Rücken an einen Baum gelehnt, ruhte der Doppelmörder sich mehrere Minuten lang aus. Dann reinigte er sein Messer, nahm den Beutel der Kinder mit den Pilzen an sich und lief durch den Wald in Richtung Borgsdorf. Unterwegs schüttete er die Pilze in ein Gebüsch. Im Ort angekommen, säuberte er sich unter einer Laterne vom Waldschmutz. Blutspuren konnte er an seinen Kleidungsstücken nicht erkennen. Langsam ging er weiter zum Bahnhof und fuhr mit der S-Bahn nach Berlin. Gegen 22 Uhr kam er am S-Bahnhof Greifswalder Straße an, ging zu seiner Wohnung, wusch sich und legte sich schlafen.

Am nächsten Morgen packte er seinen Beutel aus. Messer, Schnur und Fotoapparat legte er im Wohnzimmerschrank ab. Den Beutel der Kinder warf er in einen Müllcontainer auf dem Hof. Renés Taschenmesser bewahrte er in einem Briefumschlag auf. Später, in einer Stunde der perversen Erinnerungen, beschrieb er ausführlich den Doppelmord und heftete die Blätter in den Ordner »Geheime Privatsache« ein.

Vorspiel in Neubrandenburg

Es war nicht die erste und nicht die letzte Mordtat des Berufssoldaten Ma. St. Zwei Monate zuvor, am 16. Juli 1983, war er mit dem Bus von seinem Standort Cölpin nach Neubrandenburg gekommen, den Kopf voller Fantasien, einen Mann mit dem Messer einzuschüchtern, dann zu fesseln, ihm den Oberkörper zu streicheln und ihn schließlich durch Würgen zu töten. Schon an diesem Tag hatte er den blauen Jeansstoffbeutel mit dem Tauchermesser bei sich. Die Tat, die er dann beging, gewann einen gewissen Modellcharakter.

Den ganzen Nachmittag und Abend, bis in die Nacht hinein, lief Ma. St. unruhig im Kulturpark von Neubrandenburg umher. Gegen 22 Uhr, als schon kein Mensch mehr im Park zu sein schien, bemerkte er auf einer Bank einen jungen Mann, der fest schlief und stark nach Alkohol roch. Ma. St. stellte sich hinter ihn und überlegte lange, wie er sich körperlichen Kontakt verschaffen könnte. Ein Messerstich, ein Aufbäumen – das wär's! Den Oberkörper wollte er dabei nicht verletzen, denn das war die Region, wo er die Berührung suchte. Aber die Hüfte! Er holte tief Luft und stach so heftig zu, dass sich die Klinge verbog. Der Angegriffene riss die Augen auf und wusste offensichtlich nicht, was geschah. Ma. St. umfasste mit beiden Händen den Hals des Mannes und drückte zu, so hart er konnte. Da die Wirkung nicht ausreichte, nahm er das Messer und stach seinem Opfer in die rechte Halsseite. Danach trat er zurück und beobachtete, wie der Überfallene sich verhielt. Langsam beugte dieser sich vor, stand auf und lief taumelnd zum Zaun eines Ziegengeheges. An einem Pfahl versuchte er sich abzustützen. Dabei röchelte er laut. Um das Geräusch zu unterdrücken, stach Ma. St. dem Mann nun wahllos in den Rücken. Als der Verletzte immer noch röchelte, schlug er ihm mit dem Messerknauf auf den Hinterkopf, bis der Mann umfiel und verstummte.

So geschah der erste Mord des 22-Jährigen, doch Ma. St. war nicht am Ziel seiner Wünsche. Statt dessen erfasste ihn Panik. Um den Niedergestochenen nicht auf dem Weg zur Besichtigung freizugeben, zerrte er ihn an den Füßen in eine Buschgruppe hinter der Parkbank. Mit ein paar abgebrochenen Zweigen deckte er den Körper zu. Vermutlich war der Mann da schon tot.

Eilig steckte Ma. St. das Messer weg und rannte in Richtung Stadtring. Unter einer Straßenlaterne blieb er stehen. Mit einem

Taschentuch wischte er sich das Blut von den Händen und versuchte, ein paar kleine Blutspritzer von den Hosenbeinen zu entfernen. Dann ging er langsameren Schritts zum Busbahnhof. Um 23.08 Uhr fuhr er ab nach Cölpin. Der Weg zum Wohnheim führte über eine Holzbrücke. Dort ließ er das Messer in den Dorfteich fallen. Gegen Mitternacht lag der erschöpfte Mörder im Bett.

Tagelang wagte es Ma. St. nicht, Cölpin zu verlassen. Jeden Morgen las er die Lokalzeitung Freie Erde. Als er nach einer Woche noch nichts über das Verbrechen finden konnte, fuhr er wieder nach Neubrandenburg. Nirgendwo konnte er besondere polizeiliche Aktivitäten erkennen. Bald fürchtete er nicht mehr, als Täter gefasst zu werden. Sein Drang wuchs, sich nun einen Knaben als Opfer zu suchen und sich für die Tat mehr Zeit zu nehmen, damit er zu einer sexuellen Befriedigung käme.

In einem Geschäft für Anglerbedarf kaufte Ma. St. sich am 26. Juli 1983 ein Tauchermesser. Damit begab er sich wiederum in den Kulturpark und beobachtete dort den Strand am Tollensesee. Gegen 17.40 Uhr sah er einen Jungen allein von dort kommen und folgte ihm. Als er sicher war, dass niemand sonst auf dem Weg lief, überholte er den Jungen, drehte sich um und ergriff ihn am Genick. Wie ein Raubtier schleppte er seine Beute durch das Gebüsch auf eine kleine Lichtung. Dort forderte er sein Opfer auf, die Tasche abzulegen und sich hinzusetzen. Er selbst setzte sich dicht daneben.

Nur ein bisschen unterhalten wolle er sich, sagte er dem Jungen. Der wollte wissen, wie lange es dauern werde, er müsse gegen 18 Uhr zu Hause sein. Ma. St. nahm ein Notizbuch aus dem blauen Jeansbeutel und erfragte die Personalien. Dirk hieß der Junge, er war neun Jahre alt und wollte am übernächsten Tag seinen zehnten Geburtstag feiern. Ma. St. fragte auch nach den Eltern und nach Freunden. Danach begann er, den Jungen zu fotografieren. Dirk musste sich hinlegen, auf die Seite drehen und wieder aufstehen. Vom Kopf und vom Oberkörper machte er Großaufnahmen. Insgesamt entstanden vierzehn Bilder für das Mordarchiv.

Nachdem der Fotoapparat wieder im Beutel verpackt war, wollte der Kleine wissen, ob er nun gehen könne. Barsch antworte der Entführer, dass es noch etwas dauern werde. Er ließ sich von Dirk die Badetasche geben, nahm das Handtuch heraus und befahl dem Jungen, sich mit dem Rücken darauf zu legen. Langsam begann er, mit der rechten Hand den Oberkörper des Jungen zu streicheln. Plötzlich drückte er seine Faust in die Magengrube, was ihn ungeheuer erregte. Um die Lust noch zu steigern, stieß er dem Kleinen die andere Faust ebenfalls in die Magengegend und legte sich bäuchlings auf ihn. Dirk flehte, damit aufzuhören. Doch Ma. St. blieb liegen. Der Druck beider Fäuste in der eigenen Magengegend steigerte seine Erregung weiter. Der Kleine fing an zu schreien. Ma. St. würgte ihn, damit er verstumme. Die Zuckungen des Kinderkörpers brachten ihm endlich den ersehnten sexuellen Genuss. Danach ließ er von dem Jungen ab.

Nach einer Weile bemerkte Ma. St., dass der Kleine noch atmete. Er nahm eine Paketschnur aus dem Jeansbeutel, fesselte die Hände auf dem Rücken, wälzte sich noch einmal auf den Wehrlosen und begann erneut, ihn zu würgen. Das Aufbäumen des kleinen Körpers war nun viel schwächer und Ma. St. fühlte, dass er sich so nicht noch einmal befriedigen könnte. Er rollte herunter, zog das Handtuch unter dem Rücken hervor und stopfte dem Jungen einen Zipfel in den Mund. Mit der linken Hand drückte er auf den Knebel, mit der rechten hielt er ihm die Nase zu. Dabei konnte er sehen, wie sich das Gesicht des Kindes blau verfärbte. Nach reichlich fünf Minuten nahm er an, dass der Junge tot sei. Er zog das Handtuch aus dem Mund und ließ die Nase los.

Der Mörder verbarg die Leiche im Gebüsch. Dabei kam ihm die Idee zu einem anatomischen Experiment. Er wollte ausprobieren, welchen Widerstand der Körper eines Kindes dem eindringenden Messer entgegensetzt. Mit dem Tauchermesser stach er dem toten Jungen in die linke Brustwarze und war erstaunt, wie leicht die Klinge bis zum Schaft eindrang. Danach bedeckte er die Leiche mit den großen Blättern der Pestwurz. Gegen 19.15 Uhr verließ er die Lichtung. Vom Kulturpark aus lief er zum Stadtring, fuhr mit dem Stadtbus zum Busbahnhof und weiter nach Cölpin. Er kam noch rechtzeitig zum Abendbrot, anschließend sah er bis 22 Uhr fern.

Das Tagebuch des Grauens

Im Bett dachte Ma. St. lange über diesen zweiten Mord nach. Die Tat entsprach seinen Vorstellungen und hatte zu sexueller Befriedigung geführt. Um später alles besser nacherleben zu können, beschloss er, sogenannte Handakten anzulegen. Er beschaffte sich einen Ringordner, den er mit der Aufschrift »Geheime Privatsache« versah. Nachträglich beschrieb er in allen Einzelheiten auch die Geschehnisse vom 16. Juli 1983.

Die detaillierten Niederschriften verfasste Ma. St. stets in seiner Berliner Wohnung. Sie dienten ihm als Ersatz für das Morden in Zeiten, da dies schwieriger war. Insbesondere der Winter schien ihm ungeeignet, weil mögliche Opfer zu dick bekleidet waren und weniger Aussicht auf schnellen körperlichen Kontakt boten. Vorsorglich bedachte er, wie er in der kalten Jahreszeit sich seiner Opfer in den Kellerräumen fernbeheizter Neubauten bemächtigen könne. Ein- bis zweimal in der Woche fuhr er fortan nach Neubrandenburg, durchstreifte bevorzugt das Neubaugebiet Datzeberg und probierte aus, ob einer seiner Schlüssel zu den Kellertüren passte. Vielerorts funktionierte sein eigener, mit dem er sonst in Cölpin das Wohnheimzimmer aufschloss.

Am 7. Februar 1984 war Ma. St. wieder auf der Suche nach einem Opfer. Gegen 18.45 Uhr sah er auf dem Bürgersteig gegenüber der Kaufhalle in Datzeberg einen Jungen allein in Richtung Wohnhäuser gehen. Sechs oder sieben Jahre alt mochte er sein, mehr nicht. Ma. St. folgte ihm bis ins Wohnhaus, sprach ihn auf der Treppe an und packte gleich darauf den rechten Unterarm. Der Junge klammerte sich an das Treppengeländer. Ma. St. drohte, dass es gleich sehr weh tun werde, wenn er nicht mitgehe. Verängstigt folgte der Junge ihm in den Keller, dessen Tür Ma. St. mit seinem Wohnheimschlüssel verschloss. Mit festem Griff führte er den Jungen in eine Nische.

Nach Name und Alter befragt, sagte der Junge, dass er Mirko heiße und sechs Jahre alt sei. Ma. St. befahl ihm, den Anorak auf den Kellerboden zu legen und sich darauf zu setzen. Noch war er unentschlossen. Für einen körperlichen Kontakt, wie er ihn zu sexueller Befriedigung brauchte, schien ihm der Junge zu klein. Als Ersatzhandlung wollte er ihm in die Magengegend schlagen, um sich so sexuell zu erregen. Dazu ließ er Mirko aufstehen und die Augen schließen.

Dann stand er selbst auf und schlug mit ganzer Kraft zu. Der Kleine flog nach hinten, verlor das Gleichgewicht und stürzte. Mit einem Satz war Ma. St. über ihm, packte ihn und begann zu würgen. Gleich beim ersten Aufbäumen des Körpers verspürte er, wie sein Glied steif wurde. Doch der Kleine brachte dem Würgegriff nur schwachen Widerstand entgegen. Blut strömte aus der Nase. Schnell erlahmte die Gegenwehr. Enttäuscht ließ Ma. St. von dem Körper ab.

Plötzlich hörte er Schritte. Jemand kam die Kellertreppe herunter und drückte die Türklinke. Der erschreckte Mörder wagte kaum zu atmen. Dann entfernten sich die Schritte wieder. Er sprang auf und rannte zur Kellertür des Nachbarhauses. Es war ein Durchgangskeller. Die andere Tür war unverschlossen. Rasch entfernte er sich. Sein Zimmer im Wohnheim erreichte er kurz vor 20 Uhr.

Zu dieser Zeit war der Junge schon mehr als eine Stunde tot. Der Mörder haderte indessen mit sich selbst, weil er keine Zeit gefunden hatte, seine Fingerabdrücke von Türklinken und Lichtschaltern zu entfernen. Und dass er nicht zum Samenerguss gekommen war. In seiner Armeedienststelle erfuhr er am nächsten Tag, dass die Polizei eine ziemlich genaue Personenbeschreibung des Täters habe, und er beschloss, zunächst nicht mehr in das Neubaugebiet zu fahren.

Drei Monate lang, bis zum Mai 1984, wartete der Sadist mit seinen Aufzeichnungen über den Mord an dem Sechsjährigen. Erst dann riskierte er, noch einmal nach Datzeberg zu fahren. Er suchte das Haus auf, in dem er den Jungen getötet hatte. Für seine Reinschrift mit der Schreibmaschine fehlten ihm die Hausnummer und die genaue Schreibweise des Familiennamens. Nachdem das alles exakt registriert war, konnte er auch diese Blätter in dem grünen Ringordner »Geheime Privatsache« abheften. Ruhe fand er jedoch nicht.

Der Unheimliche wird eingefangen

Es war Sonntag, der 24. Juni 1984. Um 9.30 Uhr bestieg ein junger Mann auf dem S-Bahnhof Greifswalder Straße einen Zug nach Oranienburg. Er hatte ein Fahrrad und einen blauen Jeansstoffbeutel bei sich. In Birkenwerder verließ der Mann die S-Bahn. Mit dem Fahrrad fuhr er weiter in Richtung Oranienburg. Sein Weg führte ihn über eine Autobahnbrücke zur Straße nach Briese. Nach wenigen Kilometern bog er nach rechts ab. Weiter ging es über Feldwege. Das Ziel seiner Fahrt war der Kiessee bei Schildow.

Gegen 11.45 Uhr hatte der Mann den See erreicht. Er lehnte sein Fahrrad an einen Baum, nahm den Beutel vom Gepäckträger und ging zum Seeufer. Statt zu baden, spazierte er am See entlang bis zur Siedlung Mönchsmühle. Am Ortseingang kehrte er um und ging zum See zurück. Aus sicherer Entfernung beobachtete er eine Gruppe angelnder Kinder. Dabei fielen ihm zwei Jungen mit Fahrrädern auf, unterschiedlich groß, beide um die zehn Jahre alt.

So verging die Mittagszeit. Der junge Mann bezog ein Versteck in der Nähe einer Baumbrücke, über die der einzige Weg am Seeufer führte. Irgendwann zwischen 14 und 15 Uhr kam einer der beiden Jungen diesen Weg entlang gefahren. Kurz vor der Brücke stürzte er vom Fahrrad. Dem Beobachter kam das wie gerufen. Niemand sonst war zu sehen. Rasch trat er aus seinem Versteck, bot seine Hilfe an, packte den Kleinen im Nacken und führte ihn auf einen schmalen Schilfweg. Aber sie waren nicht allein. Eine Stimme rief nach dem Jungen. In der Nähe spielten andere Kinder.

Nun ging der Mann mit dem Jungen auf die Gruppe zu. Er fragte, ob der Weg zur Straße führe. Als eines der Kinder dies bejahte, ließ er den Jungen los und entfernte sich schnell. Er lief am See entlang bis zur Baumbrücke zurück. Dort holte er sein Fahrrad und fuhr zu einer kleinen Anhöhe, von wo er die Gegend gut überblicken konnte. Die Kinder waren dem Flüchtenden bis zur Siedlung Mönchsmühle gefolgt, dann aber in den Wald zurückgelaufen.

Noch einige Zeit beobachtete der junge Mann aufmerksam die Umgebung. Gegen 16.30 Uhr entschloss er sich, von weiteren Bemühungen abzulassen. Mit dem Fahrrad fuhr er zum S-Bahnhof Birkenwerder und dann mit dem Zug um 17.30 Uhr weiter nach Berlin.

Am Abend erzählte der Junge zu Hause von der seltsamen Begebenheit. Sofort wurden die Eltern hellhörig. Noch immer war der Doppelmord im Briesewald ungeklärt, der schreckliche Tod der Brüder René und Stephan. Die Eltern ließen sich den Fremden beschreiben, ermahnten die Kinder zu größter Aufmerksamkeit und erzählten auch den Nachbarn von dem Vorfall.

Zwei Wochen vergingen. Bis zum Sonntag, dem 8. Juli 1984, ließ sich der Unbekannte nicht wieder blicken. An diesem Tag jedoch war er seit 4.30 Uhr auf den Beinen. Mit der S-Bahn und anschließend mit dem Fahrrad fuhr er erneut zum Kiessee. Bekleidet war er mit denselben Sachen wie zwei Wochen zuvor. Auch seinen blauen Beutel aus Jeansstoff hatte er diesmal dabei.

Am Kiessee angekommen, stellte er sein Fahrrad an einem Baum in der Nähe der Brücke ab. Mit dem Beutel in der Hand lief er zu der Anhöhe. Es war gegen 6.50 Uhr. Am See angelten zwei Männer, doch Kinder hielten sich zu dieser frühen Zeit noch nicht am Badestrand auf. Der Mann setzte sich auf einen umgestürzten Baumstamm und wartete. Im Laufe des Vormittags verließ er mehrmals seinen Platz und lief am See entlang. Bis gegen 12 Uhr begegnete er keinem Kind. Dann kamen zwei, aber die interessierten ihn nicht. Er dachte an den Jungen, dessen weichen Kindernacken er zwei Wochen zuvor schon einmal im Griff gehabt hatte.

Irgendwann am Nachmittag, auf einem Waldweg, kam ihm ein Junge entgegengefahren. Ma. St. versperrte ihm den Weg. Kaum war der kleine Radfahrer abgestiegen, erschien ein zweiter. Der Fremde packte sie beide an den Oberarmen und versuchte, sie in den Wald zu zerren. Einer konnte sich losreißen. Er hatte den Mann wiedererkannt: als denselben, der zwei Wochen zuvor seinem Bruder nachgestellt hatte. Aus Leibeskräften schrie der Junge um Hilfe. Auch der zweite begann zu schreien. Da ließ der Mann ihn los und verschwand im Wald. Die Kinder ergriffen ihre Fahrräder und fuhren so schnell sie konnten zur Siedlung zurück.

Auch der Fremde hastete zu seinem Fahrrad. Doch dem Vorderrad fehlte die Luft. Während er sich mit der Luftpumpe mühte, näherten sich Stimmen. Jemand packte ihn am Arm. Es war der Vater des Jungen. Er zog den nicht sehr kräftigen Belästiger seines Sohnes mit eisernem Griff aus dem Gebüsch. An der Baumbrücke warteten schon andere Männer. Sie eskortierten den Gefassten bis zum ersten Grundstück der Siedlung Mönchsmühle und stellten ihn an einen Lichtmast. Kurze Zeit später traf ein Funkstreifenwagen der Polizei ein.

Man brachte den Festgenommenen auf das Volkspolizeikreisamt Oranienburg. Der Wehrdienstausweis in der Lederjacke besagte, dass es sich um den Feldwebel Ma. St. handelte, Berufsunteroffizier einer Nachrichteneinheit in Cölpin bei Neubrandenburg. Aus seinem Jeansbeutel wurden ein Fotoapparat, schwarze Lederhandschuhe, ein Linoleummesser, ein Jagdmesser, eine geflochtene Schnur, ein Stielkamm, ein Kugelschreiber, ein Pinsel und eine Rolle Pflaster zu Tage gefördert. Das alles ergab noch keinen verdächtigen Zusammenhang.

Während der Befragung verstrickte sich Ma. St. rasch in Widersprüche. Er bot keine überzeugende Begründung für die Art seiner Kontaktaufnahme zu den Kindern am Kiessee. Den Verwendungszweck der mitgeführten Gegenstände konnte er ebenfalls nicht plausibel erklären. Energisch bestritt er jegliche kriminelle Absicht. Aber nach fünf Stunden Vernehmung erlahmte sein Widerstand. Er gestand, dass er vorgehabt hatte, die beiden Jungen vom Kiessee zu töten.

Inzwischen waren auch Mitarbeiter der Morduntersuchungskommission Potsdam eingetroffen. Sie führten die Vernehmung fort. Kurz nach Mitternacht gestand Ma. St. auch den Doppelmord an den Brüdern René und Stephan vom 23. September 1983. Wegen mehrfachen vollendeten und versuchten Mordes wurde gegen ihn ein Ermittlungsverfahren eingeleitet und Haftbefehl erlassen.

Bei der Durchsuchung der Wohnung in Berlin fand man verschiedene Messer, eine Zeltleine, einen Zettel mit Fesselanleitung, vier Negativfilme, mehrere handschriftlich beschriebene Zettel und den grünen Ringordner mit den maschinegeschriebenen Blättern. Der Inhalt des Ordners schockierte selbst gestandene Kriminalisten. Minutiös hatte Ma. St. fünf von ihm begangene Morde beschrieben. Zudem waren zahlreiche Kontaktversuche zu möglichen Opfern notiert. Die beschlagnahmten vier Filme zeigten ihn nackt und dazu Aufnahmen von drei seiner Opfer, darunter die Brüder René und Stephan. Des Weiteren handelte es sich um abfotografierte Schreibmaschinenseiten. Und damit nicht genug. In einer späteren Vernehmung bekannte er, dass er weiter gemordet hätte, wäre er nicht gestellt worden.

In allen Einzelheiten schilderte der Serienmörder in mehr als 30 Vernehmungen seine Straftaten. Der Ordner war ein weiteres wichtiges Beweismittel. Sämtliche Kleidungsstücke und beschlagnahmten Messer wurden kriminaltechnisch untersucht. In Cölpin legten Pioniertruppen der Nationalen Volksarmee den Dorfteich trocken. Nach drei Tagen fand man das gesuchte Tatmesser vom ersten Mord an dem Betrunkenen im Kulturpark von Neubrandenburg.

Am 24. April 1985 lag das Ergebnis der gerichtspsychiatrischen Untersuchung vor. Ausführlich beschrieben die Gutachter die sexuelle Entwicklung des Serienmörders. Mit etwa zehn Jahren hatte er begonnen, kleineren Kindern in den Magen zu schlagen, weil ihm ihre Qualen ein Lustgefühl bereiteten. Im Alter von ungefähr 15 Jahren hatte er bemerkt, dass auch eigene Schmerzen zur Erektion seines Gliedes führten. So empfand er es als lustvoll, wenn er sich beispielsweise im Sportunterricht über die Barrenholme legte und dabei den Druck in der Magengegend spürte. Später erregte ihn das Anschauen von nackten Männerbrüsten, besonders der Brustwarzen. Bis zum Zeitpunkt der Begutachtung hatte er keinen Geschlechtsverkehr mit einer Frau.

Bei seinen Straftaten begann die Erregung für Ma. St. mit dem Erblicken und Verfolgen des möglichen Opfers. Die Angst bei der Kontaktaufnahme steigerte seine Erregung ebenso wie das nachfolgende Gespräch. Zum Samenerguss gelangte er durch spürbares Aufbäumen des Körpers während des Würgens. Nach dem Samenerguss klang die Erregung vollständig ab. Er tötete die Opfer anschließend ohne sexuelles Motiv. Je länger die einzelnen Phasen der Tat dauerten und je länger dadurch die Qualen seines Opfers anhielten, desto stärker war sein Lustgewinn.

Die Tötungsverbrechen wurden von den Sachverständigen als unmittelbare Triebbefriedigung gewertet, die nach den Taten noch eine Weile anhielt. In Gedanken ging der Täter weiter als bei seinen Morden. Er stellte sich vor, seinen Opfern den Oberkörper aufzuschlitzen, während sie noch bei Bewusstsein sein sollten. Er wollte die noch zuckenden Organe in den Händen halten: »Mit den Händen will ich spüren an seinem Körper den Übergang in den Tod.«

Die sadomasochistische Triebabnormität bestimmte das kriminelle Handeln von Ma. St. Seine Homosexualität war nur für die Auswahl der Opfer entscheidend. Während seiner Taten verlor er nie den

Überblick. Auch im Verhalten nach der Tat hatte er ständig die Kontrolle. Er wäre in der Lage gewesen, sich mit seiner abnormen Triebrichtung auseinander zu setzen und entsprechende Bewältigungsstrategien zu entwickeln. Unter Berücksichtigung dieser und weiterer Umstände sahen die Sachverständigen die strafrechtliche Verantwortlichkeit als gegeben an.

Seine schwerwiegendsten Verbrechen waren die Tötungsdelikte, fünf Morde und ein Mordversuch. Darüber hinaus wurde Ma. St. vorgeworfen, in der Zeit von April 1983 bis zu seiner Inhaftierung im Juli 1984 »in 20 Fällen in den Stadtgebieten von Neubrandenburg, Strasburg und Berlin sowie der Umgebung von Berlin die vorsätzliche Tötung von 24 Menschen zielgerichtet vorbereitet (...) zu haben«.

Vom 19. Oktober bis 19. November 1985 fand vor dem 1. Militärstrafsenat des Militärobergerichts Berlin der Prozess gegen Ma. St. statt. Nach zehn Verhandlungstagen fällte das Gericht das Urteil:
»Der Angeklagte wird wegen Verbrechen des mehrfachen vollendeten, eines versuchten und des mehrfach vorbereiteten Mordes zu lebenslänglicher Freiheitsstrafe verurteilt. Dem Angeklagten werden die staatsbürgerlichen Rechte für dauernd aberkannt.«

Der Serienmörder wurde zur Verbüßung seiner Strafe in die Vollzugseinrichtung Torgau überstellt.

Opfer der Grenze.
Fälle von Fechter bis Unbekannt

Wahrscheinlich wird nie endgültig geklärt werden, wie viele Todesfälle und wie viele Tötungen in den Jahren von 1961 bis 1989 an der Grenze zwischen den beiden deutschen Staaten geschahen. In ihrem Buch »Opfer der Mauer« sprechen die Autoren Werner Filmer und Heribert Schwan von insgesamt 216 Tötungen an der deutsch-deutschen Grenze. Für die Berliner Mauer fanden sie in den Tagesberichten der Volkspolizei und der Grenztruppen 94 Todesfälle. Davon konnten wir 36 Fälle ermitteln, die in den Archivbüchern unseres Instituts verzeichnet sind.

Bis heute ist ungeklärt, nach welchen Gesichtspunkten die Einlieferungen ausgewählt und wo die anderen Toten obduziert wurden.

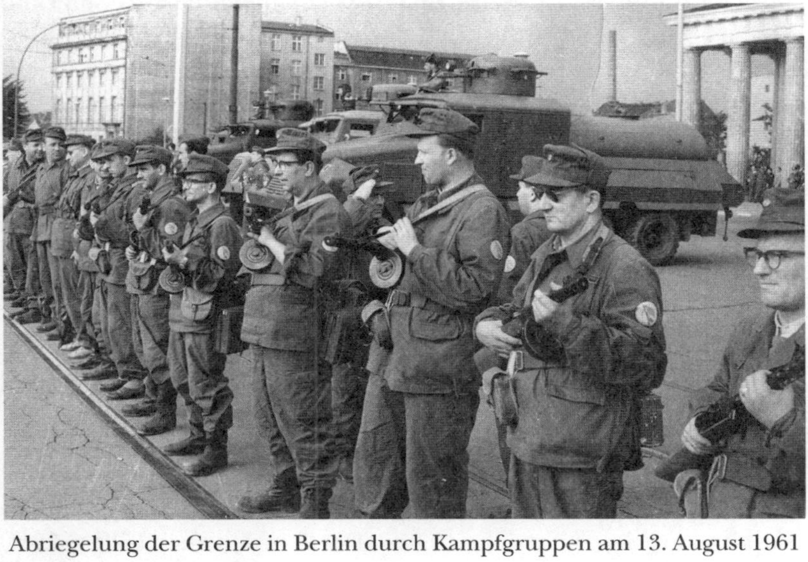

Abriegelung der Grenze in Berlin durch Kampfgruppen am 13. August 1961

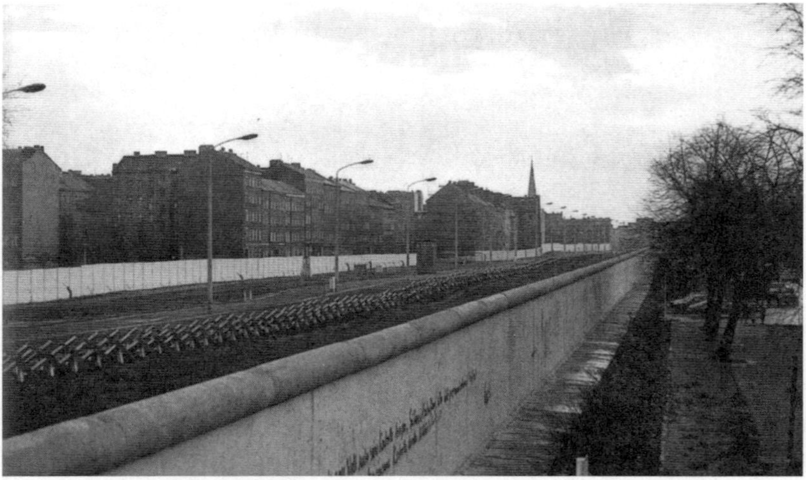

Berliner Grenzanlagen an der Bernauer Straße 1985

Die meisten uns bekannten Todesfälle stammen aus den ersten Jahren nach dem Bau der Mauer, aus der Zeit von August 1961 bis Ende 1966. Danach nahmen die blutigen Zwischenfälle ab. Wir wissen nicht, ob dies auf den zunehmenden Ausbau der Grenzsicherungsanlagen oder auf veränderte Weisungen zum Schusswaffengebrauch zurückzuführen ist. Gewiss verringerte sich mit der Perfektionierung der Sicherungsanlagen die Zahl derjenigen, die das erhöhte Risiko für Leib und Leben auf sich nahmen, um auf diesem Weg die Flucht in den Westen zu wagen.

Bei der Durchsicht unserer Archivbücher fällt auf, dass die letzte Obduktion eines Maueropfers in unserem Institut im Jahr 1972 stattfand. Hier besteht ein Zusammenhang mit der Einrichtung des Instituts für Gerichtliche Medizin an der Militärmedizinischen Akademie der Nationalen Volksarmee in Bad Saarow, wonach die Untersuchungen nicht mehr – wie bis dahin – in die regionale Zuständigkeit des Ostberliner Universitätsinstituts fielen.

In einigen Fällen des Charité-Instituts ergeben sich Schwierigkeiten bei der Zuordnung der recherchierten Namen zu den Eintragungen in den Archivbüchern. Teilweise liegt das an der ungeklärten Identität der Toten zum Zeitpunkt der Einlieferung oder der Obduktion. Selbst die Unterlagen der Zentralen Erfassungsstelle in Salzgitter ergeben kein sicheres Bild. Dort wurden auch Fälle erfasst, die sich nicht in den Protokollen der Grenzsicherungsorgane der DDR wiederfinden. Andererseits sind Fälle nicht aktenkundig, für die es keine Zeugen oder Informanten in der damaligen Bundesrepublik gab. Dazu zählen zum Beispiel getötete Grenzsoldaten der DDR.

Die Anordnung zur gerichtlichen Leichenöffnung kam gemäß der Strafprozessordnung der DDR entweder vom Generalstaatsanwalt von Groß-Berlin, vom Staatsanwalt eines Ostberliner Stadtbezirks oder von der Militärstaatsanwaltschaft – je nach regionaler Zuständigkeit aus Berlin, Potsdam, Strausberg oder anderen Standorten. Die Ermittlungen wurden in der Regel von Mitarbeitern des Ministeriums für Staatssicherheit geführt. Sie waren wie die Vertreter der Morduntersuchungskommission und der Staatsanwaltschaft bei den Leichenuntersuchungen in solchen Fällen anwesend.

Zur juristischen Aufarbeitung der DDR-Vergangenheit, die im Einigungsvertrag festgeschrieben worden war, zählten insbesondere die Todesfälle an der Grenze. Die Ermittlungen der Kriminalpolizei und der Staatsanwaltschaft wegen Gewalttaten an der deutsch-deutschen Grenze führten innerhalb der ersten zehn Jahre zu 224 Verfahren mit 439 Angeklagten. Den größten Beitrag hatte die Berliner Justiz zu bewältigen. Zwischen dem Ostteil, der als Hauptstadt der DDR fungiert hatte, und dem Westteil, der territorial vom Gebiet der Bundesrepublik abgeschnitten war, verlief der brisanteste Teil der innerdeutschen Grenze.

Die Gutachten aus unserem Institut enthalten regelmäßig Angaben zum Hergang, soweit dies den Obduzenten mitgeteilt wurde. Präzision und Umfang der übermittelten Informationen weisen von Fall zu Fall erhebliche Unterschiede auf. Nachfolgend sollen einzelne Beispiele die damaligen Ereignisse erläutern.

Tod aus der Kalaschnikow

Unter dem Datum 17. August 1962 ist im Bericht des Kommandeurs der 1. Grenzbrigade für Berlin-Mitte ein »Besonderes Vorkommnis im Abschnitt Charlottenstraße um 14.15 Uhr mit Anwendung der Schußwaffe gegen Grenzverletzer« verzeichnet. Einer männlichen Person sei »ein Grenzdurchbruch aus der Hauptstadt der DDR in Richtung Westberlin« gelungen. Der Mann habe »mit nur leichten

Verletzungen vom Stacheldrahtzaun die Westberliner Seite erreicht«. Der Postenführer Unteroffizier F. und der Posten Gefreiter S. hätten zwei männliche Personen festgestellt, die in Richtung Mauer liefen, und aus einer Entfernung von etwa 50 Metern das Feuer eröffnet: »Postenführer gab 17 und der Posten 7 Schuß ab«. Auch der Nachbarposten griff ein und gab insgesamt elf Schüsse ab. »Die zweite Person wurde getroffen und brach unmittelbar an der Mauer zusammen.« Schwer verletzt wurde der Mann ins Krankenhaus der Volkspolizei eingeliefert, »wo er gegen 15.15 Uhr verstarb«.

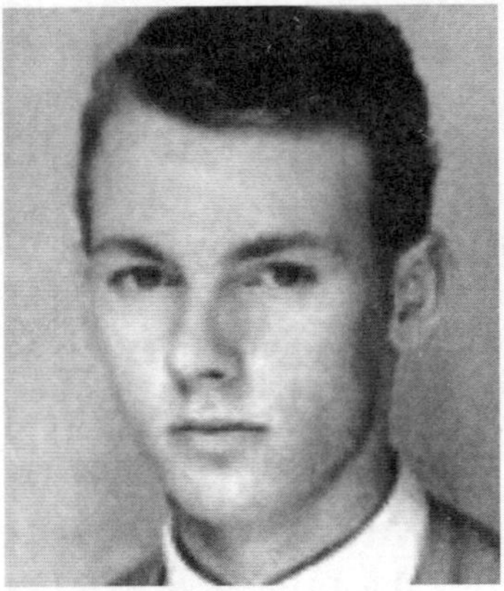

Maueropfer Peter Fechter

Gemeint ist Peter Fechter, geboren am 14. Januar 1944, gestorben am 17. August 1962. Der junge Berliner Maurer war auf der Baustelle des Staatsratsgebäudes am Marx-Engels-Platz beschäftigt gewesen. Nachdem er mit seinem Arbeitskollegen Helmut K. die Grenzanlagen im Bereich der Friedrichstraße ausgekundschaftet hatte, war es am 17. August soweit. Während der Mittagspause machten sich beide auf den Weg. In Arbeitskleidung, was unauffälliger war, durchquerten sie einen Tischlereibetrieb in der Schützenstraße und gelangten so zu einem Ruinengrundstück an der Zimmerstraße. Durch eine Fensteröffnung ließen sie sich an der nach Westberlin gewandten jenseitigen Fassade hinab. Sie überkletterten einen Stacheldrahtzaun und mussten nun über die freie Fahrbahn zur Grenzmauer laufen. Dabei wurden sie von den Grenzposten entdeckt und unter Beschuss genommen. Peter Fechter hielt inne, suchte in einer Mauernische Schutz und sank dort – von Schüssen getroffen – zusammen. Das geschah gegen 14.10 Uhr.

Auf Westberliner Seite gab es in diesem Moment schon einen auffällig großen Auflauf. Der DDR-Bericht schildert den Ablauf: »Duepos (Spitzname für Westberliner Polizisten, bezogen auf den Polizeipräsidenten Erich Duensing) und Zivilpersonen trugen eine Leiter an die Mauer heran. Fotografen fotografierten den verletzten Grenzverletzer. Zur Verstärkung herangeführte Duepos und Zöllner, insgesamt etwa 50, bezogen Stellung und richteten ihre Waffen auf die Grenzposten. Tränengaskörper und weitere Knallkörper wurden auf unser Territorium geworfen, daß unsere Grenzposten der Meinung waren, daß die Duepos das Feuer eröffnet hätten. Zur Bergung des Grenzverletzers wurde ein Nebelvorhang gelegt, in dessen Schutz es gelang, den Grenzverletzer zu bergen. Unmittelbar nach dem Vorkommnis war eine Menschenansammlung von 200-300 Personen auf Westberliner Seite zu verzeichnen mit Fotografen, die Foto- und Filmaufnahmen machten, unsere Grenzposten provozierten und die Duepos aufforderten, das Feuer auf unser Territorium zu eröffnen. Die Duepos machten von der Anwendung der Schußwaffe keinen Gebrauch.«

Lapidar vermerkt der Kommandeur-Bericht: »Die Handlungen der Grenzposten waren richtig, zweckmäßig und zielstrebig. Der Schußwaffengebrauch war gerechtfertigt.« Nicht angegeben ist darin, dass der Verletzte um Hilfe rufend im sogenannten Zehn-Meter-Streifen lag. Diese Zone durfte auch von den Grenzposten nur mit besonderer Erlaubnis betreten werden. Man war sich der eigenen Grenzer nicht sicher, mancher von ihnen hatte den Patrouillengang schon selbst zur Flucht genutzt. So wagte sich niemand von den Posten, die geschossen hatten, zu dem Schwerverletzten, und Hilfe anbietende Zivilisten wurden zurückgehalten. Erst nach knapp einer halben Stunde erhielten die Grenzposten offenbar die Weisung, in den Zehn-Meter-Streifen vorzudringen. Sie legten dem Verletzten einen Notverband an. Etwa 40 Minuten nach den Schüssen wurde der gescheiterte Flüchtling geborgen und mit einem Lastkraftwagen ins Krankenhaus gebracht, wo er keine Überlebenschance mehr hatte.

Der zunächst unbekannte Leichnam wurde unter Mitwirkung der Ostberliner Morduntersuchungskommission identifiziert. Einen Tag später erfolgte im Charité-Institut die gerichtliche Leichenöffnung (Sekt.-Nr. 554/62), vorgenommen durch den Direktor Prof. Dr. P. und den Assistenzarzt Dr. B. auf Anordnung des Generalstaatsanwalts von Berlin (Ost).

In ihrem Vorläufigen Gutachten nennen die Gerichtsmediziner unter Punkt eins folgendes Sektionsergebnis: »Näher beschriebener Durchschuß durch das Becken von rechts unten nach links oben mit Durchschlagen der rechten Beckenschaufel, drei Schlingen des unteren Dünndarmes, des absteigenden Dickdarmes, des linken Harnleiters, der an der linken Beckenseite verlaufenden großen

Schlagader und Vene, der linken Beckenschaufel, die in mehrere Bruchstücke zerschlagen ist. Näher beschriebene oberflächliche Hautverletzung im Bereich der rechten Ellenbogenaußenseite, die bis in die oberen Schichten der Muskulatur reicht, etwa 5 x 10 mm messender Metallsplitter in der eben beschriebenen Ellenbogenverletzung. Herzinnenhautunterblutung. Blutarmut der inneren Organe.«

Als Todesursache ist angegeben: »Verblutung nach Beckendurchschuß.« Weiter wird ausgeführt: »Die bei der Obduktion vorgefundenen Veränderungen deuten daraufhin, daß der Betroffene von einem Schuß getroffen wurde, der an der rechten Körperseite in Höhe des Beckens in den Körper eintrat, das kleine Becken durchschlagen hat und an der linken Hüftseite wieder ausgetreten ist. Über die Entfernung des Schusses können keine Angaben gemacht werden. Nahschußzeichen konnten nicht festgestellt werden.«

Damit war zumindest bewiesen, dass Peter Fechter durch die schussbedingten Gefäßverletzungen im Beckenraum verblutet ist. Betroffen waren großkalibrige, fast fingerstarke Blutgefäße. Solche Verletzungen sind in jedem Fall lebensgefährlich. Sichere Aussagen dazu, innerhalb welcher Zeit noch eine medizinische Rettung möglich gewesen wäre, lassen sich nicht machen. Bei solchen größeren Blutverlusten tritt ein irreversibler Ausblutungsschock ein. Jede Minute der Verzögerung verringert dramatisch die Überlebenschancen.

Hinsichtlich des *Schussverlaufs* waren sich die Obduzenten in ihrer Diagnose sicher. Die Wunde am rechten Oberschenkel außen mit ihrer geringeren Größe, der rundlichen Form und dem breiten Schürfsaum trug die Charakteristika eines Einschusses. Die Ausschusswunde lag an der linken Hüftseite.

Der Verlauf des Schusskanals ist für das Erkennen der Schussrichtung von Bedeutung. Bei hoher Geschwindigkeit des Geschosses kann dieser Wundkanal durch hydrodynamische Sprengwirkung erheblich breiter sein als das Projektil. Er kann sich überdies durch das Weiterschleppen von Gewebeteilchen, insbesondere von Knochensplittern, in Schussrichtung erweitern. Im Fall Fechter ergaben sich Hinweise auf die Schussrichtung auch aus der Knochenverletzung der rechten Darmbeinschaufel, also des Beckenknochens, wo sich ein Schussdefekt von fünf Millimeter Durchmesser von außen nach innen trichterförmig erweiterte.

Zudem unterscheidet man einen Nah- und einen Fernschussbereich. Die

Grenze liegt in einer Distanz von etwa 150 bis 200 Zentimeter. Nahschusszeichen sind unter anderem Ablagerungen von Schmauch, also der Rauchgase der verbrannten Munition, und von Pulverteilchen.

Da die Obduzenten weder an der Bekleidung noch auf der Haut solche Spuren fanden, lag offenbar ein Fernschuss vor.

Fenstersprung in den Tod

Drei Jahre später. Vom 12. November 1965 datiert im gerichtsmedizinischen Institut ein Sektionsprotokoll (Sekt.-Nr. 873/65), von einem anderen Fall: »Wie die Obduzenten erfahren haben (fernmündliche Mitteilung durch die Ermittlungsorgane), soll der Betroffene in der Nacht vom 10. zum 11.11.1965 beim Versuch, die Staatsgrenze in Berlin in Richtung West-Berlin illegal zu überschreiten, von einem Gebäude in 104 Berlin, Gartenstr. 85, aus unbekannter Höhe auf die Straße herabgesprungen sein. Hierbei habe er sich schwere Verletzungen zugezogen. Am 11.11.1965 gegen 5.20 Uhr sei im VP-Krankenhaus der Tod eingetreten.«

Das Gebäude lag dicht am Nordbahnhof, in unmittelbarer Nähe der Grenze an der Bernauer Straße. Also auch das ein Fluchtversuch. Über die Person des Verunglückten ist nicht mehr viel bekannt. Er hieß Heinz C., geboren am 5. Mai 1936, gestorben am 11. November 1965.

Der Oberarzt Dr. D. und der Assistenzarzt Dr. G. nennen in ihrem zwölf Seiten umfassenden Vorläufigen Gutachten unter anderem:

»Trümmerbrüche der Fußwurzelknochen beiderseits. Bruch des rechten Oberschenkels, Zustand nach chirurgischer Drahtnagelung. Bruch der rechten Kniescheibe. Chirurgisch vernähte Hautdurchtrennung am rechten Kniegelenk. Chirurgisch vernähte Platzwunde am Kinn. Bruch des Unter- und Oberkiefers und des linken Jochbeins. Verletzung des Gebisses. Blutung aus Mund, Nase und linkem Ohr. Blutiger Inhalt von Magen und Luftröhre, Bluteinatmungsherde beider Lungen.«

Weiterhin ist in dem Sektionsprotokoll vermerkt: »Blässe und Blutarmut der inneren Organe. Fleckförmige Unterblutungen der Herzinnenhaut. Massive Verstopfung von Lungengefäßen mit Fett (sog. Fettembolie der Lungen, feingeweblich gesichert). Kräftige Unterblutungen von Haut, Unterhautfettgewebe und Muskulatur von Kopf und Gliedmaßen. Zustand nach operativer Eröffnung der Bauchhöhle. Zustand nach operativem Luftröhrenschnitt. Gasblähung von Haut und Weichteilen des Halses und des Mittelfells. Lufthaltige Brusthöhlen beiderseits mit zusammengesunkenen Lungen (sog. Pneumothorax).«

Für die Obduzenten bestand damit kein Zweifel über die Todesursache. Sie nennen »Lungenfettembolie und Ausblutung bei mehrfachen Knochenbrüchen mit Weichteilquetschungen. Hierdurch wurde einerseits Fett aus zerstörtem Fettgewebe bzw. Knochenmark in eröffnete Blutgefäße eingebracht, verschleppt und in die Lungengefäße eingeschwemmt, andererseits entstanden mengenmäßig nicht erfaßbare Blutungen nach außen (aus Mund, Nase und linkem Ohr) sowie erhebliche Blutungen nach innen (in die näher beschriebenen Weichteile, den Magen und die Lunge)«.

Daraus leiteten die Gerichtsmediziner ab, dass sich keine Widersprüche zu den Angaben aus der Vorgeschichte ergeben haben. »Die Leichenöffnung erbrachte keinen Anhalt für natürliche krankhafte Organveränderungen, die ursächlich oder mitursächlich für den Todeseintritt gewesen sein könnten. Ein ursächlicher Zusammenhang zwischen Unfallereignis und Todeseintritt muß demzufolge bejaht werden. Es handelt sich um einen Tod aus nichtnatürlicher Ursache.«

Die festgestellten Trümmerbrüche der Fußwurzelknochen und der Oberschenkelbruch bei Heinz C. stellten laut Gutachten »typische Verletzungen dar, wie sie nach einem Sturz aus der Höhe auf die Füße vorgefunden werden. Die Brüche des Gesichtsschädels und der rechten Kniescheibe sprechen im Zusammenhang damit für ein nachfolgendes Aufschlagen des Körpers nach vorn, d. h. auf Kinn und Kniescheibe. Auch die Unterblutungen beider Ellenbogen sind in das angenommene Sturzgeschehen zwanglos einzuordnen«.

Ausdrücklich verweisen die Gerichtsmediziner darauf, dass die Sektion keine Hinweiszeichen für Schussverletzungen ergab. Der Flüchtling starb an den medizinisch nicht beherrschbaren Verletzungen. Die Schwere der Verletzungen lässt vermuten, dass der 29-Jährige die Flucht aus einer Höhe von mehreren Stockwerken versucht hatte.

Salven aus zwei MPi

Am 16. November 1968 schrieb der Stabschef der 2. Grenzbrigade einen »Bericht über verhinderten Grenzdurchbruch mit Anwendung der Schußwaffe«, der hier leicht gekürzt wiedergegeben wird:

»Am 15.11.68 gegen 22.55 Uhr fuhr der Kommandeur des Zugabschnittes zur Kontrolle des KF-Klein-Glienicke. Während der Fahrt bemerkte er 10 m vom Altersheim hinter einem Baum einen VP-Angehörigen. Da er der Annahme war, daß es sich um den Abschnittsbevollmächtigten von Klein-Glienicke handelt, befahl er seinem Posten, den Trabant anzuhalten und zurückzustoßen. Als die Scheinwerfer des Trabanten den genannten Baum beleuchteten, trat hinter diesem eine Person hervor, die mit der Maschinenpistole sofort auf das Fahrzeug Feuer führte. Nach dem ersten Feuerstoß wurde der Fahrer des Trabanten Gefr. Henniger, Rolf, geb. am 30.11.41 in Saalfeld, NVA seit 01.11.67, verheiratet, tödlich verletzt. Der Kommandeur ließ sich aus dem Trabant fallen und eröffnete sofort das Feuer auf den Grenzverletzer. Nach dem ersten Feuerstoß ließ der Grenzverletzer die MPi sinken. Der Zugführer nahm an, daß der Grenzverletzer getroffen sei, da dieser jedoch nicht umfiel und er inzwischen bemerkte, daß sein Kraftfahrer tot war, eröffnete er wieder das Feuer, bis der Grenzverletzer zusammensank. Insgesamt gab der Zugführer 30 Schuß aus seiner Maschinenpistole ab. In einer weiteren Untersuchung wurde festgestellt, daß der Grenzverletzer aus seiner MPi ›K‹ 15 Schuß abgab. 14 Einschüsse konnten am Trabant festgestellt werden. Bei dem Grenzverletzer handelt es sich um den Körner, Horst, geb. 12.07.45 in Greppin.«

Die beiden Getöteten wurden in das Charité-Institut in der Hannoverschen Straße gebracht und dort am 16. November 1968 obduziert. Die Obduzenten waren Frau Dr. G. als erste Sachverständige und Frau Dr. M. als zweite Sachverständige. Das 22 Seiten umfassende Sektionsprotokoll (Sekt.-Nr. 1403/68) des Grenzpostens der NVA Rolf Henniger stellt im Vorläufigen Gutachten die folgenden wesentlichen Befunde fest:

»Schädel-Hirnzertrümmerung an der rechten vorderen Kopfseite. 4 Einschußöffnungen an der vorderen oberen Brustkorbhälfte. Verletzung von Speiseröhre, Luftröhre, rechtem Herzvorhof, der großen Körperschlagader, des linken Lungenoberlappens, der Lungen-

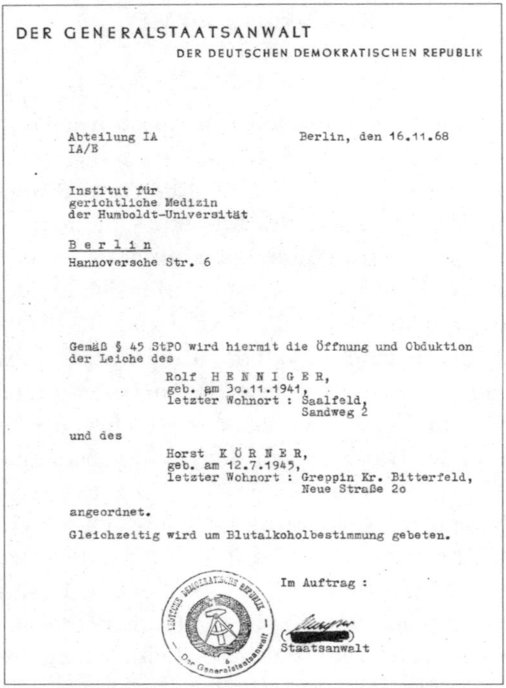

DER GENERALSTAATSANWALT
DER DEUTSCHEN DEMOKRATISCHEN REPUBLIK

Abteilung IA
IA/B

Berlin, den 16.11.68

Institut für
gerichtliche Medizin
der Humboldt-Universität

B e r l i n
Hannoversche Str. 6

Gemäß § 45 StPO wird hiermit die Öffnung und Obduktion der Leiche des

Rolf H E N N I G E R,
geb. am 3o.11.1941,
letzter Wohnort : Saalfeld,
Sandweg 2

und des

Horst K Ö R N E R,
geb. am 12.7.1945,
letzter Wohnort : Greppin Kr. Bitterfeld,
Neue Straße 2o

angeordnet.

Gleichzeitig wird um Blutalkoholbestimmung gebeten.

Im Auftrag :

([redacted])
Staatsanwalt

Staatsanwaltliche Anordnung der gerichtlichen Leichenöffnung zum Fall Henniger/Körner

schlagadern. Blutung in beide Brusthöhlen. Aufgefundene Metallsplitter und Geschoßkern in der Brusthöhle.

Steckschuß der linken vorderen Brustwand mit Schußkanal durch Zwerchfell und Milz, Metallsplitter neben der Wirbelsäule. Durchschuß des linken Oberarmes. Streifschuß des linken Unterarmes und an der linken Hand. Steckschuß mit Ablagerung eines Metallsplitters im linken Unterarm.«

Außerdem vermerkt das Gutachten oberflächliche Splitterverletzungen im Gesicht, an der Brustkorbvorderseite, an der linken Oberarmvorderseite, an beiden Händen und Unterarmen, dazu Bluteinatmungsherde des Lungengewebes. Die Todesursache ist klar formuliert: Ausgedehnte Schädel-Hirn-Zertrümmerung und umfangreiche Weichteilverletzungen nach Schussverletzungen.

Über die Vorgeschichte wurden die Obduzenten ziemlich genau ins Bild gesetzt. Wie ihnen »mitgeteilt wurde, soll der Betroffene am

15.11.1968 gegen 23.00 Uhr aus einer Entfernung von 6 bis 7 m erschossen worden sein. Er habe als Fahrer in einem Armeewagen Typ Trabant-Kübel gesessen. Die Schüsse sollen von vorn, evtl. von links vorn durch die Frontscheibe den Fahrer getroffen haben. Der Beifahrer habe sich aus dem Wagen fallen lassen und auf den Schützen aus etwa der gleichen Distanz sein ganzes Magazin leergeschossen. Bei beiden Waffen habe es sich um eine Maschinenpistole Typ KM gehandelt«.

Die Obduzenten konnten feststellen, dass die Einschussöffnungen vorwiegend durch sekundäre Splitter (Glas-, Geschossteile) verursacht worden waren. »Insgesamt handelt es sich um 6 Schußverletzungen an der Brustkorbvorderseite einschließlich des linken Oberarmes mit 3 Ausschüssen an der Körperrückseite. Auch in den Steckschüssen konnten lediglich Geschoßteile (Mantelsplitter, Stahlkerne) aufgefunden werden. Die riesige Zerstörung der rechten Kopfseite ohne Ausschuß kann nur durch einen oder mehrere Querschläger mit großer Sprengwirkung ohne Durchschlagskraft hervorgerufen worden sein. Weitere Schußverletzungen sind an der linken Hand und am linken Unterarm in Form von Streifschüssen und einem Steckschuß lokalisiert. Die Hand dürfte bei dieser Entstehung auf dem Lenkrad gelegen haben. Die Schußrichtung verläuft bei allen Schüssen von vorn nach hinten leicht unten.

Der Tod ist ursächlich auf die Schußverletzungen zurückzuführen, zumal andere krankhafte Organveränderungen fehlen.«

Der zweite Tote, der VP-Angehörige Horst Körner wies noch mehr Verletzungen auf. Die Leichenöffnung (Sekt.-Nr. 1402/68) ergab unter anderem eine dreieinhalb Zentimeter messende Einschussöffnung der rechten vorderen Brustwand mit Ausschussöffnung nahe der rechten hinteren Achselhöhlenlinie: »Schußkanal durch die rechte Brustkorbhälfte mit Zerreißung des rechten Lungenoberlappens. Große Einschußöffnung der linken vorderen Brustwand mit Ausschuß, Wiedereinschuß und Wiederausschuß der vorderen Bauchwand sowie in den Bauchdecken von links oben nach rechts unten gerichtetem Schußkanal. Drei Einschüsse der linken Oberarmkugel hinten und außen, acht Einschußöffnungen der linken seitlichen Rückenpartie. Neun Ausschußöffnungen der rechten seitlichen Rückenpartie, eine Ausschußöffnung der rechten vorderen Achselhöhlenlinie. Ein Steckschuß bis zur Innenseite der rechten Darmbeinschaufel. Ein annähernd querer Schußkanal durch beide Brusthöhlen. Zerstörungen an Herz, Leber, Milz, Magen, Nebennieren, rechter Niere, großer Körperschlagader und Wirbelsäule. Durchschuß des linken Armes in der Ellenbogenregion.«

Die Todesursache ist auch hier klar formuliert: »Brust- und Bauchdurchschüsse«. Allein am Mantel des Toten identifizierten die Obduzenten 24 Einschussöffnungen. Drei Projektile hingen noch in der Bekleidung. Am Körper wurden 15 Einschussöffnungen und 14 Ausschussöffnungen aufgefunden, dazu ein Steckschuss in der rechten inneren Hüftmuskulatur. Zur Schussrichtung erklärten die Obduzenten, diese verlaufe »jeweils von links oben nach rechts unten; lediglich ein Brustdurchschuß hat einen annähernd queren Verlauf. Zur Schußentfernung ist zu sagen, daß die eingehende Inspektion der Kleidungsstücke keinen Anhalt für eine Beschmauchung ergeben hat. Chemische Untersuchungen werden auf Grund des bekannten Vorganges und einer Entfernung von mindestens 6 m nicht für erforderlich gehalten. Da der Betroffene am Kopf keinerlei Schußverletzungen aufweist, ist auszuschließen, daß er die mehrfach durchschossene schiffchenförmige Mütze bei der Beibringung der Schußverletzungen auf dem Kopf gehabt hat«.

Die Befunde der Gerichtsmediziner bestätigten die Angaben aus der Vorgeschichte. Es gab keine Widersprüche zu der angegebenen Entfernung, der Zahl der Schüsse und der Positionen der beiden Schussopfer. Die entscheidende Frage, von wem der Schusswechsel eröffnet wurde, läßt sich allerdings mit gerichtsmedizinischen Methoden nicht klären.

Eine juristische Verfolgung des Falles ist uns nicht bekannt geworden. Der Zugführer der NVA-Streife, welcher das Feuer erwidert haben soll und dabei den Volkspolizisten tötete, könnte sich strafrechtlich auf eine Notwehr beziehungsweise einen Notstand berufen. Eine Tötung in Notwehrsituationen wird übrigens auch unter besonderen Umständen nach der Konvention zum Schutze der Menschenrechte gestattet.

Auch der tödlich endende Sturz des Heinz C. in der Gartenstraße an der Grenze zu Westberlin hat kein juristisches Nachspiel gehabt. Schon deshalb nicht, weil dabei im strafrechtlichen Sinne kein Fremdverschulden vorlag.

Der Tod des Peter Fechter hingegen führte nach der deutschen Vereinigung zu einem Ermittlungs- und Gerichtsverfahren gegen die Schützen F. und S. Sie erhielten Bewährungsstrafen von 21 beziehungsweise 20 Monaten wegen gemeinschaftlich begangenen versuchten und vollendeten Totschlags.

»Hekatomben von Leichen«. Der Fall Liebknecht/Luxemburg

»In den Umsturztagen von 1918 waren Hekatomben von Erschossenen hier aufgestapelt, zur Zeit der Spartakistenaufstände im März 1919 brachte jeder Tag einen Zuwachs von hundertfünfzig bis zweihundert Leichen«, berichtet Egon Erwin Kisch in seiner schon erwähnten Reportage aus dem Berliner Leichenschauhaus, geschrieben in den zwanziger Jahren des 20. Jahrhunderts. »Hierher schafften einige Soldaten einen ›unbekannten Mann, auf dem Wege zur Rettungsstation gestorben‹, als ob sie nicht gewußt hätten, daß dieser ›Unbekannte‹ Karl Liebknecht heiße.« Und weiter: »Hierher wurde einige Wochen später eine ›unbekannte Frauensperson‹ geschleppt, aus dem Landwehrkanal aufgefischt: Man stellte fest, daß der Leichnam hundertzehn Kolbenhiebe und etwa dreißig Tritte von genagelten Schuhsohlen aufweise und daß die Tote Rosa Luxemburg heiße.«

Die Empörung über die konterrevolutionären Morde jener Zeit lässt den Chronisten Kisch das Zahlenspiel leicht übertreiben. Der Keller im Berliner Leichenschauhaus war damals für die ordnungsgemäße Aufbewahrung von etwa 70 Toten ausgelegt. Die meisten Opfer der Straßenkämpfe, des Freikorps-Terrors und der Meuchelmorde kamen nie auf einen Sektionstisch, sondern wurden eilig auf Berliner Friedhöfen begraben – wenn sie nicht gar irgendwo in Parks oder in einem Waldstück verscharrt wurden.

Auch die Zahl der Kolbenhiebe, die Rosa Luxemburg laut Kisch beigebracht worden seien, ist nicht belegbar. Auf keinen Fall kann eine solche relativ genaue Eingrenzung bei der Obduktion vier Monate nach dem Todeseintritt noch erhoben worden sein. Beide,

Karl Liebknecht und Rosa Luxemburg, waren am 15. Januar 1919 ermordet worden. Der Leichnam Rosa Luxemburgs wurde erst am 31. Mai im Landwehrkanal gefunden. Deshalb gibt es keinen Zweifel, dass sich dieser schon in einem Zustand der fortgeschrittenen Zersetzung befand.

Leider wissen wir nicht, mit wem Kisch damals im Leichenschauhaus gesprochen hat. Möglicherweise hielten sich unsere Kollegen und Amtsvorgänger bereits zu dieser Zeit gegenüber den Medien bezüglich detaillierter Angaben in Einzelfällen zurück. Vielleicht war es auch persönliche Vorsicht. Zu der Zeit, als Kisch in der Hannoverschen Straße recherchierte, befanden sich die Mörder längst wieder auf freiem Fuß. Der Prozess vor dem Militärgericht der Garde-Kavallerie-Schützen-Division gegen den Hauptmann Waldemar Pabst und seine Komplizen war nur eine Farce gewesen. Die militärischen Vorgesetzten der Mörder waren zugleich deren milde Richter. In einer Zeit großer Rechtsunsicherheit war es nicht ratsam, einer solchen Berufsverbrechertruppe durch zu offene Publizität zu nahe zu treten.

Es war keine Flucht

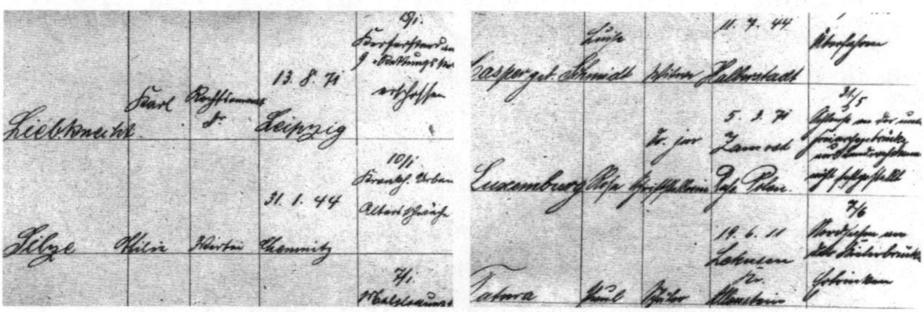

Faksimile aus den Archivbüchern des Instituts für Rechtsmedizin der Charité

Die Auskünfte in den Archivbüchern des Berliner Leichenschauhauses sind nüchtern. Dort stößt man unter den Nummern 162/19 und 1480/19 auf die Namen Karl Liebknecht und Rosa Luxemburg. Eingetragen sind folgende Angaben:

- »Liebknecht, Karl, Rechtsanwalt, Dr., 13.8.71 Leipzig, 15.1. Kurfürstendamm, Rettungsstelle, erschossen«

- »Luxemburg, Rosa, Dr. jur., Schriftstellerin, 5.3.71 Zamost, Russ. Polen, 31.5. Schleuse an der unteren Freiarchenbrücke am Landwehrkanal, nicht festgestellt (bezieht sich auf die Todesursache)«

Was sich dahinter verbirgt, soweit es Karl Liebknecht betrifft, hat der damalige Institutsdirektor Professor Dr. Fritz Strassmann anonymisiert auf der 13. Tagung der Deutschen Gesellschaft für gerichtliche und soziale Medizin 1924 in Innsbruck mitgeteilt. Der Vortrag galt dem Thema »Erschießen auf der Flucht«. Der Wortlaut ist in einer Fachzeitschrift veröffentlicht worden. Ohne Namen von Tätern und Opfer zu nennen, beschreibt Professor Strassmann dort einen Fall, bei dem es sich zweifelsfrei um die Ermordung von Karl Liebknecht handelt. Er gibt den Zeitraum Januar 1919 an und spricht von »einem sonst gesunden Mann mittleren Alters, der bei der Verhaftung zunächst einen Kolbenschlag über den Kopf erhalten hatte und einige Zeit später, als er angeblich auf dem Transport die Flucht ergriff, durch mehrere Schüsse tödlich getroffen wurde. Als die Leiche von den Angehörigen unter Zuziehung eines befreundeten Arztes besichtigt wurde, glaubte dieser, die vorn am Körper befindlichen Schußöffnungen wegen des sie umgebenden Kontusionsringes als Einschußöffnungen ansehen zu müssen. Die Angaben der Beschuldigten wurden daraufhin angezweifelt, wobei auch behauptet wurde, daß der Getötete nach dem Kolbenschlag, der anscheinend eine Zertrümmerung des Schädels bewirkt habe, nicht mehr die Flucht habe ergreifen können. Wir haben nun bei der Leichenöffnung (...) feststellen können, daß ein Schuß links hinten (auf der linken Seite des Hinterkopfes) eindrang und nach Durchbohrung von Hirnhäuten und Gehirn an der linken Stirnseite austrat.«

Professor Strassmann zeigte dem Fachkongress fotografische Aufnahmen, die die Heimtücke des Mordes demonstrierten. Eindeutig gehe daraus hervor, »daß wir in der hinteren Verletzung den Einschuß und in der vorderen den Ausschuß zu erblicken haben, daß also dieser Schuß tatsächlich von hinten gefallen ist. Der mit der Armeepistole erfolgte Schuß hat, wie Sie weiter sehen, eine erhebliche Sprengwirkung ausgeübt. Es finden sich eine Reihe von Sprüngen, die von Einschuß und Ausschuß ausgehend, ein mannigfach verzweigtes, zusammenhängendes System von Fissuren bilden.«

Bei der Erarbeitung des Gutachtens über den Zustand der Leiche Karl Liebknechts waltete äußerste Sorgfalt. Was die Meuchelmörder offenbar zu ihrer Entlastung anzuführen versuchten, nämlich dass ihr Opfer durch den Kolbenschlag längst fluchtunfähig gewesen sei, widerlegt Strassmann so: »Wir haben es nicht für unmöglich gehalten, daß eine kaum sichtbare kleine dreieckige Lücke mit etwas stärkerer Ablösung der Knochenhaut (nebst den von ihr ausgehenden Sprüngen) vielleicht auf jenen Schlag zurückzuführen war. Wie erheblich diese Hiebverletzung gewesen war, ließ sich aber wegen der nachträglich erfolgten, durch den Schuß bewirkten Sprengung nicht mehr feststellen. Daß hier eine wirkliche Zertrümmerung des Schädels, die den Getroffenen fluchtunfähig machte, vorgelegen hat, war jedenfalls nicht anzunehmen, da gerade unter dieser Stelle das Gehirn irgendwelche Beschädigung nicht zeigte.« Das Resümee lautet: »Wir haben den Schuß durch den Kopf, der hinten im linken Schläfenlappen eingetreten war und von dem ein mit geronnenem Blut und zertrümmerter Hirnmasse erfüllter Kanal durch diesen und die unteren Partien des linken Scheitellappens und den linken Stirnlappen zog, als den eigentlich tödlichen Schuß angesehen.«

Aus gerichtsmedizinisch-historischer Sicht sei hier angemerkt: Professor Strassmann verfügte schon damals über die uns auch heute vertraute Erfahrung mit der fachunkundigen Interpretation von *Schussverletzungen* durch rechtsmedizinische Laien, die gelegentlich auch zur Irreführung der Ermittler beitragen kann.

Der besondere Aufbau des Schädeldachs aus äußerer und innerer Knochentafel sowie einer blutgefäßhaltigen Zwischenschicht verleiht dem Schussbruch eine charakteristische Form. Der Knochen bricht in Schussrichtung trichterförmig aus. Ein kraterartiger Ausbruch an der inneren Knochentafel lässt so den Einschuss ablesen, während die entsprechende Aussprengung an der äußeren Knochentafel die Einordnung der Öffnung als Ausschuss zulässt. Dies beschränkt sich auf Verletzungen nach Anwendung von Faustfeuerwaffen, also Pistole (Patronen im Magazin) oder Revolver (Trommel als Patronenreservoir). Eine teilweise Aufsprengung des Schädels wie bei Karl Liebknecht kann bei ausgewählten Faustfeuerwaffen wie der oben erwähnten Armeepistole beobachtet werden. Diese relativ großen und schweren Waffen erreichen mit ihrem vergleichsweise langen Lauf und entsprechender Munition eine höhere Feuerkraft.

Eine gewisse Differenzierung der Kolbenschläge bei beiden Opfern hätte gelingen können, wenn einzelne geformte und den Konturen des Hiebwerk-

zeugs zuzuordnende Verletzungen der Kopfschwarte, der Gesichts- und Rumpfhaut oder auch entsprechend geformte Schädelbrüche vorgelegen hätten. Bei derartigen Schlägen entstehen die Schädelbrüche direkt am Ort der Einwirkung. Im Gegensatz dazu finden sich bei anderer stumpfer Gewalteinwirkung indirekte Brüche. Sie entstehen bei schwerem Sturz entsprechend der Architektur und Biomechanik des Schädels am Ort der geringsten Widerstandsfähigkeit, typischerweise also an der Schädelbasis.

Auch zur Reihenfolge mehrerer stumpfer Gewalteinwirkungen kann das Bruchsystem des Schädels Auskunft geben. Hier gilt eine nach ihrem Erstbeschreiber, Georg Puppe (1867-1925), benannte Regel, die Puppesche Regel über die Priorität der Schädelbrüche. Er hatte 1903 als Assistenzarzt am Berliner Leichenschauhaus beobachtet, dass Bruchlinien des Schädeldachs im Moment ihrer Entstehung durch eine Gewalteinwirkung an bereits vorhandenen, also durch eine vorangegangene Gewalt erzeugten Brüchen enden.

Tote werden totgeschwiegen

Über die Motive für den politischen Doppelmord war schon damals niemand im Zweifel. Die beiden Opfer galten dem konservativen Lager als führende Köpfe einer nach links entgleitenden Revolution.

Rosa Luxemburg, geboren 1870 oder 1871, trat 1893 als Mitbegründerin der polnischen Sozialdemokratie in Erscheinung. Sie wechselte 1898 zu den deutschen Sozialdemokraten und war während des Ersten Weltkriegs wegen ihrer Antikriegshaltung mehrfach inhaftiert.

Karl Liebknecht, 1871 als Sohn des Mitbegründers der deutschen Sozialdemokratie Wilhelm Liebknecht geboren, war ab 1912 Reichstagsabgeordneter. Im Dezember 1914 erregte er Aufsehen, weil er als einziger Abgeordneter den Kriegskrediten seine Zustimmung verweigerte. Nach einer Kundgebung gegen den Krieg am 1. Mai 1916 auf dem Potsdamer Platz in Berlin wurde er verhaftet und zu einer Freiheitsstrafe von vier Jahren und einem Monat verurteilt. Durch einen Amnestieerlass kam er im Oktober 1918 frei.

Rosa Luxemburg und Karl Liebknecht hatten sich schon 1916 von der SPD losgesagt und die Spartakusgruppe gegründet, die ihre Ziele links von der Sozialdemokratischen Partei sah. Zeitweilig gehörten

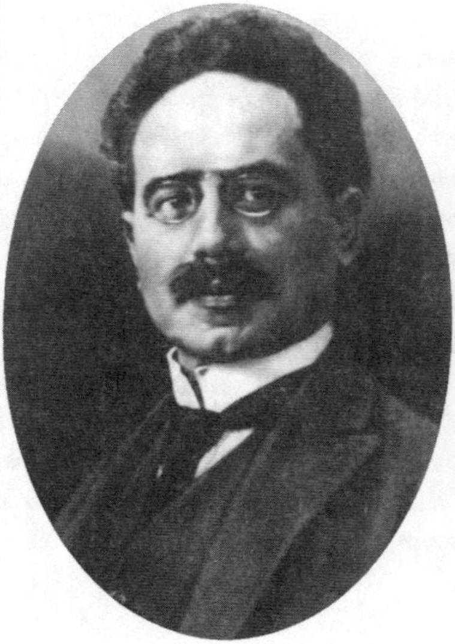

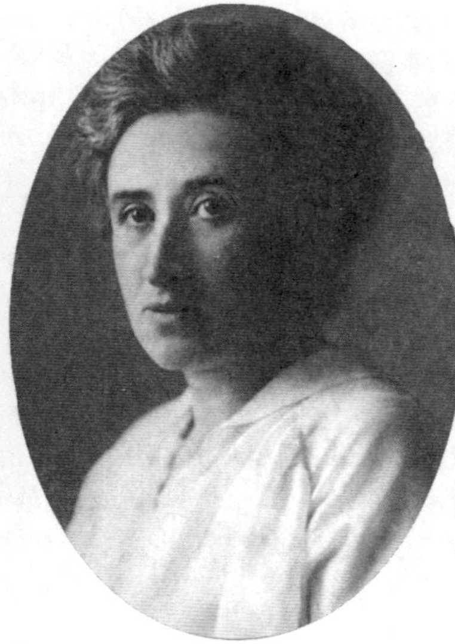

Karl Liebknecht, um 1915 Rosa Luxemburg, 1916

die Spartakusleute zu einer Abspaltung von der SPD, die sich Unabhängige Sozialdemokratische Partei Deutschlands (USPD) nannte und bis Anfang der zwanziger Jahre existierte. Schließlich aber bildete der Spartakusbund die Ausgangsbasis für die Gründung der Kommunistischen Partei Deutschlands (KPD). Das geschah am Jahreswechsel 1918/19, drei Wochen, nachdem in Berlin schon die Freikorps-Verbände einmarschiert waren, darunter die Garde-Kavallerie-Schützen-Division, die sich im Gegensatz zu anderen heimgekehrten Frontverbänden nicht aufgelöst hatte. Einer der Offiziere dieser Einheit, Hauptmann Pabst, war der spätere Mörder von Karl Liebknecht und Rosa Luxemburg. Am 24. Dezember 1918 begann auf Anordnung von Friedrich Ebert (SPD) der Sturm der Freikorps auf das Berliner Stadtschloss und den in Sichtweite gelegenen Marstall. Im Schloss hatte sich der Stab der Volksmarinedivision, des revolutionären Eliteverbandes, einquartiert, im Marstall war die Mannschaft untergebracht.

Karl Liebknecht und Rosa Luxemburg sahen als ihre wichtigste Arbeit in diesen Wochen die Herausgabe der KPD-Zeitung Rote Fahne an. Die öffentlichen Mordaufrufe zwangen sie, häufig ihre Quartiere zu wechseln. Von allen Seiten wurden sie mit Hasspropaganda überzogen. An den Litfaßsäulen erschienen Plakate mit Aufrufen wie: »Arbeiter, Bürger! Das Vaterland ist dem Untergang nahe. Rettet es! Es wird bedroht nicht von außen, sondern von innen: von der Spartakusgruppe. Schlagt ihre Führer tot! Tötet Liebknecht und Luxemburg! Dann werdet ihr Frieden, Arbeit und Brot haben! Die Frontsoldaten.«

Selbst in der sozialdemokratischen Zeitung Vorwärts wurde zur Ergreifung und Beseitigung der beiden KPD-Führer aufgerufen. Ob Philipp Scheidemann (SPD), neben Ebert einer der führenden Figuren im Rat der Volksbeauftragten, tatsächlich ein Kopfgeld ausgesetzt hat, ist allerdings strittig.

Dem Sozialwissenschaftler Klaus Gietinger gelang im Jahr 1995 mit seinem Buch »Eine Leiche im Landwehrkanal« die wohl detaillierteste Darstellung der Vorgänge um die Ermordung der beiden KPD-Führer: Beide wurden am Abend des 15. Januar 1919 in ihrem letzten Quartier in Wilmersdorf, wo sie Artikel für die Rote Fahne redigierten, von bewaffneten Männern der Garde-Kavallerie-Schützen-Division verhaftet. Unter scharfer Bewachung brachte man sie in das Hauptquartier, das Eden-Hotel, gelegen auf einem dreieckigen Grundstück zwischen Budapester Straße, Nürnberger Straße und Kurfürstenstraße. Nachdem sich Hauptmann Pabst von der Identität beider überzeugt hatte, besprach er mit seinen Offizieren letzte Einzelheiten der Mordaktion.

Als erster wurde Karl Liebknecht aus dem Hotel geführt. Am Eingang hatte sich der Jäger Otto Wilhelm Runge postiert. Er schlug seinen Gewehrkolben mit voller Wucht auf Liebknechts Kopf. Dass Runges Attacke vermutlich nicht zu Pabsts Plan gehörte, sondern von einem anderen Offizier inszeniert worden war, ist letztlich von untergeordneter Bedeutung. Blut lief über Liebknechts Gesicht und die Bekleidung. Ungerührt befahl ihm das Mordkommando, in den bereitstehenden Kraftwagen, einen offenen NSU, einzusteigen. Nach kurzer Fahrt erreichten sie den Tiergarten, das weitläufige Parkgelände im Herzen Berlins. Zu nächtlicher Stunde und mitten im Winter war dies eine menschenleere Gegend. Eine Zeugenschaft von Liebespaaren oder Landstreichern war nicht zu befürchten. Der Wagen hielt am Neuen See. Es war 23.15 Uhr. Man befahl Liebknecht auszusteigen. Er könne gehen. Die völlige Dunkelheit wurde nur von den Autoscheinwerfern durchbrochen. Ehe Liebknecht den Lichtkegel verlassen konnte, fielen Schüsse – man hatte ihn »auf der Flucht erschossen«. Veröffentlicht wurde anschließend das Märchen, der Wagen habe wegen einer Panne halten müssen und Liebknecht habe die Situation zur Flucht nutzen wollen.

Für Rosa Luxemburg hatten sich die Täter ein anderes Szenarium ausgedacht. Eine nur mit Waffengewalt zu verhindernde Flucht wäre bei der zierlichen und leicht gehbehinderten Frau für die Öffentlichkeit unglaubhaft gewesen. Wie bei Karl Liebknecht schlug der Jäger Runge am Hotelausgang auch auf sie ein. Ein Mordkommando, das von Oberleutnant a. D. Kurt Vogel befehligt wurde, warf die Bewusstlose in das bereitstehende Auto, einen offenen Priamus. Kurz nach der Abfahrt vom Eden-Hotel gegen 23.45 Uhr beendete ein Schuss auch dieses Leben. Das Projektil trat links vor dem Ohr ein und etwas tiefer auf der Gegenseite aus. Der aus nächster Nähe abgefeuerte Schuss hatte dem Obduktionsbefund aus unserem Institut zufolge zu einer Sprengung der Schädelgrundfläche und einer Durchtrennung des Unterkiefers geführt.

Die ermordete KPD-Mitbegründerin und Aktivistin der Novemberrevolution wurde von den Soldaten in den Landwehrkanal geworfen. Den Leichnam, den man viereinhalb Monate später fand, ließ die Ebert-Regierung zunächst in das Garnisonslazarett Zossen südlich von Berlin verbringen, um neuen Unruhen vorzubeugen. Das SPD-Blatt Vorwärts hüllte sich zunächst in Schweigen und berichtete erst zwei Tage später in einer kurzen Notiz von dem politischen Verbrechen.

Tradition oder Kult?

Das Namenspaar Liebknecht/Luxemburg hat die Geister in Deutschland fast ein Jahrhundert lang geschieden. Gegen die Mörder wurde auch nach dem Ende des Nationalsozialismus in der Bundesrepublik nicht vorgegangen. Und als Anfang der sechziger Jahre nach bundesdeutscher Rechtsprechung die Verjährung eintrat, konnte sich der ehemalige Major Pabst seiner Untat öffentlich gegenüber Journalisten rühmen.

In der DDR wurden Rosa Luxemburg und Karl Liebknecht in den Status revolutionärer Märtyrer erhoben. Jedes Jahr am 15. Januar, dem Todestag, veranstaltete man Massendemonstrationen zur Gedenkstätte der Sozialisten in Berlin-Friedrichsfelde. Dort, an einem von dem Architekten Ludwig Mies van der Rohe gestalteten Monument, waren die beiden Ermordeten ursprünglich begraben. Die Nazis hatten die Grabstätte schleifen und die Gebeine der beiden KPD-Funktionäre entfernen lassen. Wohin die sterblichen Überreste verbracht wurden, ist nicht bekannt.

Die politische Führungsriege der DDR versuchte, aus dem Vermächtnis der Toten eine Legitimation für den eigenen Machtanspruch zu beziehen. Sie postierte sich jedes Jahr im Januar an der neu errichteten Gedenkstätte, ließ stundenlang Demonstranten, angeführt von Kampfgruppen, an sich vorüberziehen. Das provozierte jedoch auch Widerstand, insbesondere, da die kritischen Überlegungen Rosa Luxemburgs zur Machtfrage und zum Umgang mit Andersdenkenden vornehmlich in Intellektuellenkreisen nicht unbekannt blieben.

Im Jahr 1988 kam es am Rande der Liebknecht-Luxemburg-Demonstration zu Auseinandersetzungen zwischen Sicherheitskräften und einer Gruppe DDR-Oppositioneller, die sich den Ausspruch Rosa Luxemburgs: »Freiheit ist immer auch die Freiheit der Andersdenkenden« auf die Fahne geschrieben hatten. Erstmals wurde für die Öffentlichkeit sichtbar, dass die Instrumentalisierung von Rosa Luxemburg und Karl Liebknecht ihre Grenzen hatte und die Ideen der beiden Mitbegründer der KPD nur soweit tradiert wurden, wie sie in das jeweilige politische Kalkül passten.

Indessen behandelte man Erinnerungsstücke offenbar wie Devotionalien. Viele Jahre lang war das Archivbuch des Jahres 1919 mit den beiden prominenten Namen dem Institut für Gerichtliche Medizin der Charité und früheren Leichenschauhaus entzogen. Ursprünglich dem ersten Präsidenten der DDR und einstigen Mitstreiter Liebknechts und Luxemburgs, Wilhelm Pieck, zum Geschenk gemacht, wurde das Dokument nach dessen Tod im Jahr 1960 von anderen Dienststellen aufbewahrt.

Nach der politischen Wende in der DDR konnte der Justitiar der Humboldt-Universität das Buch von seinem letzten Aufbewahrungsort, dem Stadtarchiv, zurückholen und wieder in das Hauptbucharchiv des Instituts eingliedern lassen. Zunächst hatte das Stadtarchiv sein Interesse angemeldet, von den Seiten mit der Eintragung von

Liebknecht und Luxemburg eine Kopie zu erhalten. Mit der fortschreitenden politischen Umwälzung erledigte sich auch das – vielleicht ein Hinweis auf die Bemühung, Tradition und Kult voneinander zu trennen.

Schüsse auf den Gegner. Fälle von Marloh bis Mielke

Aus der Perspektive des Berliner Leichenschauhauses stellen sich die 14 deutschen Jahre zwischen Kaiser und Hitler, die sogenannte Weimarer Republik, keineswegs als demokratische Musterverhältnisse dar. Straßenkampftote, Fememorde, Attentatsopfer und dergleichen Hinterlassenschaften politischer Auseinandersetzungen gaben den Gerichtsmedizinern mehr Beschäftigung auf als je zuvor und danach, ausgenommen die Nazizeit.

Als frühes Beispiel soll hier ein Blutbad angeführt werden, das nach dem Rädelsführer unter dem Begriff Marloh-Morde Eingang in die Geschichtsschreibung fand. Am 11. März 1919 wurden etwa 250 unbewaffnete Matrosen der Volksmarinedivision unter dem Vorwand, sie bekämen ihren Sold ausgezahlt, in ein Gebäude in der Französischen Straße in Berlin gelockt. Dort erwartete sie nicht der Zahlmeister, sondern ein Hinterhalt. Oberleutnant Otto Marloh befehligte die Fahndungsabteilung des konterrevolutionären Freikorps Reinhardt. Auf sein Kommando wurden die Matrosen niedergemetzelt. Mindestens 28 von ihnen fanden den Tod. Einige Namen sind im Archivbuch des Leichenschauhauses registriert: Theodor Biertümpel, Otto Deubert, Robert Göppe, Werner Weber und Gustav Zühlsdorf. Der Befehlshaber des Gemetzels, Oberleutnant Marloh, und weitere Mitverantwortliche bekamen später geringe Strafen oder wurden sogar freigesprochen.

Zu Beginn des Jahres 1920 drohten in Berlin erneut blutige politische Unruhen. Am 13. Januar fand vor dem Reichstagsgebäude eine Massendemonstration gegen das geplante Betriebsrätegesetz statt. Linke Kräfte verlangten ein uneingeschränktes Kontroll- und Mitbestimmungsrecht in den Betrieben. Das stieß auf erbitterten Widerstand der sich etablierenden Konservativen. Die sogenannte Sicherheitswehr überfiel die Demonstranten mit Maschinengewehren und Handgranaten. Danach lagen 42 Tote auf dem Straßenpflaster. Im Archivbuch des Leichenschauhauses ist für diese Zeit eine größere Anzahl von Personen mit Schussverletzungen aufgeführt, und zwar unter den Nummern 92 – 103/20, 121 – 124/20 und 128 – 133/20. Als Sterbeorte werden die Charité oder das Klinikum in der Ziegelstraße genannt. Der größte Teil von ihnen ist wahrscheinlich dem Blutbad vor dem Reichstag zuzurechnen.

Putschisten in Berlin

Einige Wochen später spitzte sich die Situation in Berlin wiederum zu. Am Morgen des 13. März 1920, um sechs Uhr, trat die Marinebrigade Ehrhardt an der Siegessäule im Zentrum Berlins zum Putsch an. General Walther Freiherr von Lüttwitz und Wolfgang Kapp, einer der Führer der rechtsgerichteten Deutschen Vaterlandspartei, nahmen die Parade ab. Danach wurde die verbotene Reichskriegsflagge entrollt und mit klingendem Spiel marschierte die Brigade durch das Brandenburger Tor in die Berliner Innenstadt.

Die etwa 5 000 Mann zählende Truppe unter dem Kommando von Korvettenkapitän Hermann Ehrhardt war während der Novemberrevolution in Wilhelmshaven aufgestellt worden und hatte in der Folgezeit an verschiedenen Kampfeinsätzen teilgenommen. Zu Beginn des Jahres 1920 waren die vier Regimenter im Lager Döberitz, wenige Kilometer westlich der Reichshauptstadt, einquartiert worden. Sie bekamen eine intensive bürgerkriegsmäßige Ausbildung und politische Schulung. Äußeres Zeichen des Geistes der Truppe war das Hakenkreuz, das sich die Brigadisten auf den Stahlhelm malten.

Kampflos besetzte die Marinebrigade Ehrhardt in diesen Morgenstunden das Berliner Regierungsviertel in der Wilhelmstraße. Kapp, im Zivilleben Direktor der Generallandschaft, einer Kreditanstalt der Großgrundbesitzer in Ostpreußen, fuhr in die Reichskanzlei. Ihm war von der Putschistenclique das Amt des Reichskanzlers zugedacht. Er wurde begleitet vom ehemaligen Berliner Polizeipräsidenten Traugott von Jagow, der als Innenminister vorgesehen war.

Zur selben Zeit begab sich General von Lüttwitz in das Reichswehrministerium. An seiner Seite General a. D. Erich Ludendorff, ehemaliger Stabschef der Obersten Heeresleitung im Ersten Weltkrieg, diesmal ohne Uniform. Sein militärisches Ansehen sollte die Kameraden der Reichswehr dazu bewegen, den konspirativ vorbereiteten Putschversuch zu unterstützen.

Die Regierungsgebäude in der Wilhelmstraße lagen hinter Stacheldraht und an allen Straßenecken standen schussbereit schwere Maschinengewehre. Der Wilhelmplatz glich einem Heerlager. Die selbst ernannte Regierung ließ Flugblätter drucken und verteilen: »Die bisherige Reichsregierung hat aufgehört zu sein. Die gesamte Staatsgewalt ist auf den unterzeichneten Generallandschaftsdirektor Kapp – Königsberg als Reichskanzler und Ministerpräsidenten übergegangen. Zum militärischen Oberbefehlshaber und gleichzeitigen Reichswehrminister wird von dem Reichskanzler der General der Infanterie Freiherr v. Lüttwitz ernannt. Eine neue Regierung der Ordnung, der Freiheit und der Tat wird gebildet.«

Überall in Deutschland regte sich heftiger Widerstand. Bereits am Montag, dem 15. März, standen landesweit rund zwölf Millionen Arbeiter und Angestellte im Generalstreik. Die Fabriken lagen still, Verkehr und Nachrichtenwesen ruhten. Auch Teile der Beamtenschaft und der Reichswehr verweigerten sich. Die Putschisten in der Reichshauptstadt sahen sich von allen Verbindungen abgeschnitten.

In der Innenstadt von Berlin führten erregte Menschen lebhafte Debatten. Am Potsdamer Platz und an anderen Orten kam es zu ersten Zusammenstößen. In der Veteranen- und Brunnenstraße gab es mehrere Feuergefechte. Beim Marsch zum Hermannplatz in Neukölln traf eine Ehrhardt-Kompanie auf einen Demonstrationszug. Der Offizier ließ auf die Menge schießen. Drei Menschen wurden tödlich verletzt. Auf dem Wilhelmplatz in Charlottenburg erschossen die Kapp-Truppen vier Demonstranten. Als in Steglitz eine Kompanie am Weitermarschieren gehindert wurde, feuerten die Putschisten um sich. Es gab zehn Tote und viele Verletzte. In Adlershof wurde in den meisten Betrieben gestreikt. Zur Vergeltung stellten die Putschisten 20 Arbeiter, darunter einen Lehrjungen, an eine Friedhofsmauer und erschossen sie ebenfalls.

Das militärische Kräfteverhältnis in der Berliner Innenstadt erlaubte den Putschgegnern keinen bewaffneten Widerstand. Anders sah es in den Vororten aus. Dort gelang in kürzester Zeit die Aufstellung bewaffneter Formationen. Im Stadtgebiet von Köpenick spielten sich die Hauptkämpfe ab. Auch dabei waren Tote und Verwundete zu beklagen.

Nach nur fünf Tagen, am 17. März 1920, brach der Putsch zusammen. Gegen Mittag trat Kapp von seinem Amt als Reichskanzler zurück. Zunächst hielt er sich noch einige Zeit in Berlin versteckt. Später floh er im Flugzeug nach Schweden, wo er in einer Villa des Industriellen Hugo Stinnes Unterschlupf fand. General von Lüttwitz erhielt am 17. März vom Vizekanzler im Namen des Reichspräsidenten – als dem Oberbefehlshaber der Streitkräfte – ganz offiziell seinen Abschied bewilligt. Die Reichswehr stellte ihm ein Auto, falsche Legitimationspapiere und zwei Begleiter zur Verfügung. Inhaftiert wurde er nicht.

Das Archivbuch des Leichenschauhauses von 1920 verzeichnet viele Menschen, die während dieser antidemokratischen Revolte ihr Leben verloren. Am 17. März starben nahe dem Kottbuser Tor ein 17-jähriger Schlosserlehrling und am Alexanderplatz ein 26-jähriger Kaufmann durch Brustschussverletzungen. Noch beim Abrücken der Kapp-Lüttwitz-Truppen aus Berlin floss Blut. Am Pariser Platz vor dem Brandenburger Tor hatten sich viele Demonstranten angesammelt, als die Einheiten aus der Berliner Innenstadt abrückten. Ohne Warnung schoss die abziehende Marinebrigade Ehrhardt in die Menge. Dieser Feuerüberfall kostete noch einmal zwölf Tote und 30 Verletzte.

Selbst nach dem Ende des Kapp-Putsches gingen die militärischen Auseinandersetzungen in einigen Stadtteilen und Vororten von Berlin weiter. Insbesondere im Südosten gab es heftige Kämpfe zwischen bewaffneten Arbeitern und Freikorpsverbänden, später auch Regierungstruppen. Ein »Sozialistisches Verteidigungskomitee« mit einem zentralen Kampfstab wollte die Aktionen der örtlichen Kampftrupps koordinieren. An der Spitze des Stabes stand der Stadtverordnete Alexander Futran von der USPD. Regierungstruppen besetzten Köpenick, und ein Standgericht verurteilte am Nachmittag des 21. März zehn Köpenicker Arbeiter wegen Waffenbesitzes zum Tode. Sie wurden auf der Stelle erschossen. Futran erhielt die Aufforderung, sich im Rathaus einzufinden. Während über ihn noch beraten wurde, lag er bereits erschossen im Hof der Bützow-Brauerei in der

Grünauer Straße. Erst am nächsten Morgen wurde seine Leiche gefunden. Zusammen mit den zehn anderen wurde er beigesetzt. Ein Platz in Köpenick trägt heute seinen Namen.

Bei den tödlich Verletzten waren überwiegend *Brust- und Kopfdurchschüsse* festzustellen.

Entsprechend den anatomischen Verhältnissen unterscheiden sich die Todesursachen. Ein Verbluten führt häufig bei Lungendurchschüssen zum Tod. Das Herz kann regelrecht zerfetzt werden, wenn es in der Erschlaffungsphase getroffen wird. Zu diesem Zeitpunkt sind die Herzkammern mit Blut gefüllt, so dass der Flüssigkeitsgehalt die Organzerstörung bewirkt. Bei Kopfschüssen sind die Hirnverletzungen tödlich, wenn lebenswichtige Zentren geschädigt werden. Wird bei militärischen Auseinandersetzungen mit Infanteriegewehren oder sogar mit Maschinengewehren geschossen, kommt es aufgrund der hohen Feuerkraft eher zu einer globalen Zerstörung des Schädels und des Gehirns als beim Einsatz von Faustfeuerwaffen.

In der Mehrzahl der Fälle tritt nach Kopfschüssen sofortige Bewusstlosigkeit mit Handlungsunfähigkeit ein. Neben dem verwendeten Waffen- und Munitionstyp ist der Verlauf des Schusskanals entscheidend für die Hirnschädigung. Manchmal bleibt nach einem Kopfschuss die Handlungsfähigkeit erhalten, am wahrscheinlichsten bei Schüssen quer durch die Stirnhirnlappen. Später kann eine Wundinfektion den Tod verursachen.

Das Attentat auf Walther Rathenau

Mit der Niederlage des Kapp-Putsches waren die militanten rechtsgerichteten und extrem konservativen Kräfte nicht am Ende. Aus der sich auflösenden Marinebrigade Ehrhardt formierte sich die Organisation Consul als eine bewaffnete Terrorgruppe.

Die Consul-Leute inszenierten eine Serie von Attentaten gegen ihnen missliebige Politiker. Ihr erstes Opfer wurde der Zentrumspolitiker und frühere Reichsfinanzminister Matthias Erzberger. Bei einem Spaziergang in der Nähe von Bad Griesbach im Schwarzwald am 26. August 1921 trafen ihn mehrere Schüsse. Schwer verletzt wurde er dann mit Kopfschüssen aus nächster Nähe regelrecht hingerichtet.

Zwar gelang es bei den nachfolgenden Ermittlungen, die Struktur der Organisation Consul aufzuklären und eine größere Zahl von Mitgliedern festzunehmen, doch konnte ihnen die Beteiligung an dem Mord nicht schlüssig nachgewiesen werden. Die Haupttäter entkamen und mussten sich erst nach dem Zweiten Weltkrieg vor Gericht verantworten.

Zum nächsten Opfer war der Sozialdemokrat und erste Reichskanzler der Weimarer Republik, Philipp Scheidemann, auserkoren. Nach seinem Rücktritt war er Oberbürgermeister von Kassel geworden. Bei einem Spaziergang in der Umgebung Kassels spritzte ihm ein als Wanderer getarnter Attentäter mit einem Gummiklistierball Blausäure ins Gesicht. Nur durch glückliche Umstände überlebte Scheidemann.

Im Sommer 1922 führte die Blutspur der Organisation Consul nach Berlin. Nun nahmen die Geheimbündler den Außenminister Walther Rathenau ins Visier. Der Großindustrielle, Politiker und Publizist war eine bestimmende Persönlichkeit in der Weimarer Republik. Ab 1899 Direktoriumsmitglied der von seinem Vater Emil Rathenau gegründeten Allgemeinen Elektrizitäts-Gesellschaft (AEG), hatte er im Verlauf seines Lebens Leitungsfunktionen in rund 130 in- und ausländischen Unternehmen inne. Im Jahr 1921 war er als Wiederaufbauminister mit den wirtschaftlichen Folgen des Krieges konfrontiert. Als Außenminister bemühte er sich ein Jahr später um eine Verbesserung der Beziehungen mit Sowjetrussland. Mit dem Rapallo-Vertrag, der am 16. April 1922 unterzeichnet wurde, erreichte er neben der Aufnahme diplomatischer Beziehungen auch die wirtschaftliche Annäherung nach dem Meistbegünstigungsrecht sowie den gegenseitigen Verzicht auf alle finanziellen Forderungen aus der Kriegszeit. Auch mit den Vertretern der Entente verhandelte Rathenau die Reparationsfrage, allerdings mit weniger Erfolg.

Den nationalistischen und rechtsextremistischen Kreisen galten solche Bemühungen als Vaterlandsverrat. Der Außenminister erschien ihnen als Erfüllungsgehilfe gegenüber den Mächten, die Deutschland den Versailler Vertrag aufgezwungen hatten. Rathenau wurde von ihnen erbittert bekämpft. Dazu bediente man sich auch einer schamlosen antisemitischen Hetze – schon elf Jahre vor dem Machtantritt der Nazis. Die Familie Rathenau war jüdischer Herkunft. Höhnisch schrieb der antisemitische Propagandist Theodor Fritsch: »Rathenau ist gewiß einer der Besten seiner Rasse und

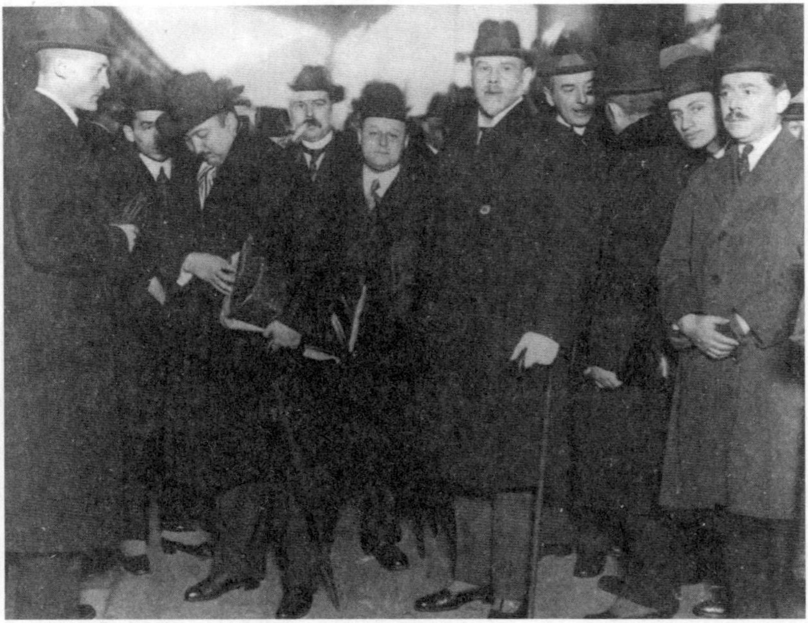

Der deutsche Außenminister Walther Rathenau 1922 in Paris

sichtlich von dem Streben bewegt, sich von jüdischer Engigkeit loszuringen, bemüht, allgemein menschlich zu empfinden und gemeinnützig zu wirken. Und doch verrät er unwillkürlich, daß er mit seinem noch so vorzüglichen jüdischen Gehirn letzten Endes nur mechanistisch und kapitalistisch denken kann.« Der rechtsradikale Mob formulierte Klartext und hetzte: »Schlagt tot den Walther Rathenau, die gottverdammte Judensau!«

Am 24. Juni 1922 schlugen die Attentäter tatsächlich zu. Rathenau verließ morgens in einem NAG-Cabriolet sein Haus in der Königsallee 65 im Berliner Stadtteil Grunewald. Trotz des regnerischen Wetters hatte sein Fahrer das Verdeck zurückgeklappt. Ein sechssitziger Kraftwagen überholte sie. Im Fond zwei Männer, von denen sich einer erhob und aus einer automatischen Waffe mehr als ein halbes Dutzend Schüsse abfeuerte. Der Getroffene sank zur Seite. Gleich darauf warfen die Täter noch eine Eierhandgranate in Rathenaus Wagen, die Sekunden später explodierte. Eine Krankenschwester, die zufällig Zeuge des Geschehens geworden war, eilte herbei und stieg mit in den Wagen, um Rathenau zu stützen. Der Fahrer wendete, so schnell er konnte. Doch jegliche Hilfe kam zu spät – der deutsche Außenminister war tot.

Noch am selben Tag trat der Reichstag um 15 Uhr zu einer Trauersitzung zusammen. Den Toten, der vorübergehend in seinem Haus aufgebahrt worden war, brachte man in das Leichenschauhaus. Geheimrat Professor Dr. Fritz Strassmann und sein Kollege Professor Dr. Paul Fraenckel führten die Leichenöffnung durch. Drei Tage später lag das schriftliche Obduktionsgutachten vor. Insgesamt fünf Schussverletzungen ließen sich anhand der Befunde rekonstruieren. Auch eine Reihenfolge konnten die Obduzenten ableiten. Danach trat das erste Projektil am linken Schulterblatt ein und durchschlug Wirbelsäule, Brusthöhle und rechte Lunge. Bei den nächsten drei Schüssen konnte der Attentäter die Waffe offenbar nur ungenau führen. Diese drei Projektile verursachten lediglich drei oberflächliche Rückenverletzungen. Der fünfte Schuss durchdrang den Hals schräg nach vorn rechts, so dass ein Bruch des Unterkiefers entstand und die Unterlippe aufgerissen wurde.

Mit solchen Verletzungen hatte der 54-Jährige keine Überlebenschance. Der erste und der letzte Schuss brachten ihm tödliche Wunden bei. Die Handgranate verursachte schwere Verletzungen von Knochen und Weichteilen am rechten Fuß und an der linken Hand, mit der er seinen Gehstock umfasst hatte. Der *Tathergang* war eindeutig zu erkennen.

Da es für ein Tötungsdelikt oder einen Unfall mitunter keine Zeugen gibt oder aber widersprüchliche Zeugenaussagen vorliegen, fällt dem Gerichtsmediziner eine weitere wichtige Aufgabe zu: Er muss prüfen, welcher Version des Tathergangs sich die Obduktionsbefunde zuordnen lassen, unter Umständen den Ermittlern sogar eine erste Version zuarbeiten.

Im Mordfall Rathenau konnte für alle fünf Schüsse eine annähernd gleiche Verlaufsrichtung am Leichnam festgestellt werden – schräg von der linken hinteren Körperseite nach vorn rechts. Dies entsprach dem von Zeugen mitgeteilten Tathergang, wonach die Schüsse in dem Moment fielen, als das Fahrzeug der Attentäter beim Überholen den hinteren Teil von Rathenaus Dienstwagen erreicht hatte.

Weiter ist die Feststellung von Bedeutung, dass bereits der erste Schuss tödlich war. Wegen der Verletzung im Bereich der Brustwirbelsäule konnte der Getroffene keine Schutzreaktionen mehr zeigen, also sich nicht ducken, zusammenkrümmen oder aus dem Auto springen.

Das Attentat erregte weltweites Aufsehen. Die Ermittlungen liefen auf Hochtouren. Bald war die Identität der Mörder geklärt: Es waren die Consul-Männer Erwin Kern, Hermann Fischer und Ernst Werner Techow, der den Wagen fuhr. Die beiden Haupttäter flüchteten quer durch halb Deutschland und verschanzten sich auf der Burg Saaleck in der Nähe von Naumburg. Von Polizeikräften angegriffen, wurde Kern im Feuergefecht getötet. Fischer beging neben seinem toten Kumpan Selbstmord. Techow wurde in einem Prozess vor dem neu geschaffenen Staatsgerichtshof im Oktober 1922 zu 15 Jahren Zuchthaus verurteilt. Helfer und Helfershelfer standen in weiteren Prozessen vor Gericht. Einige wurden zu Freiheitsstrafen verurteilt, andere freigesprochen. Die Mitglieder der Geheimorganisation Consul traten später geschlossen der SS bei.

Meuchelmord am Bülowplatz

Nicht nur von rechts, auch aus dem linken Spektrum wurde in der Weimarer Zeit auf den politischen Gegner geschossen, wenngleich solche Fälle seltener zu verzeichnen sind.

Am 9. August 1931 fielen die beiden Polizeihauptleute Paul Anlauf und Franz Lenck einem Anschlag zum Opfer. Anlauf leitete das Revier 7 am Bülowplatz, dem heutigen Rosa-Luxemburg-Platz. Lenck war ihm mit weiteren Beamten vom Gewerbeaußendienst zur Verstärkung zugeteilt worden. Die Polizisten vom Revier 7 hatten bei den Leuten einen denkbar schlechten Ruf. Einige von ihnen wurden nur bei ihren Spitznamen genannt: Anlauf war »Schweinebacke« und Oberwachtmeister Richard Willig hieß »Husar«. Auf der Ostseite des Bülowplatzes, in der Weydingerstraße, befand sich das Karl-Liebknecht-Haus, die Zentrale der Kommunistischen Partei Deutschlands (KPD).

Anlauf und Willig führten Einsatzkräfte vom Polizeirevier aus der Hankestraße in den heißen Augusttagen des Jahres 1931 wiederholt gegen Menschenansammlungen, um Demonstrationszüge zu unterbinden. Am 9. August sollte gewählt werden. Zur Abstimmung stand die Auflösung des Preußischen Landtags. Die Weltwirtschaftskrise trieb die Polarisierung der Wählerschaft in rasanter Weise voran. Radikale Parteien wie die Kommunisten und die Nationalsozialisten rechneten sich für den Fall einer Neuwahl wesentlich größere Chancen aus. Am Bülowplatz kam es fast täglich zu schweren Auseinandersetzungen. Wenige Tage vor der Wahl erschoss die Polizei bei einem ihrer Einsätze den jungen Arbeiter Fritz Auge. Der 18-Jährige gehörte zu keiner Partei, galt aber als Sympathisant der KPD. Sein Name ist im Archivbuch des Leichenschauhauses unter der Nummer 1244/31 eingetragen.

Am nächsten Morgen waren die Häuserwände rund um den Bülowplatz übersät mit Parolen wie »Für einen erschossenen Arbeiter fallen zwei Schupo-Offiziere« und »Rotfront nimmt Rache«. Schupo war das geläufige Kürzel für Schutzpolizei, mit Rotfront war der Rote Frontkämpferbund gemeint, die bewaffnete Organisation der KPD. Sie war seit 1929 verboten. An ihre Stelle war der Parteiselbstschutz getreten.

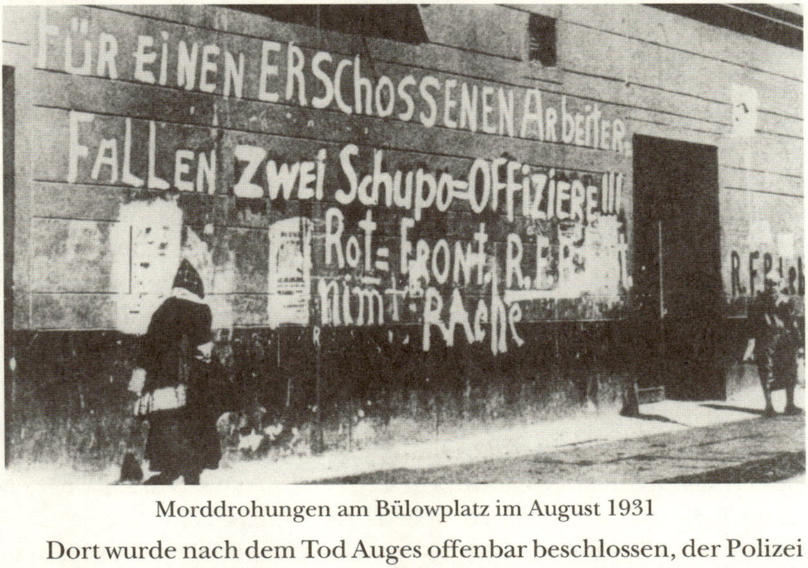

Morddrohungen am Bülowplatz im August 1931

Dort wurde nach dem Tod Auges offenbar beschlossen, der Polizei einen blutigen Denkzettel zu verpassen. Es meldeten sich zwei Freiwillige, den Tod des jungen Arbeiters zu rächen. Nach allem, was man heute weiß, gilt als sicher, dass einer der beiden Erich Mielke hieß. Der damals 23-Jährige, der aus dem Proletariermilieu des Berliner Wedding stammte, floh nach dem Attentat in die Sowjetunion. Im Jahr

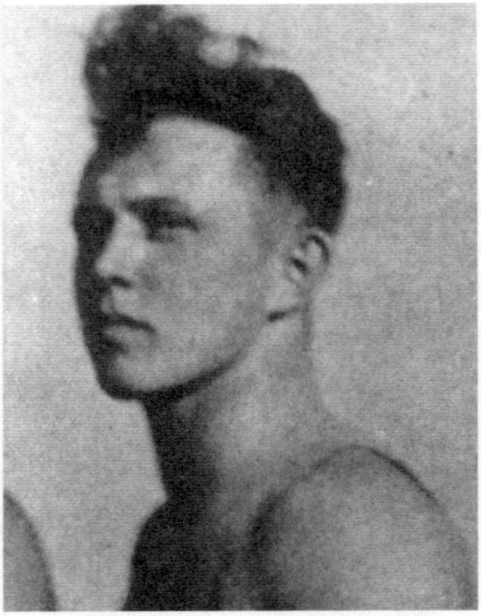

Erich Mielke in jungen Jahren

1951, als er schon Staatssekretär für Staatssicherheit in der DDR war, schrieb er eigenhändig in seinem Lebenslauf: »Auf Grund meiner Teilnahme an der Bülowplatzaktion wurde ich vom Z.K. der K.P.D. in die S.U. geschickt.«

Die »Bülowplatzaktion« geschah am Wahlsonntag, dem 9. August. In den späten Nachmittags- und in den Abendstunden sammelten sich wieder Menschen und wurden von Polizisten mit Knüppeln auseinander getrieben. Gegen acht Uhr patrouillierten Anlauf, Lenck und Willig an dem Haus entlang, wo sich heute das Kino Babylon befindet. In ihrem Rücken näherten sich mehrere Männer bis auf wenige Meter. Zwei der Männer gaben mehrere Pistolenschüsse ab. Anlauf und Lenck überlebten den Anschlag nicht. Oberwachtmeister Willig hatte einen Bauchschuss erlitten. Trotz dieser schweren Verletzung konnte er noch zurückschießen, ohne jedoch einen der Täter zu treffen. Er selbst überlebte.

Sofort brach ein Tumult aus. Tausende von Menschen versammelten sich und griffen nun jeden Polizeibeamten an, den sie erblickten. Nur Minuten später schlug die Polizei zurück. Wie Zeitzeugen berichteten, wurde aus den Fenstern des Polizeireviers in der Hankestraße auch auf flüchtende Menschen gefeuert. Die Todesschützen indes waren längst entkommen.

Die Gutachten über die Obduktion im Leichenschauhaus und über die Zusatzuntersuchungen sind mit den Gerichtsakten der damaligen Zeit erhalten geblieben. Aus ihnen geht hervor, dass Anlauf zunächst durch einen Schuss am rechten Oberschenkel verletzt und dann durch einen zweiten Schuss in den Hinterkopf getötet wurde. Ähnlich wie im Mordfall Liebknecht zeigte ein trichterförmiger Ausbruch der inneren Knochentafel an der linken Hinterkopfseite an, dass es sich dort eindeutig um den Einschuss handelte. Die zweite Schussöffnung lag gegenüber in der linken Stirnhälfte, war nach außen trichterförmig ausgebrochen und deshalb ganz klar als Ausschuss zu identifizieren.

Die zugehörigen Schusslöcher der Haut stützen diese Bewertung. Das Hautloch an der Stirn wird als deutlich größer beschrieben. Damit lag hier das *klassische Befundmuster eines Kopfschusses* vor.

Darunter ist zu verstehen, dass der Einschuss an der Kopfhaut einen runden, manchmal wie ausgestanzt wirkenden Defekt hinterlässt. Dagegen entsteht am Ausschuss eine größere, etwas unregelmäßig aufgerissene Wunde, deren Ränder sich gut aneinander legen lassen. Da jedoch verhältnismäßig viele Ausnahmen von dieser Regel bekannt geworden sind, gelingt die sichere Einordnung nur anhand der beschriebenen charakteristischen Schusslöcher des Schädeldachs, sofern nicht Nahschusszeichen vorhanden sind und bei der Klärung helfen.

Im Fall Anlauf lieferten die Gerichtsmediziner somit einen medizinischen Beweis für ein Erschießen von hinten. Bei einer Situation wie am Bülowplatz mit einer großen Ansammlung erregter Menschen ist dies von besonderer Bedeutung, da so einer möglichen Schutzbehauptung, der Betroffene sei im Handgemenge von vorn erschossen worden, vorgebeugt werden kann.

Von Bedeutung für die Rekonstruktion des Tatablaufs erwies sich auch der Durchschuss am rechten Oberschenkel von Anlauf. In der Wunde an der Rückseite wurden Textilfasern gefunden. Sie stammten vom Stoff der Uniformhose und waren vom Projektil in den Wundkanal mitgerissen worden. So konnte diese Verletzung als Einschuss erkannt und auch für das Bein die Schussrichtung von hinten nach vorn nachvollzogen werden. Allerdings war nicht die Oberschenkelschlagader getroffen, sondern lediglich die parallel verlaufende Blutader, so dass diese *Verletzung eines Gliedmaßengefäßes* von den Obduzenten nicht als todesursächlich eingestuft wurde.

Immer wieder werden in der gerichtsärztlichen Tätigkeit auch Fälle beobachtet, bei denen die Verletzung großer Gliedmaßengefäße zum schnellen Verblutungstod führt – eine allgemein wenig bekannte Tatsache. Gelegentlich erklären Straftäter, nur nach den Gliedmaßen des Opfers gestochen oder auf diese geschossen zu haben. Es sei ihre Absicht gewesen, das Opfer nur zu verletzen, nicht aber zu töten.

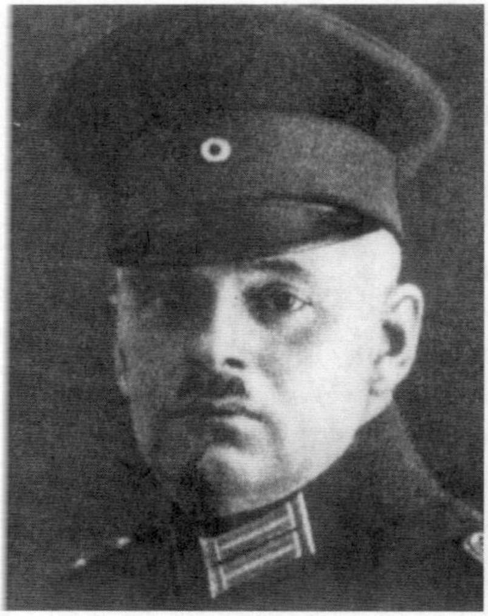

Paul Anlauf

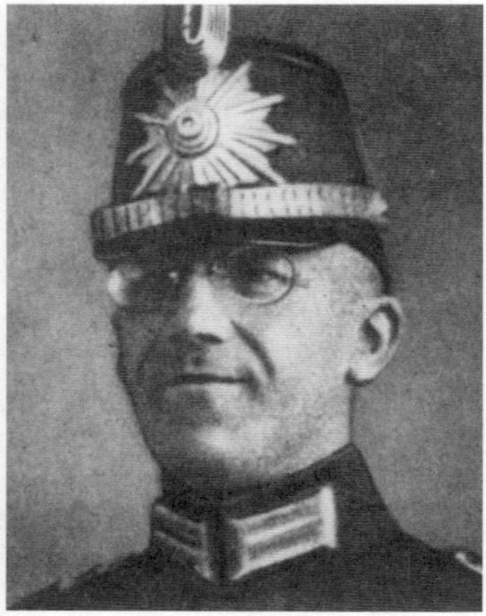

Franz Lenck

Das zweite Opfer, Franz Lenck, schleppte sich schwer getroffen bis zum Eingang des Kinos Babylon und verblutete dort.

Bei der Obduktion wurde ein Brustdurchschuss festgestellt. Damals wurde dokumentiert, dass eine im Durchmesser vier Millimeter große, rundliche Hautverletzung über dem rechten Schulterblatt den Einschuss anzeigte. Am Rand dieses Lochs fand man einen angedeuteten, ein bis drei Millimeter breiten Schürfsaum, ein typisches Einschusszeichen. Ein weiteres Einschusszeichen, ein mehr oder weniger breiter, die Wunde umgebender Prellungssaum, war nicht ausgebildet, weil der derbe Uniformstoff die Prellwirkung des Projektils minderte. Der Ausschuss war erkennbar an einer drei Millimeter großen Wunde an der linken Brustseite unterhalb der dritten Rippe. Die Ränder zeigten einen Wall feiner Einrisse und waren leicht nach außen gewölbt. Die Lage von Splittern des durchschossenen rechten Schulterblattes bestätigte die Schussrichtung von rechts hinten-seitlich nach links vorn-seitlich. Außerdem entdeckten die Gerichtsärzte bei der mikroskopischen Untersuchung von Körpergewebe aus dem Einschussbereich auch bei Lenck eingetragene Fasern des Uniformstoffes.

Der Wundkanal zwischen Ein- und Ausschuss verlief nahezu waagerecht durch den Brustkorb. Dem Weg des Projektils folgend, waren der Oberlappen der rechten Lunge, die Luftröhre und der Oberlappen der linken Lunge durchschossen und unterblutet.

Die öffentliche Reaktion nach dem Polizisten-Attentat war erheblich. Dicht gedrängt standen die Berliner an den Straßen, die der Trauerzug passierte. Unter Fahnen und bei Trommelwirbel paradierten Schwadronen berittener Polizisten über den Bülowplatz, Hundertschaften der Schutzpolizei mit umgehängtem Karabiner marschierten auf, die Prominenz fuhr in offenen Kraftwagen. Ranghöchster Trauergast war Reichsinnenminister Joseph Wirth.

Erich Mielkes Beteiligung an dem Attentat wurde nach der deutschen Vereinigung im Jahr 1990 einer nachträglichen juristischen Bewertung unterzogen. Besondere Probleme in der Beweisführung ergaben sich nicht nur daraus, dass nach sechs Jahrzehnten kaum noch Zeugen auffindbar oder aber altersbedingt nicht mehr zu befragen waren. Als außerordentlich hinderlich erwies sich auch die Tatsache, dass 1933 bei Nachermittlungen in der Nazizeit Aussagen zum Teil unter Anwendung von Gewalt gegen Verdächtige und Zeugen erlangt wurden. Solche Unterlagen waren nach geltenden strafprozessualen Grundsätzen nicht zu verwerten. Gleichwohl erschien dem Gericht die Beweislage ausreichend. Der ab 10. Februar 1992 vor dem Landgericht Berlin geführte Prozess zog sich über mehr als anderthalb Jahre hin und endete am 26. Oktober 1993 mit einem Schuldspruch durch die 23. Große Strafkammer. Verhängt wurde eine Freiheitsstrafe von sechs Jahren für den greisen Ex-Minister.

Die Politik und der Tod. Von Köpenick zum Alexanderplatz

»Vermutliche Todesursache: Erhängen. Kurze Vorgeschichte: Sch. ist tot in seinem Schuppen aufgefunden (worden), besichtigt am 23.VI. um 10 Uhr. Die speziellen für die Todesursache oder das Verbrechen wichtigen äusseren Befunde: reichl. blaurote Striemen über d. Gesäß; Kotbesudelung d. Oberschenkel; mehrf. Platzwunden über d. Schädel (...); Strangmarke am Halse; Suffus. [Suffusionen = Unterblutungen] re. Unterarm.«

Das steht handgeschrieben auf einem Befundzettel im Archiv des Berliner Leichenschauhauses unter der Nummer A 108/34, also aus dem Jahr 1934. Die Todesfälle durch Erhängen, mit denen es der Gerichtsmediziner heutzutage zu tun hat, sind nahezu ausnahmslos Selbsttötungen. Für den hier protokollierten Fall gilt das Gegenteil: Der Aufgefundene hat sich nicht selbst den Strick genommen, er ist von fremder Hand erhängt worden.

Der Mann hieß Johann Schmaus. Den 53-jährigen Gewerkschafter hatte ein mordender Mob am 22. Juni kurz vor Mitternacht in seinem Haus ergriffen und unter Schlägen und Fußtritten in seinen eigenen Schuppen geschleppt. Dort kam er nicht mehr lebend heraus. Er gehörte zu den 91 Opfern einer Mordaktion, die im Juni 1934 im Berliner Stadtbezirk Köpenick geschah. Die Toten wurden in Säcke eingenäht und in die Spree, die Dahme oder den Müggelsee geworfen oder in den umliegenden Wäldern verscharrt.

Das Massaker ist als Köpenicker Blutwoche in die Berliner Geschichte eingegangen. Die Täter waren Mitglieder der SA-Standarte 15 in der Reichshauptstadt. Die SA, eine braununiformierte Schläger- und Propagandatruppe der Nazipartei, versuchte seit der Machtergreifung Hitlers am 30. Januar 1933 durch blutigen Terror jeden politischen Widerstand in Deutschland zu beseitigen. Das Kürzel SA stand für Sturm-Abteilung.

In Köpenick waren bei den Wahlen am 5. März – eine Woche nach dem Reichstagsbrand und unter dem Druck einer fanatischen Hetzpropaganda der Nationalsozialisten – noch 27 000 Stimmen für die Sozialdemokraten und die Kommunisten abgegeben worden – eine Demütigung für die ebenso arroganten wie brutalen neuen Machthaber. Der SA-Standarte 15 fiel die Aufgabe zu, dort ein Exempel zu statuieren. Erstes Angriffsziel war die Kolonie Elsengrund gleich hinter dem S-Bahnhof Köpenick, wo sich kleine Angestellte und Arbeiter mit ihren Einfamilien- und Reihenhäuschen und bescheidener Gartenidylle eingerichtet hatten.

Am 21. Juni 1933 hallte Stiefelgetrampel durch die Siedlung. Lieferwagen von Köpenicker Wäschereien rollten im Schritttempo herbei, mit SA-Leuten hinter dem Lenkrad. Haustüren wurden eingetreten, die Männer herausgeschleift und mit Fußtritten und Faustschlägen auf die Fahrzeuge geprügelt. Auf die Schreie von Frauen und Kindern reagierten die SA-Führer mit Kommandos wie: »Die Schweine aus der Nummer siebzehn auch!«

Mit Folter und Totschlag übernahm die Standarte 15 ab 21. Juni die Quasi-Herrschaft über den Stadtbezirk. Etwa 500 Personen wurden in ganz Köpenick aus ihren Wohnungen geholt und in die SA-Sturmlokale verschleppt. Auch Uhlenhorst, Friedrichshagen und andere Ortsteile erlitten den SA-Terror. Die Gaststätten Demuth im Köpenicker Kietz und Seidler im Siedlungsviertel Uhlenhorst, das ehemals der sozialdemokratischen Schutzorganisation Reichsbanner gehörende Wassersportheim in der Wendenschloßstraße, Bootshäuser in Grünau und das Amtsgerichtsgefängnis an der Puchanstraße waren Schauplätze, an denen sich Blutorgien abspielten. Die Opfer wurden mit Stahlruten geschlagen oder gezwungen, Säure zu trinken. Die SA-Schläger rissen ihnen Fingernägel und Haarbüschel aus, gossen heißen Teer in die offenen Wunden. Um die Schreie der Gepeinigten zu übertönen, ließen sie laute Radiomusik oder ein Motorrad laufen. Mehrere Gefolterte verstarben später trotz ärztlicher Behandlung an den Folgen der Torturen, andere überlebten mit bleibenden körperlichen und seelischen Schäden.

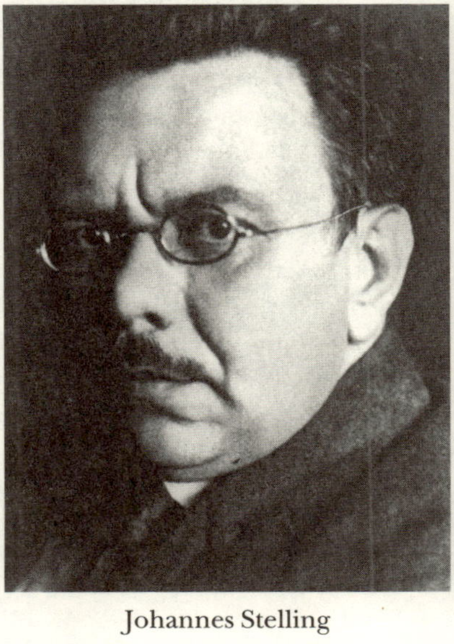

Johannes Stelling

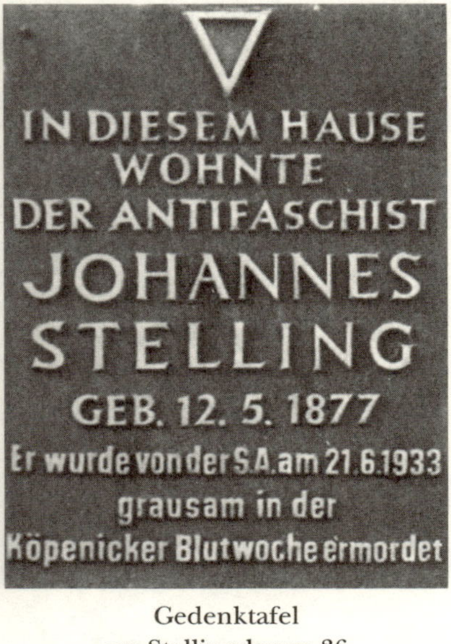
IN DIESEM HAUSE
WOHNTE
DER ANTIFASCHIST
JOHANNES
STELLING
GEB. 12. 5. 1877
Er wurde von der S.A. am 21.6.1933
grausam in der
Köpenicker Blutwoche ermordet

Gedenktafel
am Stellingdamm 36

Prominentestes Opfer war der Sozialdemokrat Johannes Stelling, ehemals Mitglied des Parteivorstandes der SPD, Reichstagsabgeordneter und Ministerpräsident von Mecklenburg-Schwerin, zur Zeit der Machtergreifung durch die Nazis Leiter des Reichsbanners in Berlin-Brandenburg. Seine Leiche, bis zur Unkenntlichkeit zugerichtet, wurde zehn Tage später aus der Dahme geborgen.

Einer schießt zurück

Einer der Angegriffenen, der 23-jährige Anton, Sohn des Gewerkschafters Johann Schmaus, leistete Widerstand gegen die SA-Schergen. Er hatte sich auf den Ernstfall vorbereitet. Als man seinen Vater in den Schuppen schleppte, holte er im Obergeschoss seine versteckte Pistole, rannte nach unten und schoss. Drei SA-Leute sackten zusammen. Der Moment der Verblüffung unter dem Mordkommando reichte Anton Schmaus für die Flucht. Wenige Stunden später stellte er sich der Polizei. Noch war das Vertrauen in die aus der Weimarer Republik übernommenen Institutionen nicht ganz zerstört. Die umfassende Gleichschaltung der Polizei mit den bewaffneten Formationen der Nazipartei, der SA und der SS, war erst angelaufen. Die Polizei lieferte ihn trotz Drohungen nicht an die SA aus. Allerdings reagierte sie halbherzig und bot dem Verfolgten keinen ausreichenden Schutz. Als Anton Schmaus in eine Haftanstalt verlegt werden sollte, gelang der SA ein Überfall. Der junge Köpenicker wurde angeschossen und schwer verletzt.

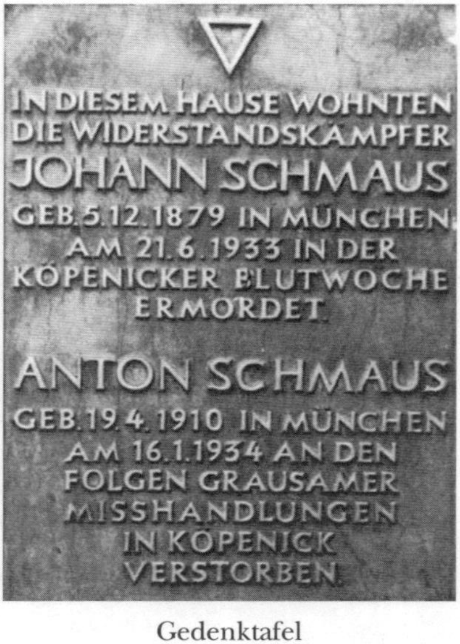
IN DIESEM HAUSE WOHNTEN
DIE WIDERSTANDSKÄMPFER
JOHANN SCHMAUS
GEB. 5.12.1879 IN MÜNCHEN
AM 21.6.1933 IN DER
KÖPENICKER BLUTWOCHE
ERMORDET
ANTON SCHMAUS
GEB. 19.4.1910 IN MÜNCHEN
AM 16.1.1934 AN DEN
FOLGEN GRAUSAMER
MISSHANDLUNGEN
IN KÖPENICK
VERSTORBEN
Gedenktafel
in der Schmausstraße 2

Im Gegensatz zu dem erhängten Vater durchlitt Anton Schmaus noch ein langes Martyrium. Er starb erst am 16. Januar 1934 im Polizeikrankenhaus in der Scharnhorststraße. Die Befunde sind ausführlich überliefert, da eine Obduktion angeordnet und im gerichtsmedizinischen Institut in der Hannoverschen Straße unter der Sektionsnummer 79/34 am 20. Januar 1934 durchgeführt wurde. Wesentlicher Befund war eine senkrechte Wunde an der linken Bauchseite, fast vier Zentimeter lang und fast zwei Zentimeter auseinander klaffend. Dabei handelte es sich um einen Steckschuss. Das Projektil war offenbar durch die Wunde entfernt worden. Warum bei der chirurgischen Versorgung auf eine operative Eröffnung der Bauchhöhle verzichtet wurde, ist heute nicht mehr zu klären. Vorgesehen war jedenfalls, die Wunde unvernäht heilen zu lassen. Statt dessen entstand je doch eine *Wundentzündung* durch Kot aus dem verletzten Dickdarm mit nachfolgender eitriger Entzündung der linken Niere und der Harnwege.

Wegen der Einschleppung von Fremdstoffen und Krankheitskeimen in die Tiefe des Körpergewebes sind Schussverletzungen generell in hohem Maße infektionsgefährdet. Um Infektionen durch die besonders gefürchteten, bei Sauerstoffmangel gedeihenden Erreger, zum Beispiel von Gasbrand oder Wundstarrkrampf, zu vermeiden, lässt man solche Verletzungen häufig sekundär heilen. Dazu werden zwar die Wundränder beschnitten und die Wunde gesäubert, eine Vernähung unterbleibt jedoch, so dass stets alle Wundbereiche gut belüftet sind.

Bei Anton Schmaus lag indessen ein weiteres schwerwiegendes Problem vor: die *Verletzung des Darmes.*

Natürlicherweise leben im Darm eines gesunden Menschen Bakterien, die für die normale Verdauung unabdingbar sind. Treten diese jedoch in die freie Bauchhöhle, bilden sie dort die Grundlage für die auch heute noch gefürchtete, weil therapeutisch schlecht beherrschbare Bauchfellentzündung.

Zwar kannte die Medizin in den dreißiger Jahren des 20. Jahrhunderts bereits eine Reihe von Möglichkeiten der Keimfreimachung, sie verfügte jedoch noch nicht über Mittel zur direkten Bekämpfung einer bakteriellen Infektion. Entsprechend hoch war die Sterblichkeit durch Wundinfektionen. Schon im Jahr 1928 hatte der englische Bakteriologe Alexander Fleming einen gegen Bakterien gerichteten Wirkstoff entdeckt, das von einem Schimmelpilz gebildete Penizillin, allerdings fand die Entwicklung zum Medikament erst 1934 ihren Abschluss. Das war der Urahn unseres heute breit gefächerten Antibiotika-Arsenals. Die antibakterielle Wirkung der Sulfonamide war 1932 durch den deutschen Pathologen Gerhard Domagk nachgewiesen worden, aber erst ab 1935 stand diese Stoffklasse für die Anwendung am Patienten zur Verfügung.

Heute sind Wund- und Allgemeininfektionen seltener, haben aber nichts an Gefährlichkeit eingebüßt. Der Grund hierfür ist ein Ausleseprozess, dem die Keime vor allem in Krankenhäusern unterliegen und der zu einer Anpassung der Erreger an die gerade gebräuchlichen Antibiotika führt. Daraus resultiert eine Therapieresistenz, der die pharmazeutische Forschung nur durch eine ständige Neu- und Weiterentwicklung von antibiotischen Medikamenten entgegenwirken kann.

Im Obduktionsprotokoll über Anton Schmaus werden außerdem *Druckgeschwüre* beschrieben. Diese waren an beiden Fersen so groß wie Fünfmarkstücke, über dem Kreuzbein sogar wie ein Handteller. Zudem wurde an einer Wade eine acht Zentimeter lange, vereiterte Wunde gefunden, in der nach Auseinanderziehen der Wundränder und Spülung das freiliegende Wadenbein erkennbar war.

Auch unter den heutigen Bedingungen einer modernen medizinischen Versorgung bilden Druckgeschwüre ein unverändert ernstes Problem. Sie entstehen an den ständig aufliegenden Körperpartien bettlägeriger Personen. An diesen Stellen wird die Durchblutung gestört, wodurch das Gewebe abstirbt. Betroffen sind Stellen, an denen sich eine relativ dünne Weichteildecke über einem Knochen spannt: beim Patienten in dauernder Rückenlage die Schulterblatt- und die Kreuzbein-Steißbein-Region sowie die Fersen, bei Personen, die vorzugsweise auf einer Seite liegen, das Hüftgelenk, die Schulteraußenseite und der Fußaußenknöchel, selten Abschnitte über dem Schien- oder Wadenbein. Bei alten Menschen entwickeln sich häufig monströse Druckgeschwüre, wo die Knochen freiliegen und zum Teil in die Vereiterung einbezogen sind. Auch kann von den Druckgeschwüren eine Allgemeininfektion ihren Ausgang nehmen und zum Tod führen. Diese Fälle sind juristisch relevant, weil Druckgeschwüre als Pflegeschaden angesehen werden und es sich dann um einen nichtnatürlichen Tod handelt. Die Prophylaxe kann durch verbesserte technische Vorrichtungen wie Spezialbetten nur geringfügig verbessert werden. Im Wesentlichen muss sie seit Jahrzehnten unverändert vom Pflegepersonal durch häufiges Ändern der Lage des Patienten, physiotherapeutische Beübung und Teilmobilisierung geleistet werden. Entscheidender Faktor für den teilweise schlechten Pflegezustand alter Menschen in heutiger Zeit ist also allein der kostenbedingte Personalmangel.

Bei einer stetig zunehmenden Zahl alter Menschen rücken deren Probleme vermehrt in das Licht der Öffentlichkeit. Erst in jüngerer Zeit werden Pflegezustand und insbesondere Druckgeschwüre genauer untersucht und von Medizinern, Juristen und politischen Entscheidungsträgern stärker wahrgenommen.

Angemerkt sei hier, dass der Fall Anton Schmaus noch einen anderen gerichtsmedizinischen Aspekt berührt, nämlich die Frage, ob der Tod auch ohne die mehrere Monate zurückliegende Schussverletzung eingetreten wäre. Die Obduktion zeigte keine Erkrankungen der Bauchorgane wie Tumorleiden und Entzündungen, die zu einer Bauchfellentzündung durch austretende Darmbakterien und zur Allgemeininfektion hätten führen können. Somit lässt sich folgende *Kausalkette* aufstellen: Bauchschussverletzung mit Eröffnung des absteigenden Dickdarmanteils, eitrige Entzündung der linken Niere in direkter Nachbarschaft zum verletzten Dickdarm, Allgemeininfektion mit Lungenentzündung bei Bettlägerigkeit mit Druckgeschwüren und Abmagerung – Tod.

Bei der Frage nach dem ursächlichen Zusammenhang zwischen dem Todeseintritt und einem länger zurückliegenden gesundheitsschädigenden Ereignis unterscheidet sich die Denkweise des Rechtsmediziners von der aller anderen Fachrichtungen, auch der des Pathologen. Während der klinisch tätige Arzt sich ausschließlich mit den medizinisch-naturwissenschaftlichen Zusammenhängen zwischen Krankheitsursache, Symptom, Verlauf, Behandlungserfolg oder auch Misserfolg beschäftigt, hat der Rechtsmediziner die medizinischen Befunde unter juristischen und kriminalistischen Gesichtspunkten zu interpretieren. Teilweise wollen das auch die Lebensversicherungen genau wissen, etwa wenn für den natürlichen Tod und für den Unfalltod unterschiedliche Summen vorgesehen sind.

Für viele Ärzte der anderen medizinischen Fachrichtungen ist die Festlegung der Todesart – natürlich, nichtnatürlich oder ungewiss – problematisch. Oft wird zum Beispiel bei einer Lungenembolie einfach ein natürlicher Tod im Leichenschauschein dokumentiert, ohne die Ursache der Embolie zu berücksichtigen. Besteht diese allein in vorausgegangenen krankhaf-

ten Prozessen mit einer Gerinnselbildung, etwa einer chronischen Beinvenenentzündung, einer Krampfaderneigung oder der Immobilisation durch Altersgebrechlichkeit, so trifft diese Einschätzung zu. Liegt aber zum Beispiel ein Beinbruch durch einen Verkehrsunfall der Immobilisation zugrunde, so handelt es sich um einen nichtnatürlichen Tod. Der Todeseintritt wäre hier nämlich ohne diese Vorbedingung – die Beinverletzung – nicht denkbar. Bei der Beurteilung erwachsen gelegentlich Schwierigkeiten aus dem Zeitraum zwischen schädigendem Ereignis und Tod. Dieser kann Monate, Jahre und in seltenen Fällen sogar Jahrzehnte betragen. Je länger diese Zeitspanne ist, desto mehr ist mit weiteren Einflussgrößen, wie zwischenzeitlich aufgetretenen Erkrankungen, zu rechnen, was gelegentlich eine sichere Bewertung des ursächlichen Zusammenhangs erschwert.

Die Mörder von Johann und Anton Schmaus und die anderen aktiv Beteiligten der Köpenicker Blutwoche konnten sich in Nazideutschland nicht nur der Straffreiheit, sondern auch gesellschaftlicher

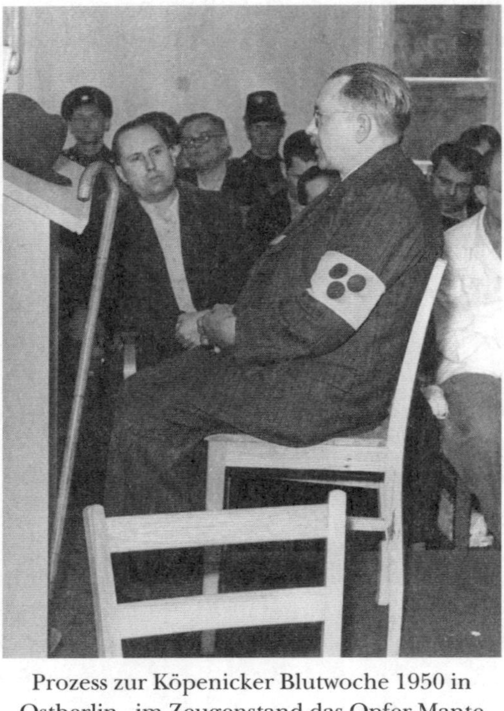

Prozess zur Köpenicker Blutwoche 1950 in Ostberlin , im Zeugenstand das Opfer Mante

Anerkennung erfreuen. Am 25. Juli 1933 erging vom Reichsjustizminister für die mit der Machtergreifung Hitlers zusammenhängenden Straftaten ein Gnadenerweis.

Die juristische Aufarbeitung begann erst nach Kriegsende mit einem Prozess gegen 57 an der Köpenicker Blutwoche beteiligte SA-Männer vor dem Landgericht Berlin, 15 von ihnen wurden am 19. Juli 1950 zum Tode und 13 zu einer lebenslänglichen Haftstrafe verurteilt. Gegen die übrigen ergingen weitere Gefängnis- oder Zuchthausstrafen. Zum Gedenken erhielten später Straßen, Plätze und eine Schule im Stadtbezirk Köpenick den Namen von Opfern der Köpenicker Blutwoche.

Im vereinigten Deutschland fand dieses scheinbar abgeschlossene Kapitel dann noch eine Fortsetzung. Nachfahren eines Verurteilten verlangten 1992 eine Wiederaufnahme des Verfahrens. Sie beriefen sich auf politische Säuberungsaktionen und stalinistische Schauprozesse in den frühen Jahren der DDR, die aus rechtsstaatlicher Sicht nicht anerkannt werden könnten. Dem Verurteilten, einem Polizeibeamten, war im Prozess von 1950 angelastet worden, er sei wegen der Vernehmung des Reichsbannerfunktionärs Paul von Essen für dessen Ermordung mitverantwortlich.

Das Kammergericht in Berlin lehnte 1992 nach ausführlicher Erörterung des Urteils von 1950 die Kassation ab mit der Begründung, das Strafurteil der DDR-Justiz sei ausgewogen gewesen und nicht politisch motiviert.

Fenstersturz eines Schauspielers

Noch in den letzten Wochen des Jahres 1933 musste der Name eines prominenten jungen Schauspielers in das Archivbuch des Berliner Leichenschauhauses eingetragen werden: Hans Otto. Als Todesursache steht dort »Sprung vom Dach«. Vielleicht war das eine Vermutung der Gerichtsmediziner, die den ersten Erkenntnissen beim Eintreffen des Verstorbenen entsprach. Wahrscheinlicher aber ist, dass diese Formulierung von Polizei und Justiz den Beschäftigten in der Leichenregistratur vorgegeben wurde. Soviel jedenfalls ist sicher: Mit dem tatsächlichen Geschehen hatte sie nichts zu tun.

Hans Otto hatte sich seiner politischen Haltung wegen den tödlichen Hass der braunen Machthaber zugezogen. Ihn von der Bühne zu vertreiben, reichte ihnen nicht. Sein Name hatte Nachklang in der Berliner Intellektuellen- und Künstlerszene und diese sollte wissen, dass es keine Gunst und Gnade mehr außerhalb der nationalsozialistischen Loyalität gab. Der gebürtige Dresdner war über die Hamburger Kammerspiele Ende der zwanziger Jahre zum Berliner Staatstheater am Gendarmenmarkt gekommen. Er brillierte in Rollen wie Don Carlos, Egmont, Max Piccolomini oder in der des Prinzen von Homburg. Berühmte Schauspieler dieser Zeit wie Wolfgang Heinz, Gustaf Gründgens oder Werner Krauß waren seine Partner auf der Bühne.

Seit 1924 war Otto Mitglied in der KPD, schrieb auch politische Artikel und spielte in Agitprop-Gruppen. Am 27. Februar 1933, dem Tag des Reichstagsbrandes, wurde ihm vom Staatstheater-Intendanten Frank Ulrich gekündigt. Ein letzter Versuch des neuen Dramaturgen am Staatstheater und späteren Präsidenten der Reichsschrifttumskammer, Hanns Johst, ihn für die Ideen der Nationalsozialisten zu gewinnen, änderte an seiner geradlinigen Haltung nichts. Deutschland verlassen wollte er nicht, Angebote aus dem Ausland, so von Max Reinhardt aus Wien, lehnte er ab, weil er sich als Deutscher fühlte und mit verantwortlich für das, was in Deutschland geschah. So blieb ihm nur das Wirken in der Illegalität. Er musste untertauchen und seinen Aufenthaltsort immer wieder wechseln. Manche Bekannte gewährten ihm Unterschlupf, kurzzeitig nur, denn sie riskierten damit ihr Leben.

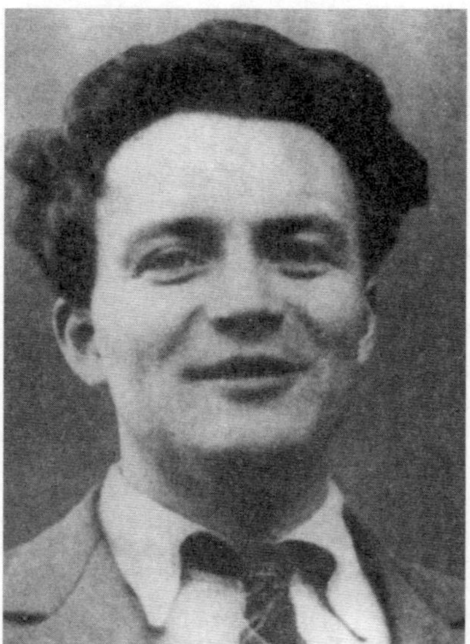

Hans Otto

Das Unglück überkam Otto am 13. November 1933. Er saß allein und übermüdet von der Hetzjagd in einem kleinen Café am Viktoria-Luise-Platz vor einer Tasse erkalteten Kaffees, als genagelte Stiefel über das Parkett klackten und plötzlich SA-Büttel vor ihm standen. Jemand musste ihn verraten haben. An eine Flucht war nun nicht mehr zu denken. Widerstandslos ließ der Erschöpfte sich abführen.

Die erste Etappe seines Martyriums erlitt der Mime im SA-Lokal Café Komet in Stralau. Von dort an gibt es einen Augenzeugenbericht. Gerhard Hinze, ein ebenfalls Verschleppter und Gefolterter, erinnerte sich an eine Tanzkapelle, die überlaut spielte, um die Schreie der Gequälten zu übertönen. Zusammen mit Otto ging Hinze den Weg durch weitere SA-Folterhöhlen in Köpenick, in Lichtenberg und in der Gestapo-Zentrale in der Prinz-Albrecht-Straße. Stühle wurden auf den wehrlosen Opfern zerschlagen, unter schweren Stiefeltritten brachen Kiefer und Rippen, Faustschläge zerrissen Augenbrauen, Lippen, Ohrmuscheln. Mit jedem Tag verschlechterte sich der Zustand der Malträtierten. Letzter Kreis der Hölle war die SA-Kaserne in der Voßstraße. Dort angekommen, war Hinzes Angaben zufolge der Körper des 33-jährigen Schauspielers nur noch eine blutige Masse. Am 24. November 1933 wurde er schließlich schwer verletzt vor der Kaserne gefunden und in das Polizeikrankenhaus gebracht. Auf dem Transport dorthin oder kurz nach der Ankunft erlag er seinen Verletzungen.

Im Obduktionsprotokoll des gerichtsmedizinischen Instituts mit der Nummer 1097/33 weicht die Bezeichnung der Todesursache von der bei Einlieferung im Archivbuch vorgenommenen Eintragung leicht ab. Jetzt heißt es nicht mehr »Sprung vom Dach«, sondern »Sturz aus dem Fenster«. Das suggeriert zumindest nicht gleich Selbsttötung, sondern lässt die Möglichkeit für einen Verdacht auf Gewaltanwendung offen. Es ist kaum anzunehmen, dass Otto bei seiner körperlichen Verfassung noch selbst die Kraft gefunden haben könnte, aus dem Fenster der SA-Kaserne zu springen. Emigrierte Künstler zeigten sich sehr bald überzeugt, dass der Schauspieler und Antifaschist nicht aus dem Fenster gesprungen, sondern aus dem Fenster geworfen worden ist.

In der Rechtsmedizin hat sich der Fachbegriff *Sturz aus der Höhe* eingebürgert. Der Vorteil dieser Wortwahl besteht darin, dass sie keine Aussage über die Ursache beinhaltet. Im Allgemeinen erlauben es nämlich die Obduktionsbefunde für sich allein in diesen Fällen nicht, die sichere Unterscheidung nach Selbsttötung, Unfall oder Tötungsdelikt vorzunehmen. Bei einem Teil der beschriebenen

Verletzungen an Ottos Körper wird deutlich, dass die Schädigungen durch die Folterungen von den sturzbedingten überlagert und verändert werden können.

Typische Verletzungen zeigten die Füße. Der Obduzent stellte schwere Zerstörungen der Sprunggelenke und von Fußwurzelknochen beiderseits mit Weichteilaufreißungen fest. Im Bewegungsablauf schloss sich ein wuchtiges Aufschlagen mit dem Gesäß an. Daraus erklären sich die im Obduktionsprotokoll aufgezählten Brüche von Kreuz- und Steißbein. Gebrochen waren auch die Beckenknochen, und zwar an drei Stellen.

Die Brüche des knöchernen Beckenringes können ebenfalls durch den direkten Aufschlag mit dem Gesäß, aber auch infolge des Hineinstoßens der beiden Oberschenkelknochen in die Hüftgelenke beim Aufprall mit den Füßen entstanden sein.

Anders sind die Verletzungen der Gesäßregion zu bewerten: »Das Gesäß ist in ganzer Ausdehnung bläulich verfärbt; dieser Verfärbung liegt eine Durchsetzung des gut 2 cm starken Unterhautfettgewebes mit Blut (…) zugrunde. An beiden Gesäßbacken, rechts mehr als links, finden sich quer stehende bräunlich vertrocknete Oberhautdurchtrennungen.« Bei einer bandartigen Struktur von mehreren Zentimetern Länge und einer Breite bis zu einem Zentimeter ist auf Striemen, verursacht durch Schläge, zu schließen. Auch an den Hinter- und Innenflächen der Oberschenkel lagen solche Veränderungen vor.

Seine letzte Ruhestätte fand der ermordete Schauspieler in Stahnsdorf bei Berlin. Theaterkollegen hielten sein Andenken während der NS-Zeit wach, indem sie von ihren teilweise spärlichen Gagen einen Hans-Otto-Fonds für emigrierte Weggefährten aufbauten. Der Schriftsteller Klaus Mann hat dem Schauspieler in seinem Roman »Mephisto« ein literarisches Denkmal gesetzt. Das zeitkritische Werk über die Theaterlandschaft des Dritten Reiches lässt in dem Schauspieler Otto Ulrichs Ähnlichkeiten zu Hans Otto erkennen. Nach dem Krieg wurden zur Erinnerung der jährliche Theaterwettbewerb in der DDR, die Theaterhochschule in Leipzig, das Potsdamer Theater und eine Straße im Berliner Stadtbezirk Prenzlauer Berg nach ihm benannt.

Die Nacht der langen Messer

Zu vielen Namen in den Archivbüchern der Jahre 1933 und 1934 gibt es kein Obduktionsprotokoll. Vermutlich war für diese Fälle eine gerichtsmedizinische Untersuchung nicht erwünscht, das Leichenschauhaus diente nur als vorübergehender Aufbewahrungsort. So sind mit Datum 1. Februar 1934 ab Nummer 215/34 vier Widerstandskämpfer verzeichnet mit der Todesursache »Erschießen auf der Flucht«: der frühere kommunistische Reichstagsabgeordnete und Weggefährte Thälmanns John Schehr und seine Kameraden Eugen Schönhaar, Rudolf Schwarz und Erich Steinfurth. Die Leichen hatte man im Potsdamer Forst gefunden.

Die vier Kommunisten befanden sich zuletzt im Columbia-Haus am Tempelhofer Feld, wo die Gestapo, die Geheime Staatspolizei der Nationalsozialisten, eine Art Konzentrationslager mitten in der deutschen Hauptstadt unterhielt. Für einige Namen in den Archivbüchern ist dies als Sterbeort angegeben. Plötzlich, Ende Juni 1934, erscheint dann auch der Name eines der Folterknechte aus dem Columbia-Haus: Der Kriminalkommissaranwärter in der Berliner Polizeiverwaltung Othmar Toifl – in manchen Quellen auch »Ottmar Toifel« geschrieben.

Toifl, der selbst unter den Gestapo-Leuten wegen seines sadistischen Eifers unangenehm aufgefallen war, wurde eines der vielen Opfer einer Mordaktion, die in den Geschichtsbüchern als Röhm-Affäre oder Röhm-Putsch verzeichnet ist. Ernst Röhm, der oberste SA-Führer, war mit seiner die Straßen beherrschenden Terrororganisation für Hitler und seine nächste Umgebung offenbar ein Machtkonkurrent geworden. Am 30. Juni 1934 und an den beiden Folgetagen wurden er und weitere hohe SA-Führer wie auch andere missliebige Personen und Mitwisser aus der sogenannten Kampfzeit vor 1933 zum Schweigen gebracht. Das Massaker ist unter der Bezeichnung »Nacht der langen Messer« in der Erinnerung geblieben.

Was dem Gestapo-Truppführer Toifl im Columbia-Haus zum Verhängnis wurde, liegt im Dunkeln. Er hatte 1932 einer Gruppierung in der NSDAP zugeneigt, die gegen Hitlers alleinige Herrschaft in der Berliner Parteiorganisation opponierte. Auch könnte sein Übereifer, verbunden mit einer größeren Zahl von ihm erbrachter falscher Anschuldigungen, seinen Vorgesetzten Verdruss bereitet haben. Noch

Anfang 1935 war beim Generalstaatsanwalt beim Landgericht Berlin ein Ermittlungsverfahren gegen den längst toten Toifl wegen Misshandlung eines Gefangenen anhängig. Vermutet wird auch, dass er Anteil an der Brandlegung im Reichstag hatte und als Mitwisser unbequem zu werden drohte.

Der Gestapobeamte Toifl war unter den Leuten, die im Zusammenhang mit der Röhm-Affäre im Archivbuch auftauchen, nur ein ganz kleines Licht. Verzeichnet sind dort auch vier Namen, die höheren Nazirängen und der gesellschaftlichen Prominenz zuzuordnen sind.

Eingeliefert unter der Registriernummer 1063/34 wurde der Leichnam von Gregor Strasser, einem der ganz alten Kämpfer. Er hatte bereits 1919 als Mitglied des Freikorps Epp an der Niederschlagung der Münchner Räterepublik teilgenommen, führte ab 1921 die niederbayrische SA und war beteiligt an dem Putschversuch Hitlers im November 1923, dem sogenannten Marsch auf die Feldherrnhalle in München. Nach Neugründung der NSDAP im Februar 1925 durch Hitler organisierte er die Partei im nord- und westdeutschen Raum. Ab 1926 war er Reichspropagandaleiter, Anfang 1928 wurde er Reichsorganisationsleiter der NSDAP. Da er sozialrevolutionäre, teilweise auch antikapitalistische Ideen in den Vordergrund stellte, überwarf er sich mit Hitler und zog sich Ende 1932 aus allen Funktionen zurück. Mit dem Konflikt um die SA 1934 hatte Strasser offenbar nichts zu tun, aber als abtrünniger Mitwisser früherer Parteiquerelen wurde er zum Schweigen gebracht.

Im Archivbuch steht auch der Name Dr. Erich Klausener. Der ehemalige Ministerialdirektor und Vorsitzende der Katholischen Aktion hatte sich den Unwillen der Nazis möglicherweise zugezogen, weil die Katholische Aktion mit ihrem Eifer bei der Verbreitung christlicher Werte zu einer bedeutenden Massenbewegung hätte aufsteigen und damit in Konkurrenz zu den nationalsozialistischen Institutionen hätte treten können. Überdies galt die Katholische Aktion den Nazis als suspekt, weil sie auch in anderen Ländern präsent war und dort manchen Einfluss auf die politische Entwicklung nahm. Solche Effekte erhoffte sich der Vatikan auch für Deutschland, wo sich die katholische Kirche durch das Reichskonkordat mit Hitler vom 20. Juli 1933 eigentlich von einer politischen Betätigung verabschiedet hatte. Einerseits bot das Konkordat der Kirche einen gewissen Freiraum,

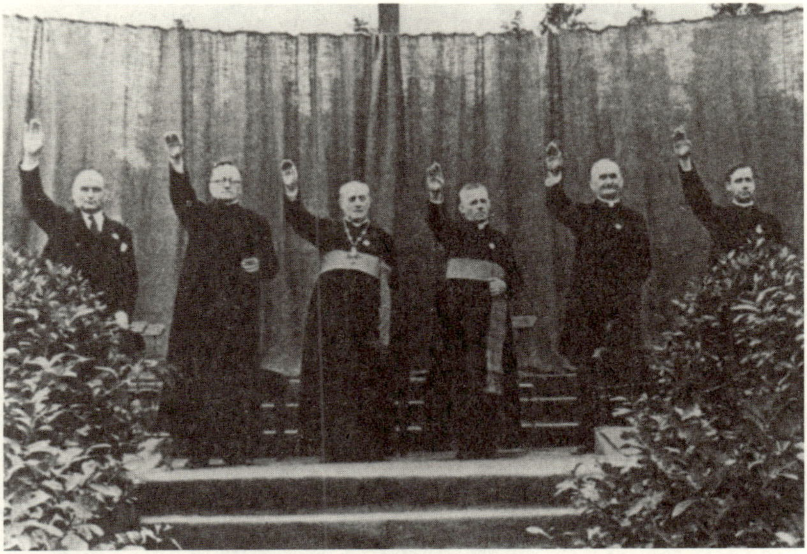

Erich Klausener (links im Bild) mit kirchlichen Würdenträgern 1933

andererseits verhinderte es nicht, dass sich der nationalsozialistische Unrechtsstaat weiter festigte. Verfolgung und Ermordung oppositionell eingestellter Katholiken gehörten bereits zum Alltag.

Bei Klausener kam hinzu, dass er als Leiter der Polizeiabteilung im Preußischen Innenministerium bis 1933 einen guten Einblick in den Werdegang der NSDAP besaß. So wird klar, wie er auf die Liste für die Nacht der langen Messer geriet, die Ministerpräsident Hermann Göring, SS-Reichsführer Heinrich Himmler und Sicherheitsdienst-Chef Reinhard Heydrich akribisch abarbeiten ließen.

Im Jahr 1951 stand Klauseners Mörder, der frühere SS-Hauptsturmführer Kurt Gildisch, vor dem Schwurgericht in Berlin. Dort wurde der Ablauf der Tat in allen Einzelheiten zusammengetragen: »Gildisch eilte, angetan mit Koppel und Stahlhelm und bewaffnet mit zwei Pistolen, gegen 13 Uhr ins Verkehrsministerium und fragte sich zum Dienstzimmer Klauseners durch. Das Begleitkommando ließ er auf der Straße warten. Als Gildisch im ersten Stock auf das Zimmer Klauseners zuging, öffnete dieser gerade die Tür. Gildisch erklärte, daß er Befehl habe, ihn im Auftrag der Geheimen Staatspolizei wegen staatsfeindlicher Umtriebe zu verhaften. Als Klausener sich zum Kleiderschrank begab, um sein Jackett zu holen, und vom Garderobenständer seinen Hut ergreifen wollte, schoß Gildisch ihm mit seiner Pistole in die hintere rechte Schädelseite. Klausener war sofort tot. Gildisch meldete die Ausführung des Mordbefehls vom Telefon im Zimmer des Ermordeten aus an Heydrich und bekam die Anweisung, die Exekution als Selbstmord zu tarnen. Die Leiche Klauseners wurde noch am Abend auf Weisung der Gestapo in das Leichenhaus in der Hannoverschen Straße gebracht und dort bis zu ihrer Verbrennung unter Verschluß gehalten.«

Ein ähnliches Schicksal erlitt der Oberregierungsrat Herbert von Bose, ein enger Mitarbeiter von Hitlers Vizekanzler Franz von Papen. Er hielt sich am 30. Juni 1934 in der Kanzlei von Papens auf und konferierte mit Wirtschaftsvertretern als er zu einem Gespräch mit SS-Leuten ins Nebenzimmer gerufen wurde. Als er dort ankam, fielen mehrere Schüsse. Bose wurde tot auf dem Boden liegend aufgefunden, die Täter waren verschwunden.

Eine besonders schillernde Figur muss der Rechtsanwalt Dr. Edgar Jung gewesen sein. Er gehörte nach dem Ersten Weltkrieg wie Gregor Strasser zum Freikorps Epp, hatte Verbindungen zur Organisation Consul und organisierte 1924 ein Attentat auf einen pfälzischen Separatistenführer, das mehrere Menschenleben forderte. In seinen Veröffentlichungen und als Kommentator der Zeitung Deutsche

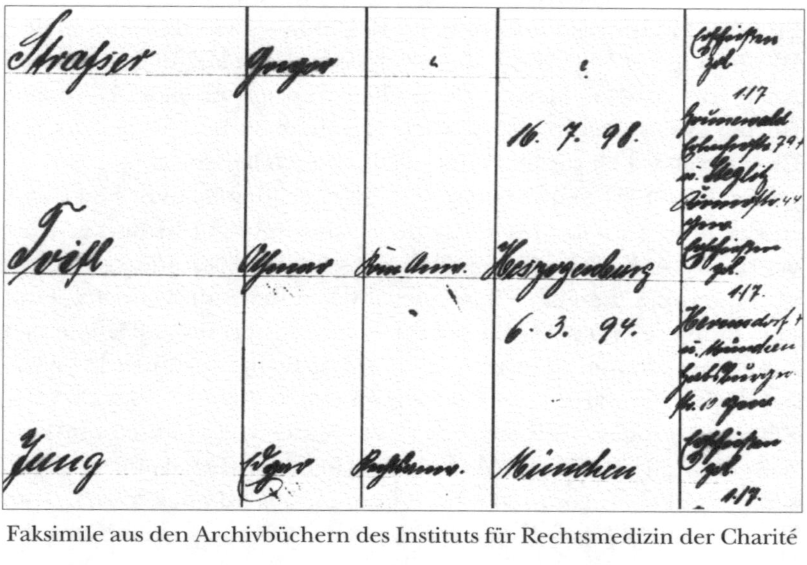
Strasser Gregor 16. 7. 98.
Herzogenburg 6. 3. 94.
Jung Edgar München

Faksimile aus den Archivbüchern des Instituts für Rechtsmedizin der Charité

Rundschau trat er für eine konservative Erneuerung Deutschlands ein. Er war Redenschreiber bei von Papen, der 1932 kurzzeitig an der Spitze eines »Kabinetts der Barone« gestanden und den Nazis den Weg zur Macht geebnet hatte. Seinem Herrn und Meister schrieb Jung dann aber eine Ablehnung des nationalsozialistischen Totalitätsanspruchs in eine Rede, die dieser am 17. Juni 1934 in der Marburger Universität hielt. Für von Papen ging das glimpflich ab, er wurde nur aus der Hitler-Regierung ausgeschlossen und auf einen Botschafterposten abgeschoben. Jung aber, eigentlich einer der geistigen Wegbereiter des Nationalsozialismus, wurde am 23. Juni 1934 verhaftet und eine Woche später, in der Nacht der langen Messer, bei Oranienburg erschossen.

Das sind fünf Namen aus dem Archivbuch des Leichenschauhauses von 1934, die beweisen, dass der Naziterror der frühen Machtjahre nicht nur dem politischen Gegner galt. Der Mordrausch lichtete auch die eigenen Reihen.

Geköpfte und Gehenkte

In den späteren Nazijahren erscheinen neue Kategorien von Leichen in den Archivbüchern. Seit dem 26. August 1940, dem Tag des ersten britischen Luftangriffs auf Berlin, sind unzählige Seiten belegt mit den Namen von Bombenopfern. Als Todesursache wird meist vermerkt: Feindeinwirkung, Fliegerbombe oder Splitterverletzung. Dazu kommen an Misshandlungen verstorbene Häftlinge aus dem Konzentrationslager Sachsenhausen, erschossene Zwangsarbeiter aus kriegswichtigen Betrieben der Berliner Industrie und Hingerichtete aus der Strafanstalt Plötzensee. Nach welchen Kriterien die Leicheneinlieferung manchmal, aber meistens nicht erfolgte, bleibt völlig unklar.

Viermal, am 27. Oktober 1942, am 5. und 6. November 1942 und am 9. Juli 1943, gelangten alle Exekutierten eines Tages aus Plötzensee in die Hannoversche Straße, insgesamt 45 Personen. Für die Gruppe vom 9. Juli 1943 ist der Ort der Hinrichtung in den Archivaufzeichnungen allerdings nicht ersichtlich, dies erschließt sich erst durch den Vergleich mit Literaturquellen. Stellvertretend für die Tausenden von Opfern aus Plötzensee seien hier die Namen tschechischer Offiziere genannt, die mit weiteren Landsleuten, einem Österreicher und zwei Polen, am 6. November 1942 gehenkt wurden: Oberst Thomas Plch, Oberst Franz Smejkal, Oberstleutnant Vaclav Kral und Stabskapitän Karl Rihak. Sie gehörten zu den etwa 100 Offizieren der tschechischen Befreiungsorganisation Obrana Naroda (Verteidigung des Volkes), die von August 1942 bis September 1943 in Plötzensee starben. In einem Urteil des Volksgerichtshofs vom 29. April 1942 werden die Erkenntnisse der deutschen Besatzer über die ON zusammengefasst: »Neben den tschechischen Kommunisten waren es vornehmlich zwei Gruppen, die sich für die Vorbereitung und Durchführung des nationaltschechischen Widerstandes gegen das Reich bildeten:

1. Die Militärgruppe, eine von ehemaligen Generalstabsoffizieren ins Leben gerufene geheime Verbindung, die unter dem Namen Obrana Naroda sich über das ganze Protektorat ausdehnte (...)
2. Die Zivilgruppe, die sich vor allem aus Beamten und Angehörigen der tschechischen Intelligenz zusammensetzte (...)

Die ON ihrerseits bemühte sich, die tschechische Selbständigkeitsbewegung im Auslande durch die Errichtung eines geheimen Nachrichtendienstes laufend mit Nachrichten wirtschaftlichen, mili-

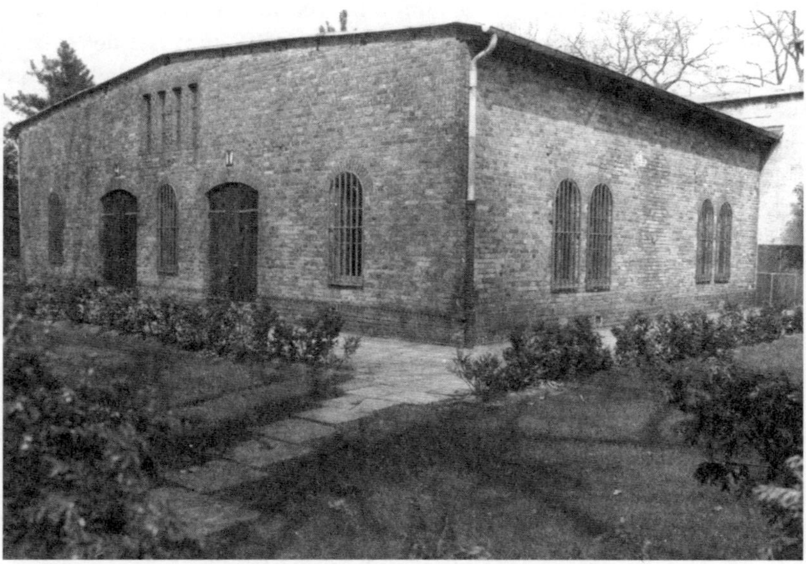

Die Hinrichtungsstätte in Berlin-Plötzensee

tärischen und politischen Inhalts zu versorgen. Der nach militärischen Gesichtspunkten durchgeführte Aufbau der ON lehnte sich an die Gliederung der früheren tschechoslowakischen Wehrmacht an. Unter dem Zentralkommando in Prag standen die Landeskommandos für Böhmen (Sitz Prag) und Mähren (Sitz Brünn). Im Zuge des Ausbaus der ON wurde ferner das Kreiskommando Groß-Prag dem Zentralkommando untergeordnet. Die Bereiche der Landeskommandos waren ihrerseits in Kreise, Bezirke und Ortskommandos unterteilt.«

Wesentlichen Anteil am Entstehen der ON soll die Liquidationsgruppe des ehemaligen tschechoslowakischen Verteidigungsministeriums gehabt haben, die nach der Annektion der Tschechoslowakei 1938 Militärpersonen in zivile Dienste zu überführen hatte. Die ON erwies sich bei Kriegsbeginn jedoch als nicht aktionsfähig, die Bewaffnung war eher unbedeutend. Trotzdem bildete sie eine Wurzel des Widerstands in der Tschechoslowakei und wurde, wie die Plötzensee-Morde beweisen, mit aller Grausamkeit verfolgt. Wie jede andere Form von Widerstand auch.

Noch wenige Tage vor Kriegsende und dem unwiderruflichen Ende des Naziregimes weisen die Hauptbucheintragungen im gerichtsmedizinischen Institut auf die Erschießung einer Gruppe von 15 Personen aus der Haftanstalt Lehrter Straße hin. Zum Verbleib der Leichname finden sich Informationen in dem Buch »Seelen der Stadt« von Volker Mörl, der sich auf Auskünfte eines aus dieser Gruppe entkommenen Häftlings stützt. Die Toten brachte man am Vormittag des 24. April 1945 in das Leichenschauhaus. »Weil es zu jener Zeit keine Friedhofsarbeiter gab, lagen die Toten noch bis etwa 5. Mai im Keller des Schauhauses«, berichtet der Chronist. »Als die Kampfhandlungen ab 6. Mai in dieser Gegend eingestellt waren, wurden die Toten nachts in einem Bombentrichter hinter der Mauer des Dorotheenstädtischen Friedhofs verscharrt. Dies alles geschah unter strenger Geheimhaltung. Später wurden hier alle weiteren Toten des Leichenschauhauses – insgesamt zweiundsiebzig – beigesetzt.«

Leider fehlen für den Zeitraum vom 23. April bis 1. Juni 1945 die Archivbuchaufzeichnungen. Während der letzten Kampfhandlungen im Zentrum von Berlin und in den ersten Nachkriegswochen zeigte sich sogar die ansonsten gut funktionierende Bürokratie der Todesregistratur gelähmt.

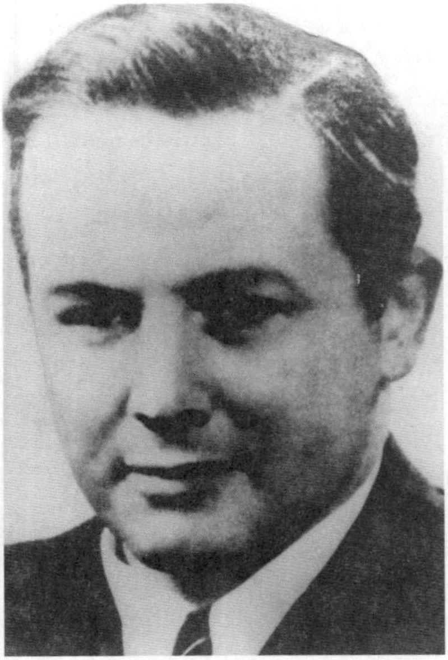
Klaus Bonhoeffer

Lediglich von sieben Toten im Massengrab auf dem Dorotheenstädtischen Friedhof sind die Personalangaben überliefert. Alle standen in Verbindung zum Kreis um die Attentäter des 20. Juli 1944. Unter ihnen befanden sich Klaus Bonhoeffer und sein Schwager Rüdiger Schleicher.

Klaus Bonhoeffer war ein Sohn des weltberühmten Direktors der Nervenklinik der Berliner Charité, Professor Dr. Karl Bonhoeffer, der zwei Söhne und zwei Schwiegersöhne wegen deren Widerstands gegen die Naziherrschaft verlor. Klaus Bonhoeffer war nach dem Ersten Weltkrieg als Jurist beim Völkerbund, dem Vorläufer der UNO, in Genf tätig. Aus dieser Zeit stammt möglicherweise schon seine Bekanntschaft mit dem beim Völkerbund beschäftigten Sozialdemokraten Wilhelm Leuschner, der seinerseits Kontakte zum Kreisauer Kreis und anderen Personen um den späteren Hitler-Attentäter Claus Schenk Graf von Stauffenberg unterhielt. Klaus Bonhoeffer hatte auch Verbindungen zu der Widerstandsorganisation von Arvid Harnack und Harro Schulze-Boysen, die unter dem Namen Rote Kapelle in die Geschichte eingegangen ist.

Der aus Stuttgart stammende und mit Klaus Bonhoeffers Schwester Ursula verheiratete Jurist Rüdiger Schleicher wurde 1940 zum Honorarprofessor und Direktor des Instituts für Luftrecht der Berliner Universität berufen. Von dieser Position aus unterhielt er Verbindungen zu führenden und teilweise den Zielen Hitlers kritisch gegenüberstehenden Militärs.

In den Verhören nach dem 20. Juli 1944 begründeten Klaus Bonhoeffer und Schleicher ihre Ablehnung des NS-Regimes unter anderem mit der fehlenden Rechtssicherheit, dem Bestehen der Konzentrationslager und der Verfolgung der Juden. Die Anklageschrift vom

20. Dezember 1944 warf ihnen vor: »Die Angeschuldigten Dr. Bonhoeffer und Dr. Schleicher haben sich im Inlande in den Jahren 1943/44 an dem von Dr. Goerdeler und anderen Staatsfeinden betriebenen Unternehmen, unter Beseitigung des Führers durch feigen Mord oder eine andere die Möglichkeit seiner Tötung einschließende Gewalttat, das nationalsozialistische Regime zu stürzen und den Krieg durch würdeloses Paktieren mit den Feinden zu beenden, beteiligt und ihre Mitarbeit zugesagt.« Dafür verhängten deutsche Richter noch im Angesicht der Katastrophe Todesurteile und schickten die Verurteilten vor die Erschießungskommandos oder auf das Schafott.

Auch die Namen der anderen Toten – Dr. Richard Kuenzner, Karl Marks, August Wilhelm zur Nieden, Friedrich Justus Perels und Hans Ludwig Sierks – verweisen auf die Erbarmungslosigkeit der Treibjagd, die die Nazis auf alle Personen machten, die nur im Entferntesten etwas mit Stauffenberg und seinen Mitstreitern zu tun hatten. Der zunächst untergetauchte und für 500 000 Reichsmark Belohnung gesuchte General Fritz Lindemann erhielt in Dresden Unterstützung durch Verwandte und Bekannte, darunter den Geschäftsführer Karl Marks und den Stadtbaurat i. R. Hans Ludwig Sierks, einem alten Sozialdemokraten mit Verbindungen zur KPD. Man schlug dem General einen neuen Unterschlupf bei einem befreundeten Ehepaar in Berlin vor. Aber der Untergetauchte wurde aus der Umgebung dieses Ehepaares denunziert. Er starb auf der Flucht durch eine Schussverletzung. Marks und Sierks wurden verhaftet.

Auch August Wilhelm zur Nieden gehörte zu den Männern des 20. Juli. Als Stadtbaurat und Generaldirektor der gesamten technischen Betriebe in Leipzig ab 1927 war er mit Oberbürgermeister Carl Friedrich Goerdeler bekannt geworden. Im Jahr 1934 verlor zur Nieden seinen Posten wegen seiner Gegnerschaft zum Nationalsozialismus. Er siedelte nach Berlin über und war dann vorwiegend als Gutachter tätig. Für den Fall einer Regierungsbildung nach der Ausschaltung Hitlers war er als Kandidat für das Ressort des Verkehrsministers vorgesehen.

Friedrich Justus Perels war nach Abschluss des Jura-Studiums in enger Anbindung an kirchliche Kreise als Anwalt für den Pfarrernotbund und die Bekennende Kirche tätig. Er solidarisierte sich mit Juden und anderen Verfolgten wie auch mit Angehörigen von KZ-

Häftlingen. Wegen dieser Aktivitäten und der Bekanntschaft mit dem oppositionellen Kreis um den Theologen Dietrich Bonhoeffer und dessen Schwager Hans von Dohnanyi machte er sich hinreichend verdächtig und geriet im Rahmen der großen Verhaftungswelle nach dem 20. Juli 1944 in die Fänge der NS-Justiz. Am 2. Februar 1945 erging gegen ihn das Todesurteil wegen Nichtanzeigens der Verschwörung.

In der Nacht vom 22. zum 23. April 1945 wurden die Häftlinge – ob verurteilt oder nicht – unweit des Gefängnisses Lehrter Straße von SS-Leuten durch Genickschuss hingerichtet. Mit deutscher Gründlichkeit hatte man im März noch die Verordnung zur Freimachung von Gefängnissen erlassen, in der es hieß: »Sobald die Räumung angeordnet wird, sind die nicht ausgesprochen asozialen und staatsfeindlichen Gefangenen noch so rechtzeitig zu entlassen, daß sie nicht in Feindeshand fallen, die vorgenannten Elemente sind dagegen der Polizei zur Beseitigung zu überstellen oder, wenn auch dies nicht möglich, durch Erschießen unschädlich zu machen. Die Spuren der Unschädlichmachung sind sorgfältig zu beseitigen.«

Wenigstens letzteres gelang nicht, so dass das Schicksal dieser Gruppe von Gegnern des Naziregimes nach dem Krieg bekannt wurde. Auf dem Dorotheenstädtischen Friedhof, vom Institut für Rechtsmedizin der Charité aus gut einsehbar, erinnern ein schmiedeeisernes Kreuz und ein Gedenkstein an das Wirken dieser mutigen Männer.

Drei Tote vom 17. Juni

Drei Namen in den Archivbüchern des Instituts für Gerichtliche Medizin in der Hannoverschen Straße vom Monat Juni 1953 tragen den Vermerk »Ausnahmezustand«. Sie sind versehen mit den Registriernummern 420-422/53. Es handelt sich um die Namen Rudolf Berger, Kurt Heinrich und Erich Nast. Für alle drei Verstorbenen ist Erschießen als Todesursache angegeben.

Genaueres lässt sich nicht mehr ermitteln, weder zu den Personen selbst, noch zu den Umständen, wie sie zu Tode kamen. Deutlich ist jedoch ein zeitlicher Zusammenhang: Mitte Juni 1953 herrschte auf den Straßen im Ostteil Berlins und in weiten Teilen der DDR Aufruhr.

Am Morgen des 16. Juni hatte sich auf der Großbaustelle Stalinallee, dem heutigen Teil der Karl-Marx-Allee zwischen dem Strausberger Platz und dem Frankfurter Tor, ein Demonstrationszug aus etwa 80 Bauarbeitern formiert. Hunderte von wütenden Kollegen der umliegenden Baustellen schlossen sich an. Ihr Marschziel war das Haus der Gewerkschaften in der Wallstraße. Da sie das Gebäude verschlossen vorfanden, zogen sie weiter über den Marx-Engels-Platz zum Haus der Ministerien in der Leipziger Straße.

Vielerorts in der DDR staute sich zu dieser Zeit der Unmut über den gesellschaftlichen und wirtschaftspolitischen Kurs der SED-Führung. Die 2. Parteikonferenz der SED im Juli 1952 hatte den Aufbau des Sozialismus verkündet, ein ehrgeiziges Programm zur Forcierung der Schwerindustrie und Kollektivierung der Landwirtschaft, zur Zentralisierung der Verwaltung und Durchsetzung des Führungsanspruchs der SED im Staatsapparat, zum Ausbau der Kasernierten Volkspolizei und anderer Sicherheitsorgane. Dafür nahm man erhebliche Einschränkungen in der Konsumgüterindustrie in Kauf und stürzte die von der Nachkriegsnot noch gar nicht richtig erlöste Bevölkerung in neue Versorgungsnöte.

Am provokantesten wirkte die vom Zentralkomitee der SED beschlossene Erhöhung der Arbeitsnormen, die in einigen Industriezweigen bis zu 30 Prozent erreichte. Das stieß in den Betrieben auf offenen Widerstand. Die Parteiführung begann zu lavieren: Am 9. Juni 1953 verkündete sie einen sogenannten Neuen Kurs und bot einige Erleichterungen, besonders für die Mittelschichten. Die Normerhöhungen nahm sie nicht zurück. Es entstand eine explosive Situation, die von politischen Kräften in der Bundesrepublik propagandistisch genutzt wurde, denn zwischen West und Ost herrschte seit einem guten halben Jahrzehnt kalter Krieg.

In den Zug der Bauarbeiter am 16. Juni von der Stalinallee durch die Berliner Innenstadt reihten sich viele Sympathisanten ein, auch Schaulustige. Die Demonstrationskolonne wuchs auf etwa 2 000 Menschen an und erreichte gegen 14 Uhr den Platz vor dem Regierungssitz. Dort riefen die Leute nach dem SED-Generalsekretär Walter Ulbricht und nach dem Ministerpräsidenten Otto Grotewohl. Keiner von beiden zeigte sich, das Gebäude blieb verschlossen. Dann erschien Industrieminister Fritz Selbmann und erklärte, der Ministerrat habe die Normerhöhungen zurückgenommen.

Niemand glaubte ihm. Die Demonstranten wandten sich nun in Richtung Alexanderplatz zum Präsidium der Volkspolizei und teils auch wieder zurück zur Stalinallee. Am Alexanderplatz flogen Steine gegen den Bahnhof und in die Scheiben einer HO-Gaststätte. Gegen 23 Uhr begannen Polizeikräfte, die Menschenansammlungen zu zerstreuen. Danach blieb es in der Stadt weitgehend ruhig. Unterdessen verbreitete der Westberliner Rundfunksender RIAS einen Aufruf zum Generalstreik.

Am Morgen des 17. Juni formierten sich in mehreren Betrieben neue große Protestgruppen und setzten sich zum Stadtzentrum in Bewegung. In allen Ostberliner Stadtbezirken gab es Streiks. Wie am Vortag zogen die Massen zum Haus der Ministerien. Dort standen seit den frühen Morgenstunden Einsatzkommandos der Polizei in Bereitschaft. In der näheren Umgebung hatten weitere Polizeikräfte und sowjetische Militäreinheiten ihre Bereitstellungsräume bezogen. Aus den Nebenstraßen drängten ständig Menschen auf den Platz vor dem Regierungsgebäude. Die Demonstranten forderten Rücknahme der

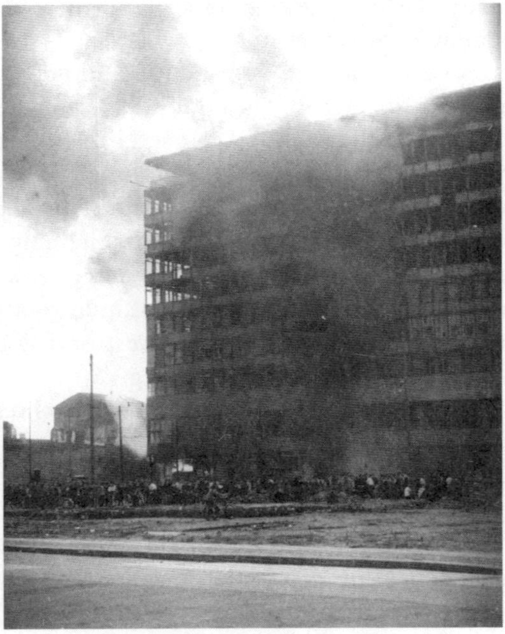

17. Juni 1953: In Brand gesetztes
Gebäude am Potsdamer Platz

Normerhöhungen, Senkung der HO-Preise, Rücktritt der Regierung und freie und geheime Wahlen. Es gab erste Handgreiflichkeiten. Steine flogen, Gummiknüppel kamen zum Einsatz.

Gegen Mittag eskalierte die Situation im Stadtzentrum. An verschiedenen Stellen gingen Schaufensterscheiben von HO-Läden zu Bruch, wurden Geschäfte geplündert. Vor dem Brandenburger Tor und auf dem Leipziger Platz, in unmittelbarer Nähe der Sektorengrenze, verbrannte man niedergeholte Fahnen. Als die Menge vor dem Haus der Ministerien gegen 12 Uhr versuchte, das Gebäude zu stürmen, gaben Sicherheitskräfte erste Schüsse ab. Schnell verlor die Polizei die Kontrolle über die Lage.

Das rief die sowjetische Militärmacht auf den Plan. Gemäß dem Vier-Mächte-Status der Nachkriegszeit übten die Besatzungsmächte damals noch die Hoheitsrechte über Berlin aus. Gegen 12.30 Uhr erteilte der Militärkommandant des Sowjetischen Sektors den Einsatzbefehl für die bereitgestellten Einheiten der Sowjetarmee. Am Potsdamer Platz drängten Panzer die Demonstranten in Richtung Leipziger Straße und in die Westsektoren. In der Straße Unter den Linden geriet ein jugendlicher Demonstrant unter die Panzerketten. Anderswo trafen gezielte Schüsse oder auch Querschläger protestierende Menschen.

Gegen 14.15 Uhr räumten sowjetische Einheiten, verstärkt durch Kasernierte Volkspolizei, den Alexanderplatz. Manche Demonstranten warfen mit Steinen, andere schlugen mit Fäusten auf die Sicherheitskräfte ein. Auch hier fielen Schüsse. Am Potsdamer Platz, in der Leipziger Straße und auf dem Marx-Engels-Platz hielten die Auseinandersetzungen bis in die Abendstunden an. Erst dann gelang es den sowjetischen Truppen, im gesamten Stadtgebiet von Ostberlin den um 13 Uhr verkündeten Ausnahmezustand durchzusetzen. Alle wichtigen Punkte der Stadt waren nun von Panzern und Infanterieeinheiten mit Geschützen und Maschinengewehren besetzt.

Der Militärhistoriker Torsten Diedrich hat 1991 eine Statistik über die Opfer der Ereignisse um den 17. Juni 1953 vorgelegt. Danach starben in Ostberliner Krankenhäusern drei namentlich nicht erfasste Personen an Verletzungen, die sie sich am 17. Juni zugezogen hatten. Zwei der Getöteten waren von Panzern erfasst worden. Noch am 22. Juni abends wurde der Ostberliner Erich Naff in seiner Wohnung von einem Geschoss getötet, das ein Sowjetsoldat bei der Durchsetzung des Ausnahmezustands auf der Straße abgefeuert hatte. Richard Kugler aus Ostberlin erlag Ende Juni 1953 im Krankenhaus Dimitroffstraße seinen Verletzungen. In Westberliner Krankenhäusern verstarben neun Männer infolge der Auseinandersetzungen. Zu den Opfern der Unruhen gehörte auch der Westberliner Willy Göttling. Er wurde am 17. Juni in Berlin von der sowjetischen Militärmacht standrechtlich erschossen.

Viele Geschehnisse dieser Tage lassen sich in den Details nicht mehr rekonstruieren. In verschiedenen Publikationen zum 17. Juni 1953 überbieten sich die Autoren mit Zahlenangaben zu den Todesopfern. Manche sprechen von 267 getöteten Demonstranten, von 116 zu Tode gekommenen Volkspolizisten und Funktionären und 18 Opfern unter den sowjetischen Soldaten. Auch sollen 21 Todesurteile vollstreckt worden sein: 18 standrechtliche Erschießungen durch die Sowjetarmee und drei Hinrichtungen aufgrund von Verurteilungen durch DDR-Gerichte. Die Regierung der DDR sprach von 21 Toten. Genaue Quellenangaben fehlen meist.

Wo die drei Toten einzuordnen sind, die im Institut für Gerichtliche Medizin eingeliefert wurden, bleibt unklar. Es liegen aus den fünfziger Jahren keine Obduktionsbefunde mehr vor. So bleiben unsere Kenntnisse in diesem Punkt ungewiss.

Flucht in den Tod. Jüdische Tragödien

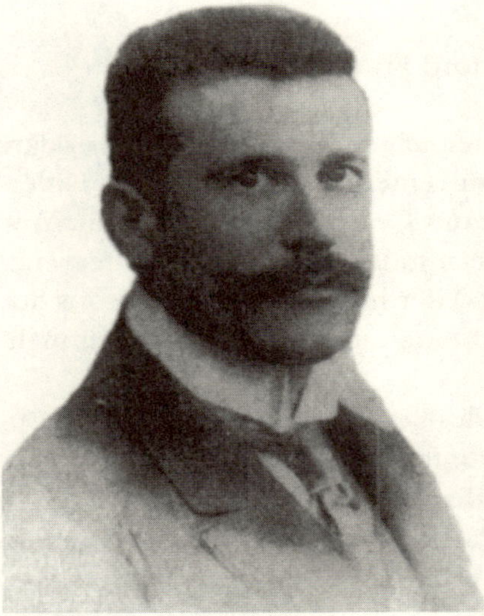
Paul Fraenckel

Am 10. September 1941 verstarb im Martin-Luther-Krankenhaus in Berlin-Grunewald der 67-jährige Professor Dr. Paul Fraenckel an einer Überdosis von Morphium und Veronal. Das *tödliche Gift* hatte er sich selbst beigebracht. Da er sich als Fachmann auf die Wirkungsweise verstand und rechtzeitig mit einem ausreichenden Vorrat versorgt hatte, bestand keine Hoffnung auf Rettung. Der Leichnam wurde nicht im gerichtsmedizinischen Institut obduziert. Aber als Lebender hatte Paul Fraenckel selbst unendlich viele Male dort an den Sektionstischen gestanden. Bis zum Oktober 1930 war er in der Hannoverschen Straße Institutsdirektor. Ein Obduzent, der zum Selbstmörder wurde.

Zu dieser Zeit war die Gruppe der Barbiturate, zu denen das heute nicht mehr erhältliche Veronal zählt, bei Suiziden zahlenmäßig sehr stark vertreten. Barbiturate haben eine relativ geringe therapeutische Breite, das heißt bei einer Überdosierung ist eine giftige oder gar tödliche Dosis besonders schnell erreicht. Man ist daher in den vergangenen Jahrzehnten bei ambulanten Behandlungsfällen weitgehend auf die Klasse der Benzodiazepine – bekannteste Vertreter sind das Valium oder Faustan – umgestiegen. Eingesetzt werden die Barbiturate jedoch weiterhin in der Klinik, so bei Narkosen.

Beide von Fraenckel verwendeten Substanzen – das Opiat Morphium und das Barbiturat Veronal – führen in toxischer Konzentration unbehandelt über eine fortschreitende Bewusstseinseintrübung in die Bewusstlosigkeit und schließlich zum Tod. Bedeutsam sind die Hemmung des Atemzentrums im Gehirn und der Blutdruckabfall. Gelegentlich erstreckt sich der Sterbeprozess über mehrere Tage. Hierbei bildet meist das intensivmedizinisch nicht aufzuhaltende Versagen innerer Organe die Todesursache.

Professor Fraenckel und Frau Liebermann

Der Grund für den Freitod des ehemaligen Institutsdirektors erklärt sich aus den Zeitumständen. Paul Fraenckel war Jude. In Hitler-Deutschland war der Rassismus zum Gesetz erhoben worden. Wer kein sogenannter Arier war, sondern Jude, wurde zuerst ausgegrenzt und dann mit dem Tode bedroht. Hier nur einige Beispiele aus der Eskalation der Bestimmungen für einen in der Geschichte einmaligen Vernichtungsfeldzug:

- Gesetz zur Wiederherstellung des Berufsbeamtentums vom 7. April 1933. Danach hatten alle Beamten den Ariernachweis zu erbringen, also auch die Gerichtsmediziner.
- Reichsbürgergesetz vom 15. September 1935. Dadurch wurde Fraenckel aus dem Lehramt vertrieben, ihm wurde zum 31. Dezember die Lehrbefugnis an der Universität entzogen, er konnte nicht mehr am Kriminalärztlichen Wochendienst – dem Mordbereitschaftsdienst – teilnehmen und wurde als Herausgeber der renommierten Deutschen Zeitschrift für die gesamte gerichtliche Medizin ausgeschlossen.
- Gesetz zum Schutze des deutschen Blutes und der deutschen Ehre vom 15. September 1935. Das machte die Ehe zwischen Juden und Ariern als sogenannte Rassenschande strafbar. Dazu schrieb der Gauleiter Julius Streicher, Herausgeber des Hetzblattes Der Stürmer: »Ein einziger Beischlaf eines Juden bei einer arischen Frau genügt, um deren Blut für immer zu vergiften. Sie hat mit dem artfremden Eiweiß auch die fremde Seele in sich aufgenommen. Sie kann nie mehr, auch wenn sie einen arischen Mann heiratet, rein arische Kinder bekommen, sondern nur Bastarde, (...) denen man körperlich die Mischrasse ansieht.«

- Gesetz über die Änderung von Familiennamen und Vornamen vom 5. Januar 1938. Das zwang den Juden die zusätzlichen, zur Diskriminierung bestimmten Vornamen Israel und Sara auf.
- Polizeiverordnung über die Kennzeichnung der Juden vom 1. September 1941. Allen Juden vom sechsten Lebensjahr an war es fortan verboten, sich in der Öffentlichkeit ohne den gelben Judenstern zu zeigen.

Diese letzte Demütigung wollte sich Fraenckel nicht mehr antun lassen. Er wusste wohl auch, dass unter dieser Kennzeichnung Lebensgefahr bestand. Schon in der Nacht vom 9. zum 10. November 1938, der sogenannten Kristallnacht, hatten SA-Horden den Juden ihre Geschäfte zerschlagen und in der Oranienburger Straße, keine fünfhundert Schritte vom gerichtsmedizinischen Institut entfernt, die Synagoge angezündet. Die letzten von Fraenckel niedergeschriebenen Sätze lauten: »Das ertrage ich nicht – den gelben Davidstern auf der Brust! Es ist der gefürchtete Keulenschlag, den ich doch immer noch nicht für möglich halten wollte.«

Vier Monate später tagte in einer Villa am Großen Wannsee eine Konferenz hoher Naziführer und Staatsbeamter, die sich mit dem Thema »Endlösung der Judenfrage« befasste. Im Protokoll dieser Besprechung am 20. Januar 1942 steht: »In großen Arbeitskolonnen (...) werden die arbeitsfähigen Juden straßenbauend in diese Gebiete (gemeint ist Osteuropa) geführt, wobei zweifellos ein Großteil durch natürliche Verminderung ausfallen wird. Der allfällig endlich verbleibende Restbestand wird, da es sich bei diesem zweifellos um den widerstandsfähigsten Teil handelt, entsprechend behandelt werden müssen.« Das praktische Ergebnis war die Errichtung von Vernichtungslagern wie Auschwitz-Birkenau, Belzec, Sobibór und Treblinka. Aus Berlin wurden mehr als 50 000 jüdische Bürger in die Todeslager deportiert. Es wäre für Professor Fraenckel nur noch eine Frage der Zeit gewesen, wann auch ihn der Tod in der Gaskammer ereilt hätte.

Mit dem Beginn der Deportationen häufen sich in den Archivbüchern die Eintragungen von Selbsttötungen bei Personen mit jüdischen Namen. Am 10. März 1943 erscheint dort unter der Nummer 977/43 der Name Martha Liebermann, geborene Marckwald, mit dem als Schandnamen verfügten Zusatz Sara. Sie war die Witwe des Malers Max Liebermann, der als herausragender deutscher Vertreter des Impressionismus galt und von 1920 bis 1933 als Präsident

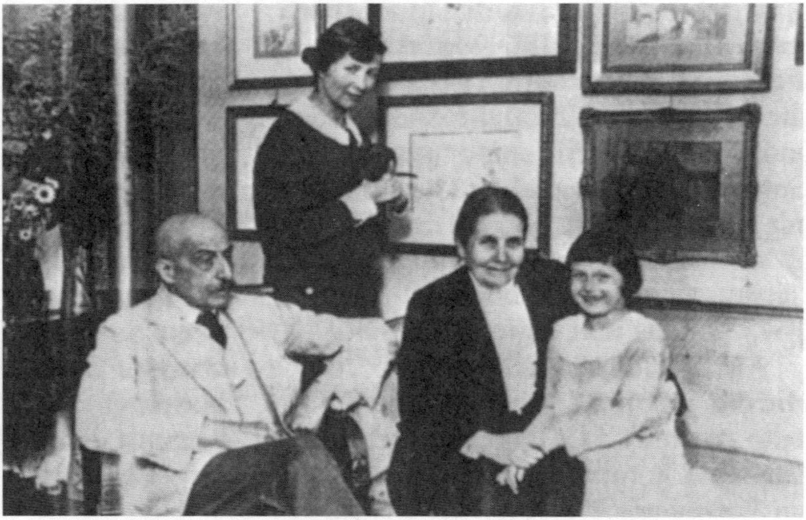

Max und Martha Liebermann mit Tochter und Enkelin 1924

an der Spitze der Preußischen Akademie der Künste gestanden hatte. Sein Weltruhm hinderte die Nazis nicht daran, ihn als Juden zu diskriminieren und seine Werke aus den Galerien zu entfernen. Sein Tod im Jahr 1935 ersparte ihm Schlimmeres. Seiner Witwe drohte acht Jahre später die Deportation in ein Vernichtungslager. Um diesem Schicksal zu entkommen, ging Martha Liebermann 85-jährig in den Freitod.

Der Griff zum Gashahn

Am 5. November 1941 schied der Schauspieler Joachim Gottschalk mit seiner Frau Meta und dem gemeinsamen Sohn Michael aus dem Leben. In den dreißiger Jahren war er ein gefeierter Mann an der Volksbühne gewesen. Weil er sich nicht von seiner jüdischen Frau scheiden ließ, trieben ihn die braunen Kulturfunktionäre von der Bühne in den Tod. Die Gottschalks starben in ihrer Wohnung durch Stadtgas.

Als die Deportationen begannen, brach gleichsam eine Suizid-Epidemie unter den jüdischen Berlinern aus. Am 11. Januar 1942 zum Beispiel sind zwölf Leichen registriert, darunter sechs mit den

Zusatznamen Israel oder Sara und dem Vermerk Freitod. Im August desselben Jahres wurden insgesamt 380 Tote verzeichnet, darunter 89 mit den diskriminierenden Vornamen, wovon nur in vier Fällen natürliche Todesursachen angegeben sind.

Immer häufiger sind nun ganze Familien verzeichnet.

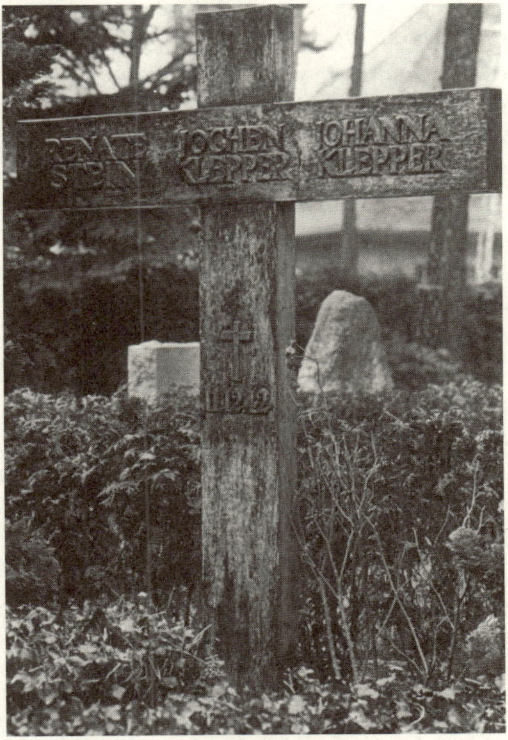

Grabmal für Jochen Klepper und seine Familie auf dem Kirchhof Berlin-Nikolassee

Unter den Nummern 4217- 4219/42 stehen im Dezember 1942 Jochen Klepper, seine Frau Johanna sowie deren Tochter aus erster Ehe, Renate Stein. Der christlich orientierte Klepper, Verfasser geistlicher Lieder und Romane, hatte seine Arbeit beim Rundfunk und danach beim arisierten Ullstein-Verlag verloren, auch er, weil er sich nicht von seiner jüdischen Frau trennen wollte. Die ältere Stieftochter konnte nach England emigrieren, während für Klepper, seine Frau und seine jüngere Stieftochter als Rettung vor der Deportation nur noch der *Gastod* blieb. Seine Tagebuchaufzeichnungen mit den Titeln »Unter dem Schatten deiner Flügel« und »Überwindung« konnten erst in den fünfziger Jahren erscheinen. Ein schlichtes Holzkreuz mit den drei Namen auf dem Kirchhof Berlin-Nikolassee ist heute Erinnerung und Mahnung zugleich.

Eine Vergiftung mit Stadtgas, auch Leuchtgas genannt, galt bis weit in die Nachkriegszeit als eine bevorzugte Begehungsweise für die Selbsttötung. Es enthielt etwa zehn Prozent Kohlenmonoxid, daneben hauptsächlich Wasserstoff, Methan und speziell zugesetzte Warnstoffe. Für eine tödliche Grenzkonzentration in der Raumluft genügten 0,1 Prozent. Kam es auch zu einer Explosion, zum Beispiel durch Funkenbildung beim Betätigen der Klingel, so hatte in der Raumluft eine wesentlich höhere Konzentration von mindestens fünf Prozent Leuchtgas vorgelegen. Die Vergiftungserscheinungen hängen von der Sättigung des Blutes mit Kohlenmonoxid ab. Beträgt sie etwa 20 Prozent, können Kopfschmerzen auftreten. Zum Vergleich: Bei starken Rauchern kann der Kohlenmonoxidgehalt im Blut zehn Prozent erreichen. Das Eintreten der Bewusstlosigkeit ist ab etwa 40 Prozent zu erwarten. Bei geschwächten oder schwer herzkranken Personen sind allerdings auch schon Todesfälle bei Konzentrationen ab 30 Prozent beobachtet worden.

Der Gerichtsmediziner findet am Leichnam meist auffällig hellrote Totenflecke, bei der Leichenöffnung helleres Blut als üblich und dadurch bedingt eine lachsfarbene Muskulatur. Der mit Kohlenmonoxid beladene Blutfarbstoff Hämoglobin zeichnet sich zudem durch andere Eigenschaften aus als das normale Hämoglobin. Während der normale Blutfarbstoff unter der Einwirkung von Hitze, Säure oder Lauge zerfällt, ist das Kohlenmonoxidhämoglobin beständiger und behält bei einem Test mit einer einfachen Seifenlösung oder bei der Kochprobe seine ziegelrote Farbe. Diese Methoden werden auch heute noch im Sektionssaal als eine erste orientierende Untersuchung eingesetzt. Die exakte Überprüfung mit genauer Bestimmung der Konzentration erfolgt anschließend durch die toxikologisch-chemischen Labors der rechtsmedizinischen Institute.

Besondere Gefahr drohte im Übrigen Personen in benachbarten Wohnungen. Wenn Stadtgas Mauerwerk oder auch Erdreich durchdringt, werden die Geruchsstoffe herausgefiltert. Man spricht dann von Filter- oder Sickergas, das nichts von der Giftigkeit verloren hat. Gerichtsmediziner und Polizisten hatten immer Sorge zu tragen, dass bei einem Todesfall mit Gas auch die umliegenden Wohnungen kontrolliert und die Bewohner gewarnt wurden.

Die Probleme haben sich erst mit der Umstellung auf Erdgas erledigt. Dabei handelt es sich um ein ungiftiges Gas, dessen unvollständige Verbrennung allerdings Kohlenmonoxid erzeugen oder durch Verdrängung von Sauerstoff in einem abgeschlossenen Raum in seltenen Fällen ebenfalls den Tod herbeiführen kann. Zudem ist die Bildung explosibler Erdgas-Luft-Gemische möglich.

Suizid als Tabu. Die Fälle Müller und Reed

Zu DDR-Zeiten galt das Thema Selbsttötung fast als ein Tabu, zumal wenn einer aus der politischen oder künstlerischen Elite Hand an sich gelegt hatte. In den Archivbüchern des gerichtsmedizinischen Instituts der Humboldt-Universität sind einige prominente Namen nicht zu finden, so fehlen die der Wirtschaftsfunktionäre des Zentralkomitees der SED, Gerhart Ziller, der nach harten Auseinandersetzungen über die Wirtschaftspolitik in der Parteiführung 1957 den Freitod wählte, und Erich Hans Apel, der sich 1965 kurz vor dem Abschluss eines langfristigen Wirtschaftsabkommens mit der Sowjetunion in seinem Arbeitszimmer mit der Dienstpistole erschoss. Meist wurde der Mantel des Schweigens darüber gedeckt, was in einem System umfassender Zensur der Medien kein Problem darstellte. Allenfalls erschien noch eine nichtssagende Zeitungsnotiz über das Ableben des teuren Genossen.

Am 13. Mai 1961 allerdings beauftragte der Militärstaatsanwalt das Institut, die Obduktion an einem tags zuvor aus dem Leben geschiedenen hohen Militär vorzunehmen, dem Generalleutnant a. D. Vincenz Müller, der zuletzt noch Berater des Verteidigungsministers gewesen war. Bei der Leichenöffnung (Sekt.-Nr. 276/61) stellten der Institutsdirektor Prof. Dr. P. und der Assistenzarzt Dr. B. neben diversen Blessuren an den Gliedmaßen ein schweres Schädel-Hirn-Trauma fest. Dazu gehörte ein von der Schädelbasis ausgehender Bruch durch Schläfen- und Scheitelbein des Schädeldachs auf der linken Seite und Blutungen in die Hirnhäute. Blutbeimengungen fanden sich auch im Hirnkammerwasser. Die Veränderungen am

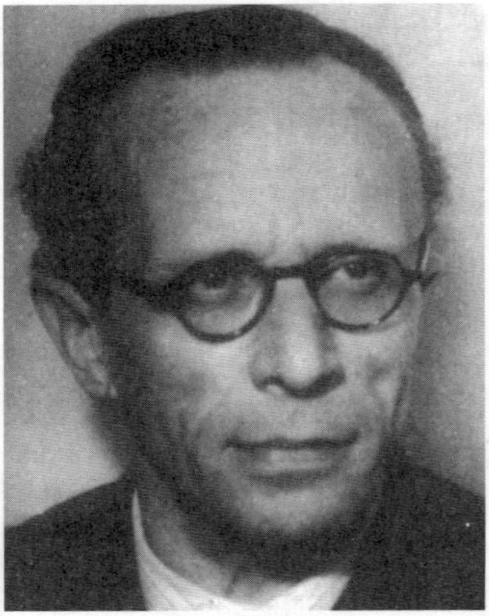

Vincenz Müller

Großhirn selbst werden so beschrieben: »Am rechten Schläfenlappen ist die Hirnrinde von zahlreichen, punktförmigen, z. T. ineinanderfließenden, schwarzroten Verfärbungen durchsetzt. Die Hirnkammern enthalten blutige Flüssigkeit. Auch der linke Schläfenlappen zeigt zahlreiche punktförmige Blutungen in die Rinde, die jedoch an Zahl und Ausdehnung wesentlich geringer sind als rechts.«

Da an der linken Kopfseite äußerlich eine Hautaufreißung vorlag, konnte dort der Aufschlag mit dem Kopf lokalisiert werden. Bezeichnenderweise fanden sich die Prellungsblutungen auf dieser Seite in geringerer Ausprägung als auf der Gegenseite. Die dortige Einblutung entsteht infolge eines speziellen Verletzungsmechanismus, der in der Fachliteratur als *Coup-Contre-Coup* bezeichnet wird.

Als Ursache für die Verletzung der dem Aufschlag gegenüberliegenden Hirnregion gilt ein Unterdruck. Das beschleunigte Gehirn wird am Aufschlagbereich zusammengepresst und verdichtet, an der Gegenseite dadurch von der Schädelinnenfläche weggezogen. Da das Hirngewebe gegen Sog empfindlicher ist, erklärt sich der stärker ausgeprägte Blutungsherd auf der Gegenseite. Häufiger als beim Sturz aus der Höhe wird dieses Verletzungsmuster beim Fußgänger-Pkw-Unfall gesehen, wenn der Fußgänger nach dem Aufladen auf das Auto durch die Bremsverzögerung des Wagens wieder abgeworfen wird und in der letzten Unfallphase ungebremst mit dem Kopf auf dem Straßenbelag aufschlägt. Rechtsmedizinisch sind diese Befunde somit von besonderer Bedeutung, da sie typischerweise bei einer großen Zahl von Stürzen mit Aufschlagen auf ein hartes Widerlager, nicht jedoch beim Schlag auf den Kopf entstehen. Zugleich belegen solche Befunde in Verbindung mit den äußeren Verletzungen die Richtung der Gewalteinwirkung.

Im Fall Vincenz Müller kamen die Gutachter zu dem Ergebnis, dass die festgestellten Verletzungen keinen Widerspruch zu dem berichteten Fenstersturz darstellen. Einen hundertprozentigen Ausschluss jeglicher Fremdeinwirkung bedeutet dies jedoch nicht. Ein Mensch auf einer Leiter am geöffneten Fenster, ein Bauarbeiter auf einem schlecht gesicherten Gerüst oder ein Betrunkener an der Balkonbrüstung kann herabgestoßen werden, ohne dass am Körper oder an der Bekleidung Spuren der Tat zurückbleiben. Präzise und vorsichtig, wie Gerichtsmediziner in ihrer Arbeit sind, formulierten sie deshalb auch in ihrem Vorläufigen Gutachten zum Fall des NVA-Generals: »Die Leichenöffnung ergab keinen sicheren Anhalt für das Mitwirken dritter Hand.«

Ein unbequemer General

Vincenz Müller hatte eine bizarre Biographie. Der Sohn eines in Bayern ansässigen Gerbermeisters war 1913 Berufssoldat geworden, im Ersten Weltkrieg Offizier im kaiserlichen Heer und dann bei der Reichswehr. Von 1933 bis 1937 diente er im Generalstab der Wehrmacht, danach absolvierte er bis 1939 die Generalstabsakademie. Im Zweiten Weltkrieg stieg er zum Generalleutnant auf und kämpfte an der Ostfront. Beim Zusammenbruch der Heeresgruppe Mitte stellte Müller als Kommandeur eines Korps im Juli 1944 den Kampf ein und gelangte in sowjetische Gefangenschaft. In Abwesenheit wurde er deshalb von einem Gericht in Deutschland zum Tode verurteilt.

Von da an verschrieb er sich einer gesellschaftlichen Alternative. Er trat dem Bund Deutscher Offiziere und dem Nationalkomitee Freies Deutschland bei und engagierte sich für den Aufbau eines neuen Deutschlands. In der DDR-Zeit wurde er politischer Geschäftsführer der Nationaldemokratischen Partei Deutschlands (NDPD) und Vizepräsident der Volkskammer. Müller erlangte hohe militärische Funktionen, wurde zum Chef des Stabes der Kasernierten Volkspolizei und später des Hauptstabes der Nationalen Volksarmee ernannt, hielt aber immer eine gewisse Distanz zur SED.

In den Jahren 1955 und 1956 führte Müller Gespräche mit der Bundesregierung, vertreten durch den Bundesfinanzminister und

Vizekanzler Fritz Schäffer (CSU), zur Schaffung einer Konföderation der beiden deutschen Staaten – eine Idee, die nach der Öffnung der innerdeutschen Grenze im November 1989 kurzzeitig noch einmal diskutiert wurde. Die Familie Müller unterhielt schon länger private Kontakte zu den Schäffers. Bis zum heutigen Tag blieb allerdings im Dunkeln, in wessen Auftrag Müller tätig wurde. Dass die sowjetische Führung von diesen Kontakten wusste, darf als sicher gelten, und dass auch die Hauptverwaltung Aufklärung des Ministeriums für Staatssicherheit in vollem Umfang informiert war, ist dem Buch »Spionagechef im geheimen Krieg« von Markus Wolf unmissverständlich zu entnehmen.

Über die Gründe für Müllers Suizid kann nur spekuliert werden. Als ein zweifellos gut informierter Kenner der politischen Verhältnisse konnte er vielleicht erahnt haben, was sich ein Vierteljahr nach seinem Tod ereignen würde – die fast hermetische Abriegelung der innerdeutschen Grenze von DDR-Seite aus und damit das abrupte Ende jeglicher Konföderationsbestrebungen. Neuere Veröffentlichungen belegen zudem eine umfassende Beobachtung durch das Ministerium für Staatssicherheit, schon lange vor und nach den Gesprächen mit Schäffer.

Schwierig gestaltete sich auch das Zusammenwirken ehemaliger Wehrmachtsoffiziere mit kommunistischen Offizieren beim Aufbau der Kasernierten Volkspolizei, dem Vorläufer der Nationalen Volksarmee und der Grenztruppen der DDR. Dabei waren in der Anfangsphase bei direkter Einflussnahme sowjetischer Militärberater auch die militärischen Fachkenntnisse früherer Wehrmachtsangehöriger gefragt. Später, beginnend gegen Ende der fünfziger Jahre, wurden diese Leute, die zumeist nicht Mitglied der SED, sondern der NDPD oder parteilos waren, aus der Armee weitgehend verdrängt und durch SED-treue Kader ersetzt. Dokumente über eine Betroffenheit von Vincenz Müller gibt es nicht.

Der ertrunkene Sänger

Um den Tod des US-amerikanischen Sängers und Filmschauspielers Dean Reed, der sich im Jahr 1973 in der DDR niederließ und hier 1986 aus dem Leben schied, ranken sich viele Mythen. Er hatte 13 Jahre in diesem Land gelebt, als man seine Leiche im Juni 1986 im Wasser des Zeuthener Sees treibend auffand.

Der knapp 48-Jährige soll Anfang Juni 1986 einen Herzanfall erlitten haben. Wenig später unternahm er nach einem häuslichen Streit am 9. Juni einen Selbsttötungsversuch, der offenbar demonstrativ angelegt war. Reed habe sich vor den Augen seiner Frau mit einer Machete zahlreiche Schnitte am linken Unterarm beigebracht.

Tatsächlich beschreibt das spätere Obduktionsprotokoll des Instituts für Gerichtliche Medizin der Charité mit der Nummer 312/86 derartige Befunde:

»Unter einem Mullverband finden sich am linken Unterarm bis zum Handgelenk beugeseitig ca. 50 feine, querverlaufende, parallele, 3 bis 4 cm lange, oberflächliche, glattrandige Hautdurchtrennungen, deren unterste bis in die Lederhaut reicht und blutverkrustet ist, die übrigen liegen in der Oberhaut«. Weiter wird dazu ausgeführt: »Die oberflächlichen Schnitte am linken Unterarm soll der Betroffene wenige Tage vor dem Vermißtwerden sich selbst beigebracht und danach ärztliche Hilfe in Anspruch genommen haben.« *Canutosche Probierschnitte* nennt man das.

Derartige Verletzungen kommen bei Selbsttötungen oder Selbsttötungsversuchen häufig vor. Meist werden sie mit Messern oder Rasierklingen, gelegentlich auch mit Glasscherben oder anderen scharfkantigen Gegenständen dem eigenen Körper angetan. Die Händigkeit bestimmt die Seitenposition. Ein Rechtshänder schneidet sich typischerweise in den linken Arm. Auf die Beibringung von eigener Hand weisen die Oberflächlichkeit, die Gruppenbildung und die Parallelität der Wunden hin. Naturgemäß muss der Gerichtsmediziner wie auch der Kriminalist stets die Gesamtsituation eines Falles beachten, um bei der Unterscheidung zwischen eigener und fremder Hand keine Fehler zu machen.

Im Fall Reed waren die Schnitte nur sehr oberflächlich angelegt. Zwischen der Hergangsschilderung und den Befunden gab es keinerlei Widersprüche. Das gilt auch für die zeitliche Entstehung wenige Tage vor dem Vermisstwerden, also kurz vor dem Tod.

Am Abend des 12. Juni fuhr Reed mit seinem Wagen von zu Hause weg, angeblich um nach einem Telefonat seinen Filmproduzenten vom DEFA-Studio in Babelsberg aufzusuchen. Dort kam er jedoch nicht an, und so begann am nächsten Tag eine fieberhafte Suche nach dem Verschwundenen. Keiner wusste etwas über seinen Verbleib – bis am 14. Juni in der Nähe eines Zeltplatzes am Zeuthener See ein herrenloser Pkw Lada zwischen Bäumen am Seeufer gefunden wurde. Die Kriminalpolizei und die Kriminalisten vom Ministerium für Staatssicherheit nahmen ihre Untersuchungen auf. Am und im Fahrzeug waren keine Auffälligkeiten festzustellen. Im Wagen lag eine Papierrolle mit dem Drehbuch zu dem Filmprojekt »Bloody Heart«. Die Rückseite war 15 Seiten lang mit der Hand beschrieben, ein Abschiedsbrief, datiert auf den 12. Juni 1986 und unterschrieben mit »Dean Reed«.

Sofort begann eine intensive Suchaktion im Bereich des Zeuthener Sees. Am Morgen des 17. Juni wurde in der Nähe des Autofundortes die im See treibende Leiche von der Wasserschutzpolizei entdeckt. Der Leichnam wurde mit einem Bootsseil geborgen und an Land gebracht.

Noch am selben Tag erfolgte die gerichtliche Leichenöffnung im Charité-Institut, vorgenommen vom damaligen Institutsdirektor, Prof. Dr. P., und von Prof. Dr. R. als zweitem Sachverständigen. Anwesend war auch die diensthabende Staatsanwältin als Vertreterin des Generalstaatsanwalts. Der Fall hatte politische Brisanz.

Die äußere Besichtigung beschreibt einen 187 Zentimeter großen Mann von athletischem Körperbau in gutem Ernährungszustand. Die postmortalen Veränderungen des Leichnams entsprachen einer mehrtägigen Liegezeit im Wasser bei sommerlichen Temperaturen, darunter die sogenannte Waschhaut, eine Quellung, Faltenbildung und weißliche Verfärbung der Haut durch Entfettung im Wasser, und ein Algenrasen an den Handflächen. Algen von meist grünlicher Farbe heften sich an der Hautoberfläche an, der zeitliche Ablauf hängt entscheidend von der Wassertemperatur ab.

Laut Gutachten war »davon auszugehen, daß der Verstorbene bald nach dem Vermißtwerden ins Wasser gelangt sein dürfte«. Diese vorsichtigen Formulierungen erklären sich nicht mit einer besonderen

Brisanz des Falles, sondern sind eine generelle, wohl begründete Vorgehensweise der Gerichtsmediziner, die aus variablen und vielfältig beeinflussbaren biologischen Vorgängen und Erscheinungen auf zurückliegende Ereignisse schließen müssen. Es gab keinerlei frischere Verletzungsbefunde als Zeichen fremder äußerer Gewalteinwirkung. Äußere Besonderheiten waren lediglich eine ältere Operationsnarbe am rechten Unterbauch, bezeichnet als »Zustand nach operativer Entfernung des Wurmfortsatzes des Blinddarmes lange Zeit vor dem Tode«, eine alte Narbe der Bauchhaut rechts unterhalb des Rippenbogens, für die sich keine Erklärung fand, sowie eine alte Operationsnarbe am linken Mittelfuß, »nach Angabe der Angehörigen von einer Venenfreilegung als Kind«.

Als wesentliches Ergebnis wurden neben den unspezifischen Zeichen des plötzlichen Todes die Hinweise auf einen *Tod durch Ertrinken* formuliert.

Diese Ertrinkungszeichen waren: »stark überblähte, relativ trockene Lungen mit deutlichem Elastizitätsverlust des Gewebes nach Art des Emphysema aquosum«. Die Lungen eines Ertrunkenen sind typischerweise überbläht und trocken, nicht voller Wasser, wie Laien glauben – das erklärt sich durch Resorption des eingeatmeten Wassers aus den Lungen durch kurzes Weiterbestehen der Herz-Kreislauf-Tätigkeit nach dem Atemstillstand. Zum Mageninhalt wird festgestellt: »mäßig verwässert«. Ertrinkende schlucken typischerweise Wasser, daher rührt der historische Begriff Ertrinken für diesen Vorgang, der besser als Ersticken zu bezeichnen wäre.

Außerdem zeigte sich eine streifige Einfärbung der Bauchschlagaderwand. Die unterschiedliche Einfärbung der Gefäßinnenhaut erklärt sich durch Hämolyse. Durch Verdünnung des Blutes mit Süßwasser wird der osmotische Druck so vermindert, dass die roten Blutkörperchen platzen und den Blutfarbstoff Hämoglobin freisetzen, der dann in die Blutgefäßwand eindringen kann. Der Vermerk »Keilbeinhöhle feucht« weist darauf hin, dass beim Ertrinkungsvorgang Wasser in die Keilbeinhöhle (eine der Nasennebenhöhlen) eingedrungen ist, das vom Obduzenten entnommen werden kann. »Warzenfortsatzzellen deutlich unterblutet, ebenso die Mittelohrräume auf beiden Seiten« – das bezeichnet Einblutungen durch Druckschwankungen.

Die Obduktion der Wasserleiche ergab »keine Hinweise auf pathologisch-anatomische Veränderungen, die in der Lage wären, einen

Todeseintritt auf natürliche Weise zu erklären«. Diese Feststellung bedeutet, dass keine Hinweise für organische Herzerkrankungen bei Reed gefunden werden konnten. Speziell die Herzkranzschlagadern wurden als »ausgesprochen zart« beschrieben.

Die Toxikologen des Instituts wiesen in den Organen und Körperflüssigkeiten des Verstorbenen erhebliche *Konzentrationen von Nitrazepam* nach.

Dieses Medikament, in der DDR unter dem Markennamen Radedorm geführt, ist auch heute noch unter demselben Namen erhältlich und wird im Arzneimittelverzeichnis für Deutschland den Hypnotika und Sedativa, also den Schlaf- und Beruhigungsmitteln, zugeordnet. Nitrazepam wird bei Schlafstörungen verordnet, im Kindesalter auch bei Krampfleiden.

Nicht bekannt war, ob Reed dieses Mittel öfter, eventuell auch in hohen Dosierungen nahm, was auf einen längeren Missbrauch hingedeutet hätte, oder ob die gefundene Konzentration Ausdruck einer einmaligen hohen Aufnahme war mit der Absicht, eine Selbsttötung zu vollziehen. Das Gutachten führte zu dieser Frage aus: »Die gefundenen Wirkstoffmengen des Psychopharmakons Nitrazepam liegen – bei aller Vorsicht in der Beurteilung bei fortgeschrittener Fäulnis – deutlich im toxischen Bereich. Nach Einnahme solcher Dosen dürften in der Regel stark sedative bis hypnotische Wirkungen auftreten, die ein Ertrinken fördern oder beschleunigen können.«

Als Todesursache ist formuliert: »Soweit bei fortgeschrittenen postmortalen Veränderungen feststellbar, am ehesten Ertrinken unter toxischer medikamentöser Beeinflussung.«

Alle aufgeführten Untersuchungsbefunde passten gut zu der Version einer Selbsttötung des Dean Reed. Weder von den Gerichtsmedizinern noch von den Ermittlern wurde dies jemals ernsthaft in Zweifel gezogen. So muss es für die anderen Hypothesen – Unfall oder Mord – Gründe außerhalb der genannten Befunde geben.

Die Staatsräson verlangt einen Unfall

Die Motive, von einem Unfall zu sprechen, sind leicht zu durchschauen. Noch bevor Reed gefunden und geborgen worden war, hatten sich Partei- und Staatsführung der DDR offenbar schon geeinigt, dass es keine andere Erklärung geben könne. Treffend beschrieb das die Journalistin Jutta Voigt 1993 in der Zeitung Wochenpost: »Als der unglückliche Sänger des Sozialismus sich 1986 umbrachte, wurde dies von allen, die das Geheimnis des Selbstmordes kannten, als Omen begriffen, der Hollywood-Tod von Dean Reed nahm den anderen Untergang vorweg.«

Mit dem Fall sollen damals der Innenminister und Chef der Deutschen Volkspolizei Friedrich Dickel, der Minister für Staatssicherheit Erich Mielke, der Propagandachef Joachim Herrmann vom Politbüro der SED und sogar der Generalsekretär Erich Honecker befasst gewesen sein. Obwohl die Vorgeschichte, die Abschiedszeilen und die späteren gerichtsmedizinischen Befunde auf eine Selbsttötung hinwiesen, wurde von höchster Stelle die Unfallversion in die Welt gesetzt. Offenbar passte eine auf tiefe Depressionen hinweisende Selbsttötung nicht in den Propagandarummel, der ein blütenweißes Bild vom Strahlemann aus dem weiten Amerika und begeisterten Anhänger des Sozialismus gezeichnet hatte.

Um die Unfallversion nicht unglaubhaft zu machen, musste der Abschiedsbrief unterschlagen werden. Er war an Eberhard Fensch gerichtet, der im Zentralkomitee der SED die Kulturpolitik vertrat, und zu dem Dean Reed ein vertrauensvolles, freundschaftliches Verhältnis unterhielt. Der Adressat sollte den Brief erst Jahre später zu Gesicht bekommen – eine Zeitlücke, die von einigen Seiten dahingehend interpretiert wurde, dass es sich um eine Fälschung handele. Eine absurde Behauptung, denn warum sollte ein Geheimdienst einen Abschiedsbrief anfertigen lassen, um ihn dann geheim zu halten? Die Echtheit des Briefes wurde durch einen kriminalistischen Schriftsachverständigen bestätigt. Auch dies lässt sich natürlich – wie alles – anzweifeln, doch es fehlen schlüssige Erklärungen. Der Adressat Fensch jedenfalls soll den Brief nach seiner Prüfung als echt angesehen haben.

Neben der Schrift sind auch Inhalt und Ausdruck des Briefes als letzte Willensbekundung Reeds anzusehen. Er schildert darin in seinem nicht fehlerfreien Schriftdeutsch ausführlich seine privaten Probleme. Auch sein Filmprojekt mit der DEFA muss ihn belastet haben: »Es wird die einige Lösung für Defa – wenn ich sterbe – weil ich kann nicht dass Gelt von das Volk nehmen für ein Film, die moglickte weise nie zu ende kommt …« Schließlich beteuert er: »Mein Tot hat nichts mit politik zu tun …« Seine politischen Ideale erscheinen gedämpft, aber nicht aufgegeben: »Meine Gruße auch an Erich – Ich bin nicht mit alles einverstanden, aber Socialismus ist noch nicht erwacksen. Es ist die einzige Losung für die haupt Problemen für die menschheit der Welt.«

Der Ton dieser Abschiedsworte entsprach seinem Charakter. Sein ganzes Jugend- und Erwachsenenleben lang neigte Reed zu solchem Pathos und zu einer gewissen dramatischen Pose, in der sich Ehrlichkeit mit Selbstgefälligkeit verbanden.

Dean Cyril Reed wurde am 22. September 1938 in einem Dorf nahe Denver, Colorado (USA), geboren. Seine Mutter war Farmerin, sein Vater Lehrer an der örtlichen High-School. Der Junge besuchte eine Kadettenschule, lernte Reiten und war auch sonst ein guter Sportler, vor allem als Leichtathlet und als Schwimmer. Zum zwölften Geburtstag bekam er eine Gitarre geschenkt. Von da an bestimmte die Musik mehr und mehr sein Leben. Nach Abschluss der High-School wollte er Meteorologie studieren, für einen mehrjährigen Schallplattenvertrag aber gab er dies sofort auf.

Der sympathische und gut aussehende junge Mann mit den blauen Augen sang gut, spielte gut Gitarre und landete rasch auf vorderen Plätzen einer amerikanischen Hitparade. Dort, so behauptete er später gern, sei er mit dem Lied »Summer-Romance« sogar vor Elvis Presley platziert gewesen. Es begann eine Bilderbuch-Karriere. Die Schallplattenfirma finanzierte dem 20-Jährigen eine Schauspielausbildung bei Warner Brothers.

Im Jahr 1962 übersiedelte Reed nach Lateinamerika. Dort feierte er große Erfolge als Sänger und als Schauspieler, zuerst in Chile, danach in Argentinien. Die Herzen der Fans flogen ihm zu, vor allem die der weiblichen. In Mexiko heiratete er 1964 Patricia, eine Amerikanerin, die er schon aus Hollywood kannte.

Immer häufiger seit dieser Zeit äußerte sich Reed kritisch zur Politik seines Heimatlandes, zum Beispiel zur Atomwaffenrüstung, zum Vietnamkrieg und zur wirtschaftlichen Ausbeutung Südamerikas.

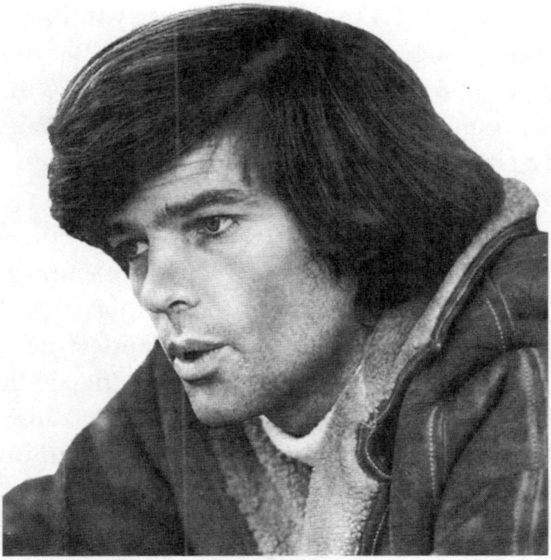

Dean Reed

Im Jahr 1965 reiste er als Mitglied der argentinischen Delegation zum Weltfriedenskongress nach Helsinki und machte anschließend einen Abstecher nach Leningrad. Diesem ersten und kurzen Besuch in der Sowjetunion sollten bald weitere und längere Aufenthalte folgen. Als er 1966 nach dem Militärputsch in Argentinien des Landes verwiesen wurde, gelangte er über Spanien in die Sowjetunion, von wo er eine Einladung zu einer großen Tournee erhalten hatte. Hier feierte der smarte Amerikaner – langhaarig, mit echten Jeans und moderner westlicher Musik – bei Millionen Zuschauern in den sowjetischen Großstädten grandiose Erfolge. Vom KGB gut beschützt und in jeder Stadt neu umjubelt, lernte er dieses Land kennen und lieben. Unterdessen suchte er eine neue Bleibe.

Im Jahr 1966 ließ er sich mit seiner Frau in Rom nieder und drehte dort in den folgenden Jahren mehrere Filme. Seine politischen Aktivitäten brachten ihn mehrfach in Konflikte mit den Behörden, nach Argentinien auch in Italien. Allmählich verfestigten sich bei ihm marxistische Überzeugungen, und er wurde mehr und mehr zum Propagandisten der antiimperialistischen Bewegung.

Im Jahr 1971 führte ihn sein Weg das erste Mal in die DDR, zum Leipziger Dokumentarfilmfestival. Dabei lernte der inzwischen Geschiedene seine zweite Frau kennen, die er 1973 heiratete. Reed spielte dann bei der DEFA in der Verfilmung von Eichendorffs »Aus dem Leben eines Taugenichts« die Hauptrolle. Bei den X. Weltfestspielen der Jugend und Studenten im Sommer 1973 in Ostberlin gehörte er zusammen mit der US-amerikanischen Bürgerrechtlerin Angela Davis zu den großen internationalen Stargästen. In dieser Zeit wählte Reed die DDR als seinen neuen Wohnsitz. Offensichtlich auch, weil sich ihm eine sichere künstlerische Karriere bot, als Sänger wie als Schauspieler, Drehbuchautor und Filmregisseur, wenngleich mit schwankendem Talent und wechselndem Erfolg.

Verständlich, dass die Abteilung für Ausländerfragen beim Ministerium des Innern der DDR dem Antrag auf Übersiedlung zustimmte. War doch ein junger, attraktiver US-Amerikaner, dazu noch bekannter Pop-Sänger und Schauspieler, als Stimmungsmacher in das Land gekommen, das von so manchem eigenen Bürger schmählich in Richtung Westen verlassen wurde. Jetzt erwies sich dieses Land sogar für Amerikaner als anziehend. Die frühen siebziger Jahre waren in der DDR eine Zeit neuer Hoffnungen. Die Führung zeigte gewisse Tendenzen zu einer internationalen Öffnung und suchte nach diplomatischer Anerkennung. Der neue Parteichef Erich Honecker galt zumindest vorübergehend als Hoffnungsträger für eine liberalere Politik, auch in Kunst, Kultur und Medien. Auf dieser Wolke mag auch Reed geschwebt haben. Seine Offenheit, Aufrichtigkeit und Hilfsbereitschaft, ein gewisser Mut und natürlich sein Idealismus verschafften ihm einen großen Freundeskreis.

Als nach 1989 auch die Geschichte des Dean Reed neu geschrieben wurde, fehlte es nicht an hämischen Kommentaren und Titeln, eher nachsichtige Bezeichnungen waren »Ein Cowboy im Sozialismus« (Dokumentarfilm 1993) oder »Der rote Prinz« (Wochenpost vom 16. September 1993).

Nicht alle geplanten künstlerischen Projekte konnte Reed in der DDR realisieren. Zu den filmischen Erfolgen zählte »El Cantor«, eine Hommage für den in Chile 1973 von den Militärputschisten ermordeten Sänger Victor Jara. Reed engagierte sich für das sozialistische Kuba und für die Palästinensische Befreiungsorganisation, die PLO. Bei einem Besuch in den USA nahm er an einer rabiaten Protestaktion von Farmern teil, was ihm einen Gefängnisaufenthalt und ein Gerichtsverfahren einbrachte. Die DDR-Führung war natürlich schnell dabei, dies propagandistisch für sich auszuschlachten. Egon

Krenz übermittelte im Namen der FDJ schwülstige Sympathiebekundungen im gemeinsamen Kampf gegen den USA-Imperialismus. Doch auch in seinem Heimatland erhielt er Unterstützung. Joan Baez und Pete Seeger schickten Protestschreiben nach Washington.

Nach kurzer Inhaftierung kam Reed frei und konnte 1979 beim Pfingsttreffen der FDJ singen. Neue Erfolge feierte er 1981. Sein Film »Sing, Cowboy, sing« wurde ein Triumph. An seinem 43. Geburtstag heiratete er die Schauspielerin Renate Blume. Sie bezogen ein Haus in Rauchfangswerder am Zeuthener See am Südostrand von Berlin, und für den Sommer gab es noch ein Ferienhaus auf der Ostseeinsel Hiddensee. Aber im beruflichen Leben wurden die Höhepunkte seltener. Er »erzählte das Märchen von Frieden und Gerechtigkeit, bis es keiner mehr hören wollte«, schrieb später die Journalistin Jutta Voigt in dem schon erwähnten Wochenpost-Artikel. »Dean Reed begann, eine traurige Gestalt zu werden, sein naives Pathos wirkte lächerlich. Plötzlich hörten alle, dass seine Stimme dünn war, und das Repertoire eintönig, dass der Mann aus Hollywood kein erstklassiger Schauspieler gewesen ist und erst recht kein guter Regisseur. Die Haut aus Glamour und Ekstase war verschlissen, die Zeit vorbei, aus der Traum. Der Ami hatte seine Schuldigkeit getan. Sein Gesicht wurde schmaler, seine Kleidung zu jugendlich, im Badezimmer stapelten sich Vitamine und Tranquilizer«. Ob eine derartige Einschätzung dem Menschen und Künstler Dean Reed gerecht wird, sei dahingestellt.

Wenn es so ist: Er wäre nicht der erste extrovertierte Star, dem die Symbole von Jugend und Vitalität so wichtig und vielleicht lebensnotwendig geworden waren, dass jedes Zeichen des Alterns als Katastrophe empfunden wird. Er wäre ja auch nicht der erste bekannte Künstler, der den Bitternissen des alltäglichen Lebens durch Beruhigungs- und Betäubungsmittel oder Alkohol zu entrinnen versuchte. Es gehört zum medizinischen Erfahrungswissen, dass allen beruhigenden oder betäubenden Mitteln die Gefahr der Dosissteigerung bei längerem Gebrauch innewohnt.

Der Kriminalreporter Jan Eik, der in seinem Buch »Besondere Vorkommnisse« die wohl schlüssigste Beschreibung der Tragödie Reed geliefert hat, vermutet, dass der Amerikaner seit seiner Jugend an einer Epilepsie gelitten habe, was die tägliche Medikation erklären könnte. Eindeutige Belege für diese Hypothese gibt es allerdings nicht.

Als Reed 46 Jahre alt war, starb sein Vater. Film- und Bühnenerfolge wollten sich nicht mehr so recht einstellen. Er arbeitete verbissen an einem neuen, großen Filmprojekt, das sich mit der blutigen Niederschlagung eines Aufstandes der Sioux-Indianer 1890 am Wounded Knee sowie einer gewalttätigen Protestaktion im Jahr 1973 am selben Ort beschäftigte. Dazu reiste er erneut in die USA und knüpfte neue Kontakte. Vielleicht hatte er sogar Pläne, in seine Heimat zurückzukehren. Diese Träume waren spätestens nach einem Interview ausgeträumt, das er für den amerikanischen Sender CBS gab. Er rechtfertigte darin seine Haltung zur Sowjetunion und zur DDR, auch zum Mauerbau und zum Afghanistan-Krieg, was ihm in Amerika neben Unverständnis auch böse Kritiken einbrachte und ihm jedenfalls alle Türen nach Hollywood und ins amerikanische Entertainment versperrte. Ihm begann der Boden unter den Füßen zu schwanken. Er verzweifelte offenbar auch an dem Drehbuch, das er für die DEFA über die Sioux-Indianer verfasste – dasselbe Drehbuch, auf dessen Rückseite er dann seinen Abschiedsbrief schrieb.

Die Trauerfeier für Dean Reed fand am 24. Juni 1986 im Krematorium Berlin-Baumschulenweg statt. Die Rede wurde vom stellvertretenden Kulturminister der DDR gehalten. In der Feierhalle erhielt der Künstler seinen letzten Applaus in Form von stehenden Ovationen, worum einer seiner Freunde die Anwesenden gebeten hatte.

Schon zu dieser Zeit wucherten in der DDR und im Ausland Gerüchte, die den Unfalltod des amerikanischen Künstlers anzweifelten. Nahe Verwandte wollten auch nicht an eine Selbsttötung glauben.

Nach 1989 bekamen die Spekulationen neuen Auftrieb. Erst da tauchten die bisher unter Verschluss gehaltenen Unterlagen auf, nämlich Abschiedsbrief und Obduktionsbericht. Zwar gab der letzte Innenminister der DDR, Peter-Michael Diestel, eine offizielle Erklärung ab, wonach Reed nicht »einem tragischen Unfall zum Opfer fiel, sondern aufgrund persönlicher Motive Selbstmord beging«. Diese zutreffende Darstellung hinderte aber einige Journalisten nicht daran, weiterhin abenteuerliche Geschichten zu erfinden, die von der Rauschgiftüberdosierung bis zur Ermordung durch Geheimdienste wie Stasi oder KGB reichten. Überzeugende Belege oder ernst zu nehmende Begründungen finden sich dafür nirgendwo.

Bis heute hat der Tote aus dem Zeuthener See keine endgültige

Ruhe gefunden. Immer wieder greifen Journalisten gern zu diesem Thema. So war am 25. Januar 2001 in einer Berliner Zeitung zu lesen: »Die Schauspielerin Renate Blume (56) glaubt nicht an einen Selbstmord ihres Mannes.« Liest man den Artikel weiter, so sind die Vermutungen schon wesentlich zurückhaltender. Einem Boulevard-Magazin sagte Frau Blume, ihr sei mitgeteilt worden, »daß es noch Material in den Stasi-Archiven gibt«. Solange es keine neuen Informationen gebe, wolle sie sich nicht an Spekulationen beteiligen.

Was bleibt, ist der völlig unspektakuläre, tragische Suizid eines Verzweifelten, dem seine außergewöhnliche Biographie in einer besonderen politischen Zeit zu erneutem, gnadenlosem und unverdientem Medieninteresse verhalf. Vielleicht ist es diese Sicht des erfahrenen Gerichtsmediziners, die so manchen angeblich sensationellen Vorgang in einem viel einfacheren, in einem menschlichen Licht erscheinen lässt.

Literaturauswahl

Diedrich, Torsten: Der 17. Juni 1953 in der DDR. Bewaffnete Gewalt gegen das Volk, Berlin 1991.

Eik, Jan: Besondere Vorkommnisse. Politische Affären und Attentate, Berlin 1995.

Festschrift 75 Jahre Mordinspektion in Berlin 1926–2001. Hg. Der Polizeipräsident in Berlin, Berlin 2001.

Feustel, Jan: Raub und Mord im Kiez. Historische Friedrichshainer Kriminalfälle, Berlin 1996.

Filmer, Werner/Schwan, Heribert: Opfer der Mauer. Die geheimen Protokolle des Todes, München 1991.

Fink, Peter: Immer wieder töten. Serienmörder und das Erstellen von Täterprofilen, Hilden/Rhld. 2000.

Fraenckel, Paul/Strassmann, Georg: Studien über Leichenzerstückelung, Deutsche Zeitschrift für die gesamte gerichtliche Medizin, Bd. 3 (1924), S. 147–153.

Friedlaender, Hugo: Die Ermordung der achtjährig. Lucie Berlin. In: Interessante Kriminal-Prozesse von kulturhistorischer Bedeutung, Bd. 4, Berlin 1911.

Geserick, Gunther: Die Untersuchung biologischer Spuren unter besonderer Berücksichtigung der Blutspuren, Zentralblatt für Rechtsmedizin, Bd. 39 (1993), S. 1–12.

Gietinger, Klaus: Eine Leiche im Landwehrkanal. Die Ermordung der Rosa L., Berlin 1995.

Gostomski, Victor von/Loch, Walter: Der Tod von Plötzensee. Erinnerungen, Ereignisse, Dokumente 1942–1944, Frankfurt am Main 1993.

Grieschat, Herbert: Die Leitung der kriminalistischen Untersuchung zur Aufklärung komplizierter Tötungsverbrechen, Forum der Kriminalistik 2/1973, S. 84–87.

Gritschneder, Otto: »Der Führer hat Sie zum Tode verurteilt ...«. Hitlers »Röhm-Putsch«-Morde vor Gericht, München 1993.

Harbort, Stephan: Das Hannibal-Syndrom. Phänomen Serienmord, Leipzig 2001.

Kaul, Friedrich Karl: Der blaue Aktendeckel. Mord im Grunewald, Berlin 1978.

Keetman, Martin: Zur Aufklärung von Tötungsverbrechen multipler Täter – eine retrospektive Fallanalyse. Diplomarbeit, Sektion Kriminalistik der Humboldt-Universität zu Berlin, Berlin 1993.

Kisch, Egon Erwin: Razzia auf der Spree. Berliner Reportagen, Berlin/ Weimar 1986.

Könnemann, Erwin/Krusch, Hans-Joachim: März 1920. Arbeiterklasse vereitelt Kapp-Putsch, Berlin 1981.

Kronfeld, Arthur: Bemerkungen zum Prozeß gegen Karl Großmann, Zeitschrift für Sexualwissenschaft, Bd. 9 (1922), S. 137–149.

-ky: Wie ein Tier. Der S-Bahn-Mörder, Berlin 1995.

Lang, Jochen von: Erich Mielke. Eine deutsche Karriere, Reinbek bei Hamburg 1993.

Lange, Annemarie: Berlin in der Weimarer Republik, Berlin 1987.

Lapp, Peter Joachim: Ulbrichts Helfer. Wehrmachtsoffiziere im Dienste der DDR, Bonn 2000.

Löhken, Wilfried/Vathke, Werner (Hg.): Juden im Widerstand. Drei Gruppen zwischen Überlebenskampf und politischer Aktion 1939–1945, Berlin 1993.

Longerich, Peter: Die braunen Bataillone. Geschichte der SA, München 1989.

Lüdtke, Wilhelm/Heuser, Georg: Die Berliner S-Bahn-Morde, Kriminalistik, 16. Jg. (1942), S. 49–52 u. 66–70.

Meyer, Beate/Simon, Hermann (Hg.): Juden in Berlin 1938–1945. Begleitband zur gleichnamigen Ausstellung in der Stiftung »Neue Synagoge Berlin – Centrum Judaicum«, Berlin 2000.

Mörl, Volker (Hg.): Seelen der Stadt. Berliner Friedhofsspaziergänge, Berlin 1993.

Münch, Ingo von: Gesetze des NS-Staates. Dokumente eines Unrechtssystems, 3. Aufl., Paderborn 1994.

Murakami, Peter/Murakami, Julia: Lexikon der Serienmörder. 450 Fallstudien einer pathologischen Tötungsart, München 2000.

Niggl, Peter: Ich bin ein Untier. Die Geständnisse des Thomas Rung, Berlin 1999.

Pollak, Hans: Tatort Sektorengrenze. Berliner Kriminalfälle der Nachkriegszeit, Berlin 1994.

Reimann, Wolfgang/Prokop, Otto/Geserick, Gunther: Vademecum Gerichtsmedizin, 5. Aufl., Berlin 1990.

Rürup, Reinhard (Hg.): Topographie des Terrors. Gestapo, SS und Reichssicherheitshauptamt auf dem »Prinz-Albrecht-Gelände«, 9. Aufl., Berlin 1993.

Sabrow, Martin: Der Rathenaumord. Rekonstruktion einer Verschwörung gegen die Republik von Weimar, Schriftenreihe der Vierteljahreshefte für Zeitgeschichte, Bd. 69, München 1994.

Strassmann, Fritz: Erschießen auf der Flucht, Deutsche Zeitschrift für die gesamte gerichtliche Medizin, Bd. 5 (1925), S. 247–252.

Strauch, Hansjürg,/Wirth, Ingo/Klug, Ernst: Über die Gerichtliche Medizin in Berlin, Berlin 1992.

Thorwald, Jürgen: Die Stunde der Detektive. Werden und Welten der Kriminalistik, Bd. I: Blutiges Geheimnis, München/Zürich 1976.

Wirth, Ingo: Tote geben zu Protokoll. Berühmte Fälle der Gerichtsmedizin, Augsburg 1998.

Wirth, Ingo/Strauch, Hansjürg: Paul Fraenckel (1874–1941) und seine Tätigkeit am Institut für gerichtliche Medizin der Universität Berlin, Kriminalistik und forensische Wissenschaften, Bd. 63/64 (1986), S. 70–74.

Wirth, Ingo/Strauch, Hansjürg: Mord an der Ehefrau nach zwei Probetötungen, Archiv für Kriminologie, Bd. 200 (1997), S. 143–153.

Wirth, Ingo/Strauch, Hansjürg: Rechtsmedizin. Grundwissen für die Ermittlungspraxis, Heidelberg 2000.

Wirth, Ingo/Strauch, Hansjürg/Gebhardt, Ralf: Ein sadistischer Knabenmörder, Kriminalistik, 50. Jg. (1996), S. 726–731.

Wirth, Ingo/Strauch, Hansjürg/Radam, Georg: Das Berliner Leichenschauhaus und das Institut für Gerichtliche Medizin 1886–1986, Berlin 1986.

Ziemke, Ernst: Ueber die kriminelle Zerstückelung von Leichen und die Sicherstellung ihrer Identität, Vierteljahrsschrift für gerichtliche Medizin und öffentliches Sanitätswesen, Dritte Folge, Bd. 56, Suppl. (1918), S. 270–318.

Bildnachweis

ADN, Berlin: S. 135, 162, 171 (li.), 176, 186, 188, 192
Bestand der Berliner Polizei: S. 68, 87, 97, 138
Burkert, H.-N./Matußek, K./Wippermann, W.: »Machtergreifung« – Berlin 1933, Berlin1984: S. 171 (re.), 172, 183
Köhler, R./Kratz-Whan, U.: Der jüdische Friedhof Schönhauser Allee, Berlin 1992: S. 198
Kriminalistik und forensische Wissenschaften 63, 64/1986, Berlin 1986: S. 195
Lapp, P. J.: Gefechtsdienst im Frieden, Bonn 1999: S. 136
Mittmann, W.: Tatzeit, Berlin 1998: S. 115
Polizeihistorische Sammlung beim Polizeipräsidenten in Berlin: S. 15, 48, 55, 65, 66, 79, 165, 166, 168
Rürup, R. (Hg.): Topographie des Terrors, Berlin 1993: S. 178
Sammlung Prof. Geserick: S. 9, 10, 22, 23, 144, 148, 188
Sammlung Prof. Wirth: S. 120
Straub, E.: Berliner Grabdenkmäler, Berlin 1984, S. 199

Alle übrigen Abbildungen: Militzke Verlag, Archiv

Trotz größter Sorgfalt ist es uns nicht gelungen, für alle Abbildungen den Rechteinhaber zu ermitteln. Berechtigte Ansprüche werden selbstverständlich über die üblichen Vereinbarungen abgegolten.

Ein atemberaubender Streifzug durch
Polizeiarchive und Obduktionssäle

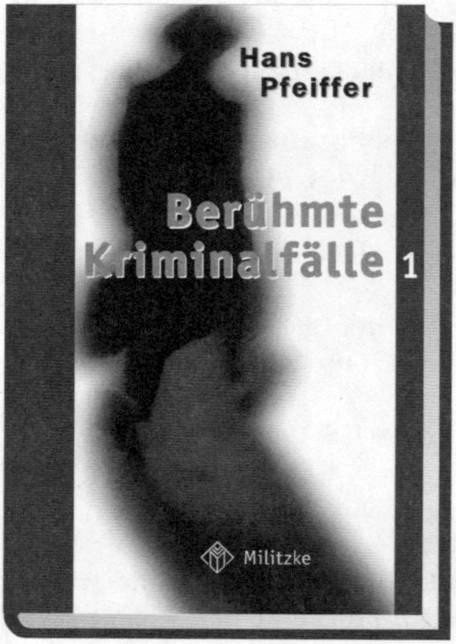

160 Seiten • ISBN 3-86189-225-1
28,00 DM • 14,00 Euro (ab 1.1.2002)

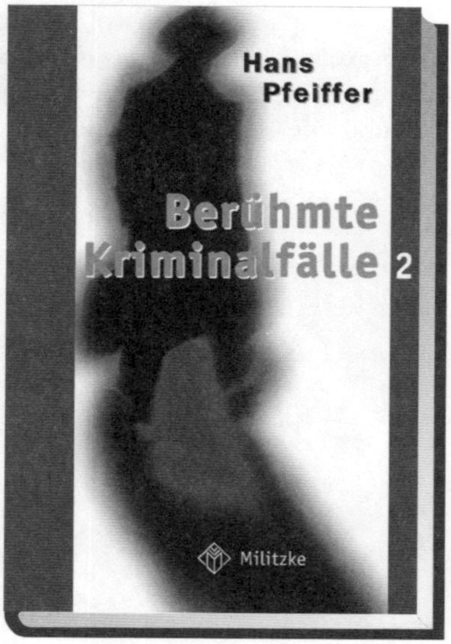

160 Seiten • ISBN 3-86189-226-X
28,00 DM • 14,00 Euro (ab 1.1.2002)

Abenteuer Gerichtsmedizin –
fesselnd und hautnah

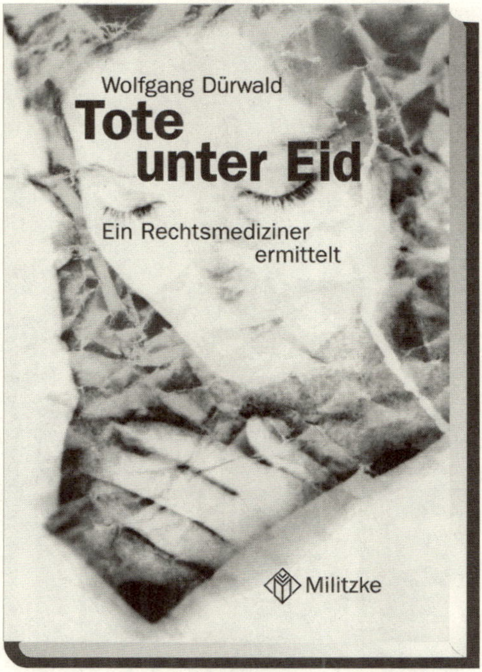

352 Seiten • ISBN 3-86189-212-X
24,80 DM • 12,80 Euro (ab 1.1.2002)

Dichter, Frauenheld und langgesuchter Serienmörder. Ein Kriminalfall, der Justizgeschichte machte.

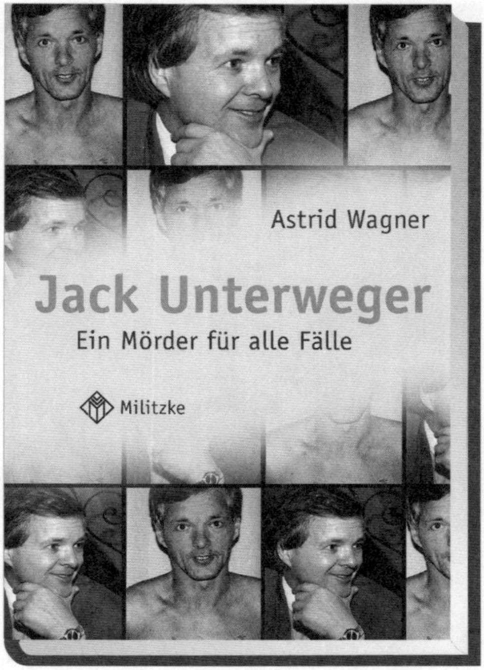

288 Seiten • ISBN 3-86189-232-4
36,00 DM • 18,00 Euro (ab 1.1.2002)

Deutschlands führender Experte zum
Phänomen Serienmord

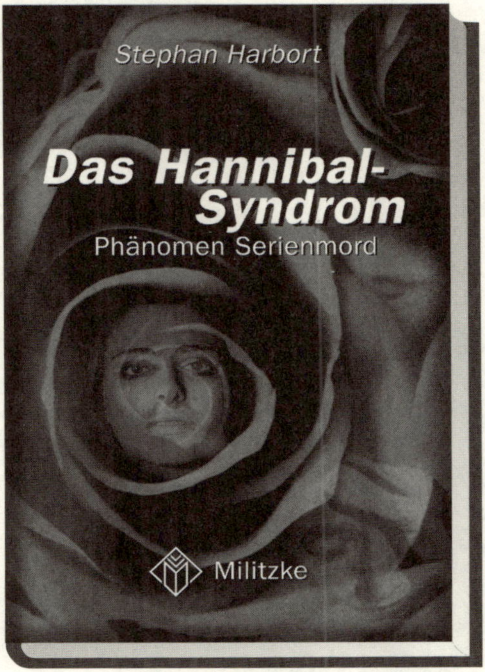

352 Seiten • ISBN 3-86189-209-X
39,90 DM • 20,40 Euro (ab 1.1.2002)

Die geheimnisvolle
Macht der Seele

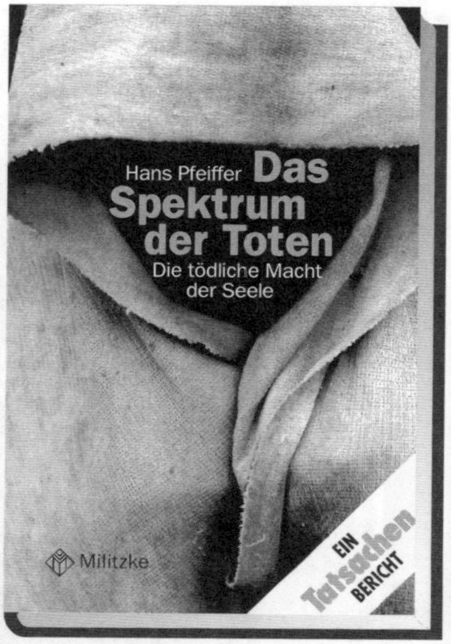

160 Seiten • ISBN 3-86189-124-7
24,80 DM • 12,80 Euro (ab 1.1.2002)

Anwälte auf hart-
näckiger Spurensuche

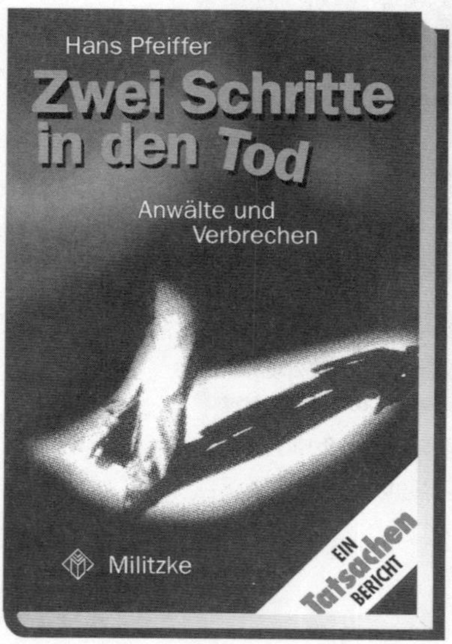

192 Seiten • ISBN 3-86189-146-8
24,80 DM • 12,80 Euro (ab 1.1.2002)